中西医内科学及其临床诊疗实践

主 编　兰 玥　于 眉　刘水仙
　　　　侯芳芳　牛慧芳　石雪凤

吉林科学技术出版社

图书在版编目（CIP）数据

中西医内科学及其临床诊疗实践 / 兰玥等主编 . --
长春 : 吉林科学技术出版社 , 2024.3
ISBN 978-7-5744-1144-9

Ⅰ . ①中… Ⅱ . ①兰… Ⅲ . ①内科—疾病—中西医结
合—诊疗 Ⅳ . ① R5

中国国家版本馆 CIP 数据核字 (2024) 第 063926 号

中西医内科学及其临床诊疗实践

主　编	兰　玥　等
出 版 人	宛　霞
责任编辑	练闽琼
封面设计	刘梦杏
制　版	刘梦杏
幅面尺寸	185mm×260mm
开　本	16
字　数	449 千字
印　张	21.75
印　数	1~1500 册
版　次	2024 年 3 月第 1 版
印　次	2024年10月第1次印刷

出　　版　吉林科学技术出版社
发　　行　吉林科学技术出版社
地　　址　长春市福祉大路5788 号出版大厦A 座
邮　　编　130118
发行部电话/传真　0431-81629529 81629530 81629531
　　　　　　　　　81629532 81629533 81629534
储运部电话　0431-86059116
编辑部电话　0431-81629510
印　　刷　廊坊市印艺阁数字科技有限公司

书　　号　ISBN 978-7-5744-1144-9
定　　价　90.00元

编委会

前言

中西医结合医学是我国独创的一门新兴学科。随着科学的日新月异、中医学的不断发展及现代医学的不断进步，结合中、西医两种医学体系之所长，充分吸收、利用现代科学和中西医结合研究的新成果，打破以往中西医之间的互斥格局，开创我国临床医学的新局面，是21世纪医务工作者的愿望，是人类医学发展的必然趋势，也是人们对医学寄予的最高期望。目前，中西医结合医学与中医、西医并列为我国医学界的三大力量和队伍。

本书围绕"中西医内科学及其临床诊疗实践"这一主题，以内科疾病的基本知识与治疗为切入点，由浅入深地阐述了扩张型心肌病、肥厚型心肌病、心房颤动，并系统地论述了慢性心力衰竭、急性心力衰竭、糖尿病及其并发症、甲状腺疾病与风湿疾病等内容，以期为读者理解与践行中西医内科学及其临床诊疗提供有价值的参考和借鉴。本书内容翔实、条理清晰、逻辑合理，兼具理论性与实践性，适用于从事相关工作与研究的专业人员。

由于时间紧迫，加之编者们学识有限，本书难免存在失误和不足之处，望同人及广大读者予以批评指正。

目 录

第一章　扩张型心肌病 ···1

　　第一节　扩张型心肌病的概述 ···1

　　第二节　扩张型心肌病的治疗 ···7

第二章　肥厚型心肌病 ···17

　　第一节　肥厚型心肌病的概述 ·······································17

　　第二节　肥厚型心肌病的治疗 ·······································21

第三章　心房颤动 ···31

　　第一节　心房颤动的概述 ···31

　　第二节　心房颤动的治疗 ···33

第四章　慢性心力衰竭 ···37

　　第一节　慢性心力衰竭的概述 ·······································37

　　第二节　慢性心力衰竭的治疗 ·······································57

第五章　急性心力衰竭 ···73

　　第一节　急性心力衰竭的概述 ·······································73

　　第二节　急性心力衰竭的治疗 ·······································77

第六章　心律失常 ···90

　　第一节　快速性心律失常 ···90

第二节　缓慢性心律失常 ·· 100

第七章　原发性高血压 ··· 106

第一节　高血压的危险分层 ·· 106

第二节　高血压的治疗目标 ·· 109

第三节　高血压的非药物治疗 ·· 112

第四节　高血压的药物治疗 ·· 115

第五节　老年高血压 ·· 120

第六节　妊娠高血压 ·· 124

第七节　难治性高血压 ·· 130

第八章　糖尿病及其并发症 ·· 135

第一节　糖尿病 ·· 135

第二节　糖尿病酮症酸中毒 ·· 153

第三节　低血糖症 ·· 162

第九章　甲状腺疾病 ··· 170

第一节　甲状腺功能亢进症 ·· 170

第二节　甲状腺功能减退症 ·· 179

第三节　亚急性甲状腺炎 ·· 184

第十章　女性性腺疾病 ··· 191

第一节　闭经 ·· 191

第二节　多囊卵巢综合征 ·· 198

第三节　围绝经期综合征 ·· 204

第十一章　风湿疾病·······················209

　　第一节　类风湿关节炎·······················209

　　第二节　痛风·······················220

　　第三节　强直性脊柱炎·······················229

第十二章　原发性肾小球疾病·······················242

　　第一节　急性肾小球肾炎·······················242

　　第二节　慢性肾小球肾炎·······················250

　　第三节　肾病综合征·······················260

第十三章　继发性肾脏疾病·······················272

　　第一节　糖尿病肾脏疾病·······················272

　　第二节　高血压肾损害·······················290

第十四章　肾功能衰竭·······················296

　　第一节　急性肾损伤·······················296

　　第二节　慢性肾衰竭·······················305

第十五章　儿童感染性疾病·······················320

　　第一节　麻疹·······················320

　　第二节　水痘·······················324

　　第三节　猩红热·······················327

　　第四节　流行性腮腺炎·······················330

　　第五节　中毒型细菌性痢疾·······················333

参考文献·······················337

第一章　扩张型心肌病

第一节　扩张型心肌病的概述

扩张型心肌病是一种病因尚未明确的心肌病。该病以心肌变性、萎缩和纤维化为主要特征。左心室或右心室或双侧心室明显扩大、心室收缩功能减退。心肌有代偿型肥大、乳头肌伸张、心肌小梁变粗和扁平。常有心腔内附壁血栓形成。是心力衰竭的第3位发病原因。临床常表现为心脏扩大，充血型心力衰竭，心律失常多见，严重者可引起栓塞，甚至猝死。扩张型心肌病的病程长短不等，充血型心力衰竭的出现频率较高，预后不良。死亡原因多为心力衰竭和严重心律失常，5年病死率为15%～50%。有研究发现，家族型扩张型心肌病约占扩张型心肌病总数的4.6%，1/3以上的患者家族有猝死史；家族型病例的发病年龄、确诊年龄、恶化到死亡或心脏移植时的年龄都较小，5年生存率低。扩张型心肌病属于"心悸""喘证""水肿""胸痹"等范畴。

一、中医病因病机

本病因为体质虚弱、外邪侵袭、七情内伤等。以正气亏虚为本，痰饮、水湿、血瘀、外邪为标。本病病位在心，与肺、脾、肝、肾均有关联，其中以心与脾的关系最为密切。心位于胸中而居膈上，在五行属火，为阳中之太阳，故为阳脏，又称"火脏"。心为"君主之官"，又为"五脏六腑之大主"。心主火，主血脉，心气推动，使血液在脉管内运行，以流注全身，发挥营养和滋润的作用。故心气不足，失于温煦，运血无力，血不养心，可致心神失养、心血瘀滞诸证，此为扩张型心肌病的病理基础。心血的充盈是维持正常血液循环的基础，但心血却又靠脾胃的供给。脾为后天之本，主运化。正常情况下，胃约脾运，心血充盈，在宗气的推动下运行全身。若脾气不足，则气血生化乏源，可致血不养心，必致心脉不利。

二、西医病因机制

扩张型心肌病是多种因素长期作用引起心肌损害的最终结果。感染/非感染性心肌炎、酒精、中毒、代谢等多种因素均可能与扩张型心肌病发病有关。短暂的原发性心肌损伤（如接触毒性物质）对某些心肌细胞来说可能是致死性的，但残存的心肌细胞会因此而增加负荷，发生代偿性肥厚。这种代偿性变化在早期尚能维持心脏的整体功能，但最终将表现为心肌的收缩和舒张功能障碍。心肌炎既有不可逆的心肌细胞死亡，又有由细胞因子所介导的可逆性心肌抑制。某些因素（如酒精）虽然不直接损害心肌细胞，但如长期作用仍可造成严重的心脏功能障碍。此外，许多损伤还会累及心脏的纤维支架系统，影响心肌的顺应性，从而参与心室扩大的发生与发展。

近年研究表明，多数扩张型心肌病与病毒感染及自身免疫反应有关。业已发现，病毒性心肌炎可以演变为扩张型心肌病，在心肌炎和扩张型心肌病患者的心内膜心肌活检标本中均可发现肠道病毒基因，在扩张型心肌病患者血清中可检测出多种抗心肌的自身抗体，如抗ADP/ATP载体抗体、抗β_1肾上腺素能受体抗体、抗M_2胆碱能受体抗体和抗肌球蛋白重链抗体等，也可以检测出肠道病毒基因片段。病毒感染和免疫反应损伤学说是目前扩张型心肌病主要的发病学说。此外，遗传因素也可能起一定作用。

（一）病毒持续感染

病毒感染后体内持续存在的病毒RNA是病毒性心肌炎发展为扩张型心肌病的一个危险因素。小鼠动物实验显示，柯萨奇病毒能溶解心肌细胞，肠道病毒蛋白酶可以引起心肌细胞骨架破坏，而这种改变被公认是扩张型心肌病的主要特征。病毒对心肌细胞的损害既可发生在病毒滴度较高的时期（柯萨奇B_1、柯萨奇B_4病毒感染病例），也可发生于病毒（柯萨奇B_3病毒）感染后免疫反应开始时。病毒既可直接损伤心肌组织，亦可通过免疫机制对其造成损伤。当病毒RNA持续存在于心肌时，T淋巴细胞可浸润心肌组织。有研究表明，病毒基因的低水平表达可引起慢性进行性心肌损伤，当病毒RNA在心肌持续存在90天以上时，心肌可呈现类似扩张型心肌病的病理变化。

当机体防御能力降低时，机体可呈慢性病毒携带状态。在此慢性过程中，病毒可存在于脾脏、肝脏、胰腺和全身淋巴结。其危害不在于对心肌的直接侵袭，而在于激发机体的免疫反应；同时持续存在的病毒RNA仍可复制，产生无侵袭性但具有抗原性的大量病毒RNA，诱发机体的免疫反应，引起心肌损伤。

（二）自身免疫反应

目前，推测免疫介导的心肌损害是扩张型心肌痛发病的重要机制。

1.体液免疫

在扩张型心肌病患者血清标本中可检测出多种抗心肌的自身抗体，包括抗线粒体ADP/ATP载体抗体、抗β_1-肾上腺素能受体抗体、抗肌球蛋白重链抗体、抗M_2胆碱能受体抗体、抗热休克蛋白抗体、抗支链 α-酮酸脱氢酶（BCKD）复合体抗体和抗层粘连蛋白（lami-nin）抗体等，这些自身抗体在本病发病中起重要作用。

（1）抗线粒体ADP/ATP载体（ANT）抗体：有研究发现，ANT与病原体蛋白存在共同的抗原决定簇，如ANT氨基酸序列27~36和柯萨奇B$_3$病毒蛋白氨基酸序列1218~1228相似，可通过交叉反应引起自身抗体产生。也有研究认为，病毒感染导致线粒体隔离抗原释放，或引起心肌抗原性质改变，或通过旁路激活自身反应性T淋巴细胞，从而诱发针对线粒体的自身免疫反应。

抗ANT抗体能抑制心肌线粒体的ATP/ADP转运，导致心肌细胞能量代谢障碍，损害心肌功能。ANT与钙通道蛋白亦可能有相同的抗原决定簇。抗ANT抗体可与心肌细胞膜上的钙通道蛋白结合，抑制钙通道失活，促进钙内流，使细胞内钙超负荷，导致心肌细胞变性坏死。换言之，抗ANT抗体激活Ica引起的钙超负荷是扩张型心肌病患者心肌损伤的原因之一。

（2）抗 β$_1$-肾上腺素能受体抗体：β-受体属G蛋白耦联膜受体，当 β-受体与神经体液递质结合后被激活，在产生生理效应的同时，受体内陷，与溶酶体融和，蛋白分解酶使其降解。溶酶体可与表面含有主要组织相容性复合体（MHC）类分子的核受体结合，如果降解后产生的受体多肽能与MHC分子形成复合体，该复合体可被转运到膜表面，呈递给辅助T淋巴细胞（TH）受体，激活TH。活化的TH与B淋巴细胞相互作用，产生针对自身受体多肽分子的特异性抗体。正常情况下，心肌细胞不表达MHC类分子，只有当其具备免疫活性时才表达MHC类分子。病毒感染可诱导心肌细胞表达MHC类分子，使心肌细胞成为抗原提呈细胞。另外，病毒与 β 受体分子结构上具有的共同抗原决定簇，可通过模拟机制引起抗 β-受体抗体产生。

抗 β$_1$-肾上腺素能受体抗体能激活受体的Ca^{2+}通道，增加心肌细胞Ca^{2+}内流，导致钙超负荷，引起心肌细胞损伤。同时，抗 β$_1$-肾上腺素能受体抗体可增加心肌细胞cAMP依赖的蛋白激酶（PK）活性，通过与 β-受体结合使细胞质与质粒PK活性之比明显提高，导致细胞质和质粒cAMP依赖的PK激活，实现正性变时变性作用。也有学者认为，抗 β$_1$-肾上腺素能受体抗体可影响心肌细胞信息传递，使受体调节的心肌细胞代谢发生紊乱，心肌细胞 β-受体数目下调，诱发心肌损害。

（3）抗肌球蛋白抗体：目前认为有两种机制引起扩张型心肌病患者发生免疫应答，产生抗肌球蛋白重链抗体。①病毒感染或引起心肌组织坏死的其他原因导致肌球蛋白的释放和暴露，触发机体的自身免疫；②病毒分子与肌球蛋白有相似的抗原决定簇。

（4）抗M$_2$胆碱能受体抗体：胆碱能受体是位于心肌细胞膜上的一种蛋白质，属G蛋白耦联膜受体，与 β-受体一起协同调节心肌腺苷酸环化酶的活性和离子通道，调节心脏功能。而抗M$_2$胆碱能受体抗体具有拟胆碱能样作用，能减低豚鼠心室肌由异丙肾上腺素引起的环磷酸腺苷（cAMP）浓度的增加，减慢心室肌细胞的收缩频率，减慢心室压力增加的最大速度，减慢心率。这种由抗M_2胆碱能受体抗体引起的抑制作用可由胆碱能拮抗剂阿托品或用中和抗体抵消。该抗体的产生可能是由病毒感染后使M_2胆碱能受体成为自身抗原，激发自身免疫反应所致。

（5）其他抗体：除以上几种抗心肌自身抗体外，在扩张型心肌病患者血清中还存在抗线粒体M_7抗体、抗BCKD复合体抗体、抗肌动蛋白抗体、抗肌浆网ATP酶抗体等。

尽管30%～40%的扩张型心肌病患者血清中有器官和疾病特异性自身抗体，但仍有部分患者不出现抗自身抗体，这可能与以下几种因素有关：①扩张型心肌病是一种多因素疾病，缺乏自身抗体说明以细胞免疫引起损害为主或由其他因素引起；②心脏的自身抗体可能是疾病的早期征象，随着病程的延长会消失；③不同的扩张型心肌病患者可出现不同的自身抗体，因检测方法和检测种类不同，可产生阴性结果；④自身抗体的产生与人类白细胞抗原有关。

2.细胞免疫

在扩张型心肌病中，细胞介导的异常免疫反应表现为损害淋巴细胞功能、改变淋巴细胞亚群的比例和活化免疫细胞因子系统。扩张型心肌病患者外周血总T细胞（CD_3）、抑制性/细胞毒性T细胞（CD_8）明显降低，辅助性/诱导性T细胞（CD_4）无明显变化。有研究表明，细胞毒性T淋巴细胞有体外溶解病毒感染的心肌细胞的作用。病毒感染后，心肌细胞膜上可呈现一种称为T细胞受体的多肽，T淋巴细胞识别并和这种受体结合后，可引起心肌细胞损伤；应用抗T细胞受体抗体可使心肌细胞损伤减轻。此外，自然杀伤细胞尚可分泌一种穿孔素（perforin），使心肌细胞形成孔状损伤。

3.细胞因子的作用

扩张型心肌病患者血清中炎症因子水平显著增高，肿瘤坏死因子（TNF）α/白细胞介素（IL）-10比值与血浆肾上腺素水平呈正相关；血清TNF受体（sTNFR）水平与左心室大小相关；白细胞介素含量与心肌重量的增加及心肌纤维化的程度呈正相关。干扰素γ和TNF-α可诱导心肌细胞表面产生细胞间黏附分子-1（ICAM-1），后者在心肌细胞和淋巴细胞的联结中发挥作用。

（三）遗传

扩张型心肌病的家族遗传倾向不及肥厚型心肌病，但遗传因素仍起一定作用，扩张型心肌病的家族连锁比通常意识到的更为多见。有20%的患者其一级亲属也呈现扩张型心肌病的证据，提示家族遗传相对常见。

典型的家族性心肌病为神经肌肉病变，如Duchenne肌营养不良，与X性连锁遗传有关的Becker慢性进行性肌营养不良，二者均为抗肌萎缩蛋白基因（一种细胞骨架蛋白）突变所致。最近，在一患有与X性连锁遗传有关的心肌病但无骨骼肌病的家系中证实了与抗肌萎缩蛋白基因有关的心脏催化区域的缺失。有报道认为，家族性心肌病存在线粒体异常，如Kearns-Sagre综合征：心肌病、眼肌麻痹、视网膜病变以及小脑共济失调。除肌蛋白和代谢异常外，遗传因素还影响抗心肌免疫反应的触发。有同一家族的成员在病毒感染后或妊娠时出现心力衰竭的报道。大多数家族性病例属常染色体显性遗传，但该病在遗传性上极具异质性，已报道有常染色体隐性遗传49及X-连锁遗传者。有一种类型的家族性X-连锁扩张型心肌病系基因的启动子区和编码肌营养不良蛋白的第一外显子缺失所致，后一种蛋白是构成肌细胞骨架的成分之一。据此推测，由上述基因变化所造成的心脏肌营养不良蛋白缺乏乃是扩张型心肌病的病因。此外，也有报道线粒体DNA发生突变者。至于无明显家族连锁的患者是否都具有扩张型心肌病的遗传易感性则仍属不明。

目前，已发现多个与家族性心肌病显性遗传相关的染色体位点，包括1号染色体（q32，p1-q1）、2号染色体（q31）、5号染色体（q33-34）、6号染色体（q12-16）、9号染色体（ql3-22）、14号染色体（q11）、15号染色体（q14，q22），并且发现伴有二尖瓣脱垂的扩张型心肌病患者的显性位点位于10号染色体（q21-23）。

关于散发性扩张型心肌病，已有研究表明，它可能是一种多基因、多因素参与的遗传性疾病，诸多相关基因之间、各基因与环境之间可能存在复杂的相互作用，目前较多的是关于血管紧张素转换酶基因多态性的研究，认为血管紧张素转换酶DD型基因是扩张型心肌病终末期心力衰竭发生的危险因素，并与左心室收缩功能降低和左心室内径增加明显相关。

目前备受关注的是，如何在人群中，尤其是有家族史的高危者中，通过分子遗传学技术，检出那些有可能发展为扩张型心肌病的易感者。

三、临床表现

本病起病缓慢，任何年龄均可发病，以30～50岁较为多见，部分患者有原发性高血压史。主要表现如下。

（一）充血性心力衰竭

充血性心力衰竭为本病最突出的表现。其发生主要是由于心室收缩力下降、顺应性降低和体液潴留致心排血量不足和（或）心室充盈压过度增高所致。可出现左心功能不全的症状，常见的为进行性乏力或进行性劳动耐力下降、劳力性呼吸困难、端坐呼吸及阵发性夜间呼吸困难等左心衰竭的表现，病变晚期可同时出现右心衰竭的症状：如肝脏大、上腹部不适以及周围性水肿。

（二）心律失常

可发生各种快速或缓慢型心律失常，甚至为本病首发临床表现；严重心律失常是导致该病猝死的常见原因。

（三）栓塞

可发生心、脑、肾或肺栓塞。血栓来源于扩大的心室或心房，尤其是伴有心房颤动时。周围血管栓塞偶为该病首发症状。

（四）胸痛

虽然冠状动脉主干正常，但仍有约1/3的患者出现胸痛，其发生可能与肺动脉高压、心包受累、微血管性心肌缺血及其他不明因素有关。

扩张型心肌病常见的体征有：心尖搏动常明显向左侧移位，但左心室明显向后增大时可不出现；心尖搏动常弥散；深吸气时在剑突下或胸骨左缘可触到右心室搏动；常可听到第三、第四心音"奔马律"，但无奔马律并不能排除心力衰竭。第三心音增强反映了心室容量负荷过重。心功能失代偿时会出现明显的二尖瓣反流性杂音。该杂音在腋下最清楚，在心功能改善后常可减轻，有时可与胸骨旁的三尖瓣反流性杂音相重叠，但后者一般在心力衰竭晚期出现。心力衰竭明显时可出现交替脉和潮式呼吸。肺动脉压显著增高的患者，可于舒张早期听到短暂、中调的肺动脉反流性杂音。右心功能不全时可见发绀、颈静脉怒张、肝大、下肢水肿，少数有胸腔积液、腹腔积液。

四、诊断和鉴别诊断

根据临床表现、辅助检查，并排除其他常见的心脏病（如风湿性、冠状动脉粥样硬化性、先天性、高血压性或肺源性心脏病）以及心包疾病或急性心肌炎后，方可诊断本病。可参考以下诊断标准。

（1）起病多缓慢，以充血性心力衰竭为主要表现。

（2）心界扩大，奔马律，可出现各种心律失常。

（3）X线检查示心影扩大。

（4）心电图示心脏肥大，心肌损害，心律失常。

（5）超声心动图示心室内径扩大，室壁运动减弱，左心室射血分数降至50%以下。

（6）排除其他心脏病。

第二节 扩张型心肌病的治疗

一、中医辨证治疗

（一）心脾两虚证

1.临床表现

心悸怔忡，失眠多梦，眩晕健忘，面色萎黄，食欲缺乏，腹胀便溏，神倦乏力，或皮下出血，女性月经量少色淡，淋漓不尽等。舌质淡嫩，脉细弱。

2.治法

补益心脾。

3.方药

（1）方药1：归脾汤（《正体类要》）加减。白术9克，人参12克，黄芪9克，当归9克，炙甘草6克，茯苓9克，远志9克，酸枣仁9克，木香6克，桂圆肉9克，生姜2片，大枣6克，熟地黄黄6克，阿胶6克。

方解：人参、桂圆肉补益心脾，养血安神为君。黄芪、白术助人参益气补脾；当归、阿胶、熟地黄黄助桂圆肉养血补心，同为臣药。茯苓（多用茯神）、酸枣仁、远志宁心安神；木香辛香而散，理气醒脾，与大量益气健脾药配伍，复中焦运化之功，又能防大量益气补血药滋腻碍胃，使补而不滞，滋而不腻。炙甘草益气补中，调和诸药。用法中姜、枣调和脾胃，以资化源。

加减：①崩漏下血偏寒者，可加艾叶炭9克，炮姜炭9克，以温经止血。②偏热者，加生地黄炭9克，阿胶珠9克，棕榈炭9克，以清热止血。③不寐重者，加五味子6克，夜交藤18克，合欢皮9克，柏子仁9克，以养心安神。

（2）方药2：四君子汤（《医学正传》）加减。人参10克，白术12克，熟地黄黄9克，炙甘草6克，当归10克，柏子仁9克，茯苓6克。

方解：人参为君，甘温益气，健脾养胃。以苦温之白术，健脾燥湿，加强益气助运之力；熟地黄黄，滋阴养血；当归养血补血；柏子仁养心安神；茯苓健脾渗湿，与苓术相配，则健脾祛湿之功益著。使以炙甘草，益气和中，调和诸药。六药配伍，共奏益气健脾养心之功。

加减：①心血不足甚者，加白芍9克，阿胶9克以养心血。②不寐重者，加生龙骨12克，生牡蛎（先煎）12克以镇静安神。③兼见纳呆者，加苍术9克，半夏9克，陈皮9克。

（3）方药3：甘麦大枣汤（《金匮要略》）加减。甘草9克，小麦30克，大枣15克，远志6克。

方解：小麦味甘微寒，养心气而安心神为君。甘草和中缓急。佐以大枣补益中气，远志交通心肾。四药合用，甘润滋养，平躁缓急，为清补兼施之剂。

加减：①兼心胆气虚而心悸易惊者，加龙齿先煎12克，人参12克。②虚火内扰者，加栀子9克。

（4）方药4：天王补心丹（《校注妇人良方》）加减。人参10克，茯苓12克，玄参9克，丹参9克，桔梗6克，天冬9克，大枣6克，远志6克，柏子仁6克，当归12克，酸枣仁10克，麦冬9克，生地黄黄9克。

方解：重用甘寒之生地黄黄，入心能养血，入肾能滋阴，故能滋阴养血，壮水以制虚火，为君药。天冬、麦冬滋阴清热；酸枣仁、柏子仁养心安神；当归补血润燥；共助生地黄黄滋阴补血，并养心安神，俱为臣药。玄参滋阴降火；茯苓、远志养心安神；人参补气以生血，并能安神益智；丹参清心活血，合补血药使补而不滞，则心血易生，以上共为佐药。桔梗为舟楫，载药上行以使药力缓留于上部心经。

加减：①失眠重者，可酌加龙骨（先煎）18克，磁石（先煎）18克以重镇安神。②心悸怔忡甚者，可酌加桂圆肉9克，夜交藤18克以增强养心安神之功。③遗精者，可酌加金樱子9克，煅牡蛎（先煎）18克以固肾涩精。

（二）心肾阳虚证

1.临床表现

心悸怔忡，形寒肢冷，肢体水肿，小便不利，神疲乏力，腰膝酸冷，唇甲青紫，舌淡紫，苔白滑，脉弱。

2.治法

温补阳气，振奋心阳。

3.方药

（1）方药1：参附汤（《济生续方》）加减。人参15克，炮附子12克，黄芪9克，桂枝9克，炙甘草9克。

方解：人参，药性甘温，大补元气以固脱，益脾肺之气以固后天之本，使脾肺之气旺则五脏之气旺；大辛大热之炮附子，温壮肾阳，大补先天之本，使先天之阳生则一身之阳生。臣以黄芪，助人参益气，桂枝助炮附子温阳。四药相伍，共奏回阳、益气、固脱之功。

加减：①寒湿相搏、肢体重痛者，去人参，加白术9克以健脾祛湿。②休克危症急救时，常加生龙骨先煎12克，生牡蛎先煎12克，白芍9克敛汗潜阳，固脱强心。

（2）方药2：右归饮（《景岳全书》）加减。熟地黄黄15克，山药10克，山茱萸9克，枸杞子6克，炙甘草6克，杜仲10克，肉桂6克，制附子（先煎）9克，鹿角胶9克，桂枝12克。

方解：以制附子、肉桂、鹿角胶为君药，温补肾阳，填精补髓。熟地黄黄、枸杞子、山茱萸、山药滋阴益肾，养肝补脾。杜仲补益肝肾，强筋壮骨。桂枝，温通血脉。炙甘草补脾和中，且用汤求急。诸药配合，共奏温补肾阳之功。

加减：①腰膝疼痛者，加菟丝子9克，加重杜仲用量。②营血亏虚者，加当归9克，养血活血。

（3）方药3：肾气丸（《金匮要略》）加减。生地黄黄9克，山药12克，山茱萸12克，茯苓15克，牡丹皮9克，泽泻9克，桂枝12克，附子10克，牛膝12克，车前子（包煎）10克。

方解：附子，大辛大热，温阳补火；桂枝，温通阳气，二药相合，补肾阳之虚，助气化之复，共为君药。生地黄黄滋补肾精；山茱萸、山药补益肝脾之精，共为臣药。泽泻、茯苓、车前子淡渗利湿，配伍桂枝温化痰饮；牡丹皮活血散瘀；牛膝入肝肾经，引血下行。

加减：①若畏寒肢冷较甚者，可将桂枝改为肉桂9克，并加重桂、附之量，以增温补肾阳之功效。②兼痰饮咳喘者，加姜9克，细辛3克，半夏9克，以温肺化饮。③夜尿多者，可加巴戟天9克，益智仁9克，金樱子9克，芡实9克，以助温阳固摄之功。

（4）方药4：保元汤（《博爱心鉴》）加减。人参12克，黄芪15克，肉桂5克，甘草5克，生姜2片，大枣6克。

方解：人参，大补元气，固护原有之气。重用黄芪，以增强人参益气之功。配伍少量肉桂，引火归元，使气得生。甘草调和诸药为使，且可配合人参健脾益气，一药两用。

加减：①心胸疼痛者，加郁金9克，川芎9克，丹参9克，活血定痛。②形寒肢冷、阳虚较重者，加附子（先煎）9克，巴戟天9克，温补阳气。

（三）气滞血瘀证

1.临床表现

胸胁胀闷，走窜疼痛，急躁易怒，胁下痞块，刺痛拒按，女性可见月经闭止，或痛经，经色紫暗有块，舌质紫暗或见瘀斑，脉涩。

2.治法

活血祛瘀，疏肝理气。

3.方药

（1）方药1：复元活血汤（《医学发明》）加减。柴胡10克，瓜蒌根10克，当归12克，红花9克，甘草6克，穿山甲9克，大黄6克，桃仁10克，青皮12克，三七粉冲服3克，黄酒10毫升。

方解：重用酒制大黄，荡涤凝瘀败血，导瘀下行，推陈致新；柴胡疏肝行气，并可引诸药入肝经。两药合用，一升一降，以攻散胁下之瘀滞，共为君药。桃仁、红花、三七活血祛瘀，消肿止痛；穿山甲破瘀通络，消肿散结；青皮疏肝理气，共为臣药。当归补血活血；瓜蒌根"续绝伤""消仆损瘀血"，既能入血分助诸药而消瘀散结，又可清热润燥。甘草缓急止痛，调和诸药。加酒煎服，乃增强活血通络之意。

加减：①瘀重而痛甚者，酌加乳香9克，没药9克，延胡索9克，增强活血祛瘀，消肿止痛之功。②气滞重而痛甚者，可加川芎9克，香附9克，郁金9克，以增强行气止痛之力。

（2）方药2：失笑散（《太平惠民和剂局方》）加减。五灵脂9克，米醋10毫升，蒲黄（包煎）9克，柴胡6克，川芎6克。

方解：五灵脂苦咸甘温，入肝经血分，功擅通利血脉，散瘀止痛；蒲黄甘平，行血消瘀，炒用并能止血，二者相须为用，为化瘀散结止痛的常用组合。柴胡疏肝理气，川芎活血行气。佐调以米醋乃取其活血脉、行药力、化瘀血，以加强五灵脂、蒲黄活血止痛之功，且制五灵脂气味之腥臊。

加减：①瘀血甚者，可酌加当归9克，赤芍9克，桃仁9克，红花9克，丹参9克，以加强活血祛瘀之力。②兼见血虚者，可合四物汤同用，以增强养血调经之功。③疼痛较剧者，可加乳香9克，没药9克，延胡索9克，以化瘀止痛。④兼气滞者，可加香附9克，川楝子6克，或配合金铃子散以行气止痛。⑤兼寒者，加炮姜9克，艾叶9克，小茴香6克，以温经散寒。

（3）方药3：柴胡疏肝散（《医学统旨》）加减。柴胡6克，枳壳6克，桃仁6克，陈皮6克，赤芍6克，红花6克，川芎6克，白芍6克，香附6克，炙甘草3克。

方解：柴胡，主入肝胆，功擅条达肝气而疏郁结。香附，长于疏肝理气，并有良好的止痛作用；川芎疏肝开郁，行气活血，止痛。陈皮、枳壳，理气行滞调中；白芍、赤芍，养血柔肝，缓急止痛；桃仁、红花，活血散瘀。炙甘草调和诸药为使。诸药相合，共奏疏肝解郁，行气止痛之功。

加减：①胁肋痛甚者，酌加郁金6克，青皮6克，当归6克，乌药6克以增强其行气活血之力。②肝郁化火者，可酌加山栀6克，黄芩6克，川楝子6克，以清热泻火。

（4）方药4：金铃子散（《太平圣惠方》）加减。柴胡12克，金铃子9克，延胡索15克，郁金9克，厚朴3克。

方解：金铃子，入肝胃经，疏肝行气，清泄肝火；柴胡，疏肝理气。延胡索，行气活血，止痛；郁金，疏肝理气，活血止痛。药简力专，既可疏肝，又可清热，还可活血止痛，使气血畅，肝郁疏，则诸痛止。

加减：①若用治胸胁疼痛，可加香附9克。②用治脘腹疼痛，可加木香9克，砂仁4克，陈皮6克。

（四）气阴两虚证

1.临床表现

心胸隐痛，时作时休，心悸气短，动则益甚，伴倦怠乏力，声息低微，面色㿠白，易汗出，舌质淡红，舌体胖且边有齿痕，苔薄白，脉虚细缓或结代。

2.治法

益气养阴，活血通脉。

3.方药

（1）方药1：生脉散（《医学启源》）加减。人参15克，麦冬9克，五味子10克，玄参9克，沙参9克，牡丹皮9克。

方解：人参甘温，益元气，补肺气，生津液，故为君药。麦冬甘寒养阴清热，润肺生津。人参、麦冬合用，则益气养阴之功益彰。五味子酸温，敛肺止汗，生津止渴；玄参滋肾润肺，二者为佐药。四药合用，一补一润一敛，益气养阴，生津止渴，敛阴止汗，使气复津生，汗止阴存，气充脉复，故名"生脉"。

加减：①人参性味甘温，属阴虚有热者，可用西洋参9克代替。②病情急重者，全方用量宜加重。

（2）方药2：人参养荣汤（《三因极一病证方论》）加减。人参9克，白术12克，茯苓12克，甘草6克，陈皮12克，黄芪12克，当归10克，白芍9克，熟地黄黄9克，五味子10克，桂心9克，远志9克，生姜2片，大枣6克。

方解：熟地黄黄、当归、白芍，养血之品，合用以滋阴养血。人参、黄芪，益气健脾，以资生化之源。茯苓、白术，健脾燥湿，助脾生化；陈皮理气行滞，甘草和人参、白芍酸甘化阴；远志能通肾气上达于心；桂心能导诸药入营生血。甘草、生姜、大枣调和诸药兼为使药。纵观全方，五脏交养互益，故能统治诸病，而其要则归于养荣也。

加减：①阴虚内热、五心烦热者，加生地黄黄9克，知母9克，鳖甲9克，清退虚热。②伴汗出者，加山茱萸9克，麻黄6克，增加敛阴止汗之力。

（3）方药3：炙甘草汤（《伤寒论》）加减。炙甘草12克，生姜9克，人参10克，生地黄黄30克，桂枝12克，阿胶6克，麦冬10克，麻仁10克，大枣6克，黄酒10毫升。

方解：重用生地黄黄滋阴养血为君，《名医别录》谓地黄"补五脏内伤不足，通血脉，益气力"。炙甘草、人参、大枣，益心气，补脾气，以资气血生化之源；阿胶、麦冬、麻仁，滋心阴，养心血，充血脉，共为臣药。桂枝、生姜辛行温通，温心阳，通血脉，诸厚味滋腻之品得姜、桂则滋而不腻。用法中加黄酒煎服，以黄酒辛热，可温通血脉，以行药力，是为使药。

加减：①偏于心气不足者，重用炙甘草、人参。②偏于阴血虚者，重用生地黄黄、麦冬。③心阳偏虚者，易桂枝为肉桂6克，加附子9克，以增强温心阳之力。④阴虚而内热较盛者，易人参为南沙参9克，并减去桂枝、生姜、大枣、黄酒，酌加知母6克，黄柏6克，则滋阴液降虚火之力更强。

（4）方药4：加减复脉汤（《温病条辨》）加减。炙甘草18克，生地黄黄18克，白芍18克，麦冬15克，阿胶9克，麻仁9克，人参9克。

方解：重用生地黄黄滋阴养血为君。炙甘草、人参，二者和用益气健脾，以资气血生化之源；阿胶、麦冬、麻仁，滋心阴，养心血，充血脉，共为臣药。白芍酸寒敛阴，合炙甘草酸甘化阴，并能和中缓急。全方寓酸敛于滋润之中，重在滋液敛阴而复脉，有温凉通敛之意。

加减：心悸怔忡较重者，加酸枣仁9克，柏子仁9克，以助养心定悸之功效，或加龙齿18克，磁石18克，以增重镇安神之功。

二、西医治疗

由于本病原因未明，除心脏移植术外，尚无彻底的治疗方法。治疗目标是有效控制心力衰竭和心律失常，缓解免疫介导的心肌损害，提高患者的生活质量和生存率。

（一）心力衰竭的治疗

限制体力活动，低盐饮食，多数患者可用洋地黄制剂，但易发生洋地黄中毒，用量宜小，地高辛常用量为0.125mg/d。根据患者的血流动力学状态可酌情使用利尿剂和血管扩张剂。几乎所有患者均可使用血管紧张素转换酶抑制剂（ACEI），ACEI不仅能改善心力衰竭的血流动力学异常，还能阻断心力衰竭时神经内分泌系统的异常激活，抑制心肌重塑，从而改善预后。近年来，ACEI类药物进展很快，常用药有卡托普利12.5～25mg/d，依那普利2.5～10mg/d。

（二）心肌保护

1.β受体阻滞剂

扩张型心肌病患者血清抗β$_1$-肾上腺素能受体抗体具有β受体阻滞剂样活性，抗β$_1$-受体抗体可能通过受体门控途径，引起细胞内钙超负荷，导致心肌细胞损害，而β受体阻滞剂可阻断上述效应。此外，β受体阻滞剂可显著降低扩张型心肌病患者血清TNFα、

IL-10和sTNFR水平，提示β受体阻滞剂具有免疫调节作用。长期应用β受体阻滞剂治疗扩张型心肌病可以预防患者病情恶化、改善临床症状和左心室功能，减少死亡，改善预后。由于扩张型心肌病患者血清中存在抗β$_1$-受体抗体，其介导的心肌损害发生在疾病的早期，因此对于早期扩张型心肌病患者应用β受体阻滞剂将会得到更好的疗效。常用药物有美托洛尔、比索洛尔、卡维地洛等，应用时应从小剂量开始，无不良反应再逐渐加大剂量，如美托洛尔6.25mg，2次/日，逐渐增加至12.5～50mg，2次/日；比索洛尔1.25mg日，逐渐增加至5～10mg/日；卡维地洛起始量为3.125mg，2次/日，逐渐增加至25～50mg，2次/日。

2.钙拮抗剂

扩张型心肌病患者血清中存在的抗ADP/ATP载体抗体通过增加心肌细胞膜钙电流和胞质游离钙浓度，引起心肌细胞损伤，应用钙拮抗剂可以防止该效应的发生。1996年Figulla等报道地尔硫草治疗扩张型心肌病多中心试验（DiDi）的结果显示，在心力衰竭治疗的基础上加用地尔硫草治疗能明显改善扩张型心肌病患者的心脏指数和运动耐量。地尔硫草扩张型心肌病干预研究（ISDDC）显示地尔硫草能改善早期扩张型心肌病患者左心室舒张末期内径和射血分数，显著改善心功能。预后分析显示，因心力衰竭加重需要住院治疗者减少，死亡率降低。ISDDC试验证明，地尔硫草治疗扩张型心肌病安全有效，适合于扩张型心肌病的早期治疗，其主要药理机制被认为是干预抗体免疫介导的心肌损害，保护心肌。临床随机双盲PRAISE试验提示新的钙拮抗剂氨氯地平能提高扩张型心肌病患者的存活率，对严重心力衰竭患者不增加心血管发病率和病死率。动物实验显示氨氯地平可引起剂量依赖性氮化物产生的增加，同时增加冠状动脉和主动脉内氮化物的产生，后者反映一氧化氮（NO）的合成增加；局部血管释放NO可使血管扩张。亦有学者认为氨氯地平治疗心力衰竭的机制可能是由该药能降低IL-6等细胞因子所致，尤其适于扩张型心肌病早期治疗。

3.免疫吸附疗法

由于约70%扩张型心肌病患者血清中可检出抗β$_1$-受体抗体，体外研究显示该抗体可介导β$_1$-受体的慢性刺激，导致心肌持续损害和病情进展。国外报道，应用免疫球蛋白吸附法清除扩张型心肌病患者血液中IgG、IgM、IgA、IgE和抗β$_1$-受体抗体，同时进行纠正心力衰竭的基本治疗，经过一年随访，扩张型心肌病患者左心室射血分数、左心室舒张期末内径和心功能均得到明显改善。

4.免疫球蛋白

免疫球蛋白通过调节炎症因子与抗炎因子之间的平衡，产生良好的抗炎效应，改善患者心功能。有研究表明，给新近诊断的扩张型心肌病（出现症状时间在6个月内）静脉注射免疫球蛋白2g/kg，6个月和12个月后LVEF增加。

（三）防止血栓形成和栓塞并发症

对于合并房颤的患者，除有禁忌证外，可考虑加用抗凝剂或小剂量溶栓剂（如尿激酶、链激酶、t-PA等）治疗。华法林、阿司匹林、抵克力得、低分子肝素含化片等长期应用有防止血栓形成的作用。心房颤动患者如需行电复律必须行食管超声检查，在排除心脏内血栓或者有效抗凝治疗至少4周后，才能进行电复律。

（四）抗心律失常治疗

当发生有症状性心律失常或导致血流动力学恶化的室性期前收缩频繁发作时应积极给予抗心律失常药物，如胺碘酮、普罗帕酮等。

（五）中药

黄芪具有免疫调节作用，可用于本病治疗。

（六）其他

1.甲状腺素

有研究报道，成年人扩张型心肌病患者大多伴有亚临床型甲状腺病变，经用甲状腺素（$100\mu g/d$）后，可见左心室射血分数增加，左心室心肌变力效应得以改善，静息状态外周阻力降低和心排血量增加。甲状腺素还可增加 β-受体密度，从而改善扩张型心肌病患者伴随的 β-受体下调。目前，甲状腺素尚处于临床试用阶段，需进一步研究及临床验证。

2.生长激素

生长激素（GH）不仅参与人体生长的调节过程，而且可参与心脏的发育和心肌增厚的调节。GH缺乏可减少左心室心肌重量、减低左心室射血分数；慢性GH缺乏可引起扩张型心肌病，甚至出现心力衰竭。有研究显示，扩张型心肌病患者左心室心肌重量改变与血浆IGF浓度改变相关。基于GH用于GH缺乏患者能增加左心室心肌重量，改善心功能，提示GH可用于扩张型心肌病的治疗。GH用于治疗扩张型心肌病目前亦处于临床试用阶段，疗效有待观察。

（七）介入治疗

1.双心室同步起搏

近几年，双心室同步起搏用于顽固性心力衰竭的治疗已取得令人振奋的结果。虽然双心室同步起搏对心力衰竭原发病因及心肌病变不起作用（如心肌缺血及心肌劳损），但可纠正心功能异常。双心室同步起搏可恢复双心室电及机械活动的同步化，使QRS波明显变窄，心室间机械延迟缩短，心室充盈时间明显增加，减少二尖瓣反流，使Ⅲ～Ⅳ级心力衰竭患者的心功能得到不同程度的改善，心脏缩小，从而达到改善预后，延长生存时间的目的。

2.心脏自动转复——除颤器（AICD）

对于从心脏停搏恢复的所有患者、伴有反复性室性心动过速引起休克或心力衰竭恶化，而且不能被抗心律失常药物治疗控制的患者，皆应植入AICD。对于伴顽固性阵发性室性心动过速、心室颤动的扩张型心肌病患者安置AICD能自动中止突发的室性心动过速和心室颤动，明显延长患者寿命，但不能终止病情的发展。

3.射频消融

对于伴慢性心房扑动的患者，主张施行射频消融术。临床研究发现，随着心房扑动的消失，心脏功能可得到明显改善。

（八）外科治疗进展

1.左心室减容手术

左心室减容手术由Batista等首先报道，他们将扩张型心肌病患者扩大的左心室游离壁纵向部分切除。结果发现术后患者左心室容积减小，心功能得以改善。左心室减容术基于扩张型心肌病患者左心室扩大、松弛，而减容手术后左心室腔减小，更趋于椭圆形，左心室壁局部应力减小，心室肌僵硬度减低，减少左心室后负荷（如收缩期室壁应力），进一步减少心室耗氧量，改善左心室泵功能。

2.动态心肌成形术

1993年由Carpentier等首先报道，将扩张型心肌病患者左侧背阔肌分离、包裹扩大的心脏，术后2周开始用直流电刺激背阔肌，以增加左心室的收缩力。作者总结7年中52例接受心肌成形术的心力衰竭患者，结果显示术前死亡率23%（12/52），术后死亡率20%（8/40），术后实际7年存活率70.4%。随访中发现患者心功能改善，LVEF提高。心导管显示肺动脉压、肺毛细血管楔嵌压和左心室压无明显改变。当心脏移植禁忌时，此法可作为替代方法之一。该手术改善心功能的作用机制在于：

（1）骨骼肌包绕心脏，起到缠绕效应，从而停止衰竭心肌的重构；

（2）骨骼肌的主动收缩，辅助增强了衰竭心脏的收缩力。

3.左心辅助装置（LVAD）

有学者提出临时机械循环支持用于等待心脏移植的晚期心力衰竭患者的过渡时期。目前报道的LVAD主要有TCI和Navaco两种可埋藏式LVAD。LVAD包括体内安置的驱动器、体外控制部和电池盒。驱动部安置在腹腔，经流入管、流出管穿过膈肌分别连接升主动脉近端和左心室心尖部。经皮导线连接驱动部和控制部及电池盒。驱动部内安置方向相反的两个驱动片、一个生物瓣（猪心包）和能量转换器，可将左心室血液直接泵入升主动脉。体外控制部和电池盒可挂于皮带上或置于挎包中，便于携带。LVAD能提供最大搏出量70mL，泵排出量10L/min。有报道多中心临床试验，34例等待心脏移植的晚期心力衰竭患者应用LVAD后，肝、肾功能明显改善，心功能改善，LVAD使用时间甚至超过300天；65%患者得以接受心脏移植。安置LVAD有发生以下并发症的可能：出血、感染、右心衰竭、溶血、周围器官功能失调和血栓栓塞等。即便如此，LVAD仍不失为等待心脏移植过渡时期的一种治疗方法。

4.心脏移植

1967年Barnard首次完成同种异位心脏移植术后，30多年来心脏移植已从试验阶段过渡到临床应用阶段，目前在国际上应用渐广。Hosenpud等报道国际心脏移植登记（包括301个心脏移植中心）从1982年至1998年3月，全世界共进行心脏移植45993例，1年存活率97%，5年存活率约65%，半数死亡时间8.7年，每年死亡率约4%。随着时间的推移，技术发展，存活率随之提高。半数死亡时间1980—1985年为5.3年、1986—1990年为8.8年，1991—1997年为9.4年。目前心脏移植技术日臻成熟，能提高患者存活率，改善心功能，提高生活质量，是晚期扩张型心肌病患者有效治疗方法之一。

心脏移植存在以下问题：

（1）供体缺乏；

（2）费用昂贵；

（3）术后感染；

（4）术后排斥反应。

我国心脏移植起步较晚，发展相对缓慢。1978年上海交通大学医学院附属瑞金医院首例心脏移植患者存活109天。1992年首都医科大学附属北京安贞医院、牡丹江市心血管医院、哈尔滨医科大学附属第二医院先后成功报道心脏移植，目前已有存活超过5年者。1993年中国医学科学院阜外心血管病医院报道心肺移植。至今我国心脏移植例数有限，与国际水平相比，存在明显差距。

5.自体骨骼肌卫星细胞移植术

自体骨骼肌卫星细胞移植术是一种近年来发展起来的用于治疗扩张型心肌病、心肌梗死等疾病的新型手术方法。其基本原理是用具有多分化能力的骨骼肌干细胞通过移植的方法，来代替功能低下或没有功能的心肌。移植细胞在心肌内分化、成熟为类似于心肌细胞收缩、结构、电生理特性的横纹肌细胞，并具有增强心功能效应。该方法目前处于试验研究阶段，其临床效果，尤其是远期疗效还未见报道。

第二章　肥厚型心肌病

第一节　肥厚型心肌病的概述

肥厚型心肌病是一类遗传型疾病，影响心脏肌节蛋白代谢，导致在后负荷不升高的情况下心肌肥厚和重新排列，最终导致心力衰竭甚至猝死。55%肥厚型心肌病的病例呈家族聚集型，大多数呈常染色体显性遗传。ACC/ESC（2003）报道成年人患病率为1/500；中国医学科学院阜外医院调查8080例，患病率约0.18%，全国肥厚型心肌病患者有100万。肥厚型心肌病是儿童和青少年心源型猝死的最常见病因，患者有恶型室型快速型心律失常的倾向，易发生心脏型猝死。猝死者常有昏厥史、心脏型猝死家族史、心搏骤停生还史、非持续型室型心动过速和对运动的异常血压反应等高危因素。

肥厚型心肌病属胸痹、心悸、喘症、昏厥范畴。在中医整体观理论中，心脾肾在气机、经脉联属和五行理论等方面有着密切的联系。

一、中医病因病机

胸痹心痛是由正气亏虚，饮食、情志、寒邪等所引起的以痰浊、瘀血、气滞、寒凝痹阻心脉，以膻中或左胸部发作性憋闷、疼痛为主要临床表现的一种病症。轻者偶发短暂轻微的胸部沉闷或隐痛，或为发作性膻中或左胸含糊不清的不适感；重者疼痛剧烈，或呈压榨样绞痛。常伴有心悸、气短、呼吸不畅，甚至喘促、惊恐不安、面色苍白、冷汗自出等。多由劳累、饱餐、寒冷及情绪激动而诱发，亦可无明显诱因或安静时发病。胸部闷痛，甚则胸痛彻背，气短喘息不得卧为主症的一种疾病。其病因多与寒邪内侵，饮食不当，情志波动，年老体虚等有关。分别与西医的肥厚型心肌病引起的心前区疼痛，以及肺部疾病、胸膜炎、肋间神经痛等以胸痛为主症的疾病相类似，胸痹如持续发作，疼痛剧烈，也可变生厥证、脱证等危重证候。

二、西医病因机制

（一）遗传因素

肥厚型心肌病可由多个单基因突变引起，至今已发现有7个基因、70余种突变与该病有关，其中最具特征性的是位于第14号染色体上的肌球蛋白重链（MHC）基因突变。虽然不同的基因突变可产生类似的心肌肥厚，但有些基因突变似呈良性临床过程。约50%肥厚型心肌病患者有家族史，表现为常染色体显性遗传，亦可见同一家族中多个成员自发地发生相同基因突变而无明确家族史者。

1989年，Jarcho等对一个大的法兰西—高加索裔家系进行了分析，揭示了该病的第一个染色体位点14q1，从而确认了该病的第一个易感基因——β-MHC基因。迄今为止，已经公认有七个肌节收缩蛋白基因突变可以导致肥厚型心肌病，分别是β-肌球蛋白重链（p-MHC）、心肌肌钙蛋白-T（cTn-T）、α-原肌球蛋白（α-TM）、肌球蛋白结合蛋白-C（MyBP-C）、必需性肌球蛋白轻链（ELC）、调节性肌球蛋白轻链（RLC）和肌钙蛋白-I（cTn-I），这些基因突变造成的肌节收缩或（和）调节功能异常可能是肥厚型心肌病的主要原因。

进一步研究发现，不同的基因突变所致肥厚型心肌病的临床表现及其预后不尽相同，同一基因不同编码区的突变所致肥厚型心肌病的临床表现及预后亦有差异，而且同一家系携带相同致病基因的成员，也并不全部表现有心肌肥大。上述导致肥厚型心肌病遗传异质性的原因尚不清楚，推测除遗传因素外，可能还受性别、生活习惯、运动方式等因素的影响。此外，血管紧张素转换酶DD基因型与肥厚型心肌病的关系近年来亦引起人们的重视。

（二）其他发病学说

1.毒性多肽学说

该学说认为，由基因突变所产生的异常多肽可与其他心肌成分结合，使正常心肌纤维的生物合成发生障碍。

2.无效等位基因学说

无效等位基因学说是指基因突变可生成一种截断蛋白，使正常肌小节蛋白生成减少，从而影响粗肌丝或细肌丝的结构与功能，进而导致整个肌小节结构和功能异常。含功能不全蛋白的心肌不能维持正常功能而导致代偿机制启动，心肌细胞c-myc、c-fos等原癌基因表达增强，促进心肌细胞蛋白质合成，从而使心肌纤维增粗，心肌肥大。

3.钙通道异常

分析含α-TM基因强直性脊柱炎P175强直性脊柱炎n突变患者及转基因鼠的心肌纤维发

现，它们对钙离子的敏感性均高于正常心肌纤维。因此，在较低的钙离子浓度时肌丝的张力较正常为高，肌纤维的收缩能力增强。持续增强的收缩状态可诱发心肌肥厚及心肌舒张功能不全。

4.儿茶酚胺活性增强

有研究表明，胎儿时期儿茶酚胺产生过多或活性增强可导致心肌细胞排列紊乱以及室间隔非对称性肥厚；在肥厚型心肌病患者中亦发现存在儿茶酚胺活性增强和环磷酸腺苷贮存减少；将去甲肾上腺素加入心肌细胞培养液中，可见心肌细胞内 *c-myc* 基因转录水平增加了 5～10 倍，这一反应可被 α 受体阻滞剂阻遏，被蛋白激酶 C 活化剂增强，提示去甲肾上腺素可能通过 α 受体激活磷酸肌醇酯/蛋白激酶 C 途径使 *c-myc* 基因表达增加。

三、临床表现

（一）症状

早期多无症状，晚期依心肌肥厚及心腔缩小的程度、有无左或右心室流出道梗阻及有无心律失常，症状轻重相差悬殊。主要表现为心脏扩大、进行性心功能减退、各种心律失常、房室腔内血栓形成、栓塞性并发症及猝死等。

大部分患者发病年龄在 20～40 岁，偶有 50 岁以后发病者。流出道梗阻严重者，早期即可出现头晕、昏厥及心前区疼痛，甚至猝死；而心尖肥厚型者症状较轻。

多数患者静息状态下症状轻微，但活动后尤其是体育活动或较强体力劳动后症状加重。80%的患者有劳力性呼吸困难，与左心室舒张功能不全、肺淤血有关；约 2/3 患者有非典型的心绞痛，可能系肥厚的心肌需氧量增加，冠状动脉供血相对不足所致；约 1/3 患者有先兆昏厥或昏厥，常发生于重体力活动的当时或刚结束之后，由左心室流出道梗阻加重、脑供血不足所致；每年有 4%～6%的患者发生猝死，年龄较轻者，特别是年轻运动员更易发生，活动常为其诱因，左心室流出道梗阻、心排血量降低导致冠状动脉血量减少，以及肥厚心肌供血不足造成心肌细胞除极不均匀易产生心室颤动等，均参与猝死的发生。疾病晚期心腔可明显扩大，出现充血性心力衰竭的临床表现，此时的表现与扩张型心肌病相似。

（二）体征

无症状患者除心尖搏动稍增强外，可无其他异常体征。在有些患者，可触及心房搏动或听到第四心音，此为心室顺应性下降，心房收缩增强所致。若有室间隔肥厚，且造成左心室流出道梗阻时，则于心尖部内侧和胸骨左缘第 4～5 肋间可闻及粗糙的收缩期杂音，该杂音的特点在于可向胸骨上端及主动脉瓣第一听诊区（心底部）传导，但罕有收缩期震颤。凡是增加心肌收缩力、减轻心脏后负荷或降低心室容积的因素如含化硝酸甘油或体力运动等，均可使杂音增强，而使用β受体阻滞剂或取下蹲位，可使杂音减轻。心尖区常可闻及二尖瓣反流性杂音，第二心音通常有分裂。当收缩期压力阶差阻碍射血时，可见颈动脉双峰搏动，颈静脉可见明显A波，后者通常是室间隔肥厚所致右心室顺应性降低的反映。随着病程进展，血压（尤其是收缩压）可逐渐降低，脉压变小。

四、诊断与鉴别诊断

对于梗阻性肥厚型心肌病，诊断的主要依据为特征性临床表现及胸骨左缘收缩期杂音。超声心动图是极为重要的无创伤性诊断方法。此外，许多物理检查技术亦有诊断价值，其中最有意义的是从蹲位突然直立后的血流动力学改变。蹲位可使静脉回流增加，主动脉压力升高以及心室容量增加，缩小左心室与流出道的压力阶差，从而使杂音减轻，而突然直立有相反的作用，可引起流出道梗阻加强，杂音增强；此外Valsalva动作亦可使杂音增强。

对无症状或有类似冠心病症状者，特别是年轻患者，结合特征性心电图改变、超声心动图及心血管造影等可做出诊断。阳性家族史亦有助于诊断。

肥厚型心肌病需与下列疾病鉴别。

（1）高血压所致心肌肥厚：由心肌组织长期持续超负荷做功而导致的继发性改变，其心肌肥厚的程度与血压水平和病程呈平行关系。

（2）冠心病性心绞痛：患者年龄多偏大，心脏无特殊杂音。X线可见主动脉多增宽或有钙化现象。冠脉造影异常可助鉴别。

（3）主动脉瓣狭窄：其收缩期杂音部位较高，并向颈部传导，X线检查常可见升主动脉扩张，左心导管及超声心动图检查可助鉴别。

（4）室间隔缺损：其收缩期杂音位于胸骨左缘第3~4肋间，占全收缩期，粗糙而响亮，并伴有收缩期震颤；超声心动图于心室水平可见左至右分流征象，左心室造影显示造影剂由室间隔缺损处进入右心室腔。

第二节　肥厚型心肌病的治疗

一、中医辨证治疗

（一）寒凝心脉证

1.临床表现

卒然心痛如绞，心痛彻背，喘不得卧，多因气候骤冷或骤感风寒而发病或加重，伴形寒，甚则手足不温，冷汗自出，胸闷气短，心悸，面色苍白，苔薄白，脉沉紧或沉细。

2.治法

辛温散寒，宣通心阳。

3.方药

（1）方药1：枳实薤白桂枝汤（《金匮要略》）加减。枳实12克，厚朴12克，薤白9克，桂枝6克，瓜蒌12克，细辛3克，大枣6克。

方解：桂枝上以宣通心胸之阳，下以温化中下二焦之阴气，既通阳又降逆，降逆则阴寒之气不致上逆，通阳则阴寒之气不致内结；薤白辛温通阳散结气；细辛温散寒邪；枳实、厚朴开痞散结，下气除满；瓜蒌苦寒润滑，开胸涤痰；大枣养脾和营。

加减：①寒重者，可酌加干姜9克，附子（先煎）6克以助通阳散寒之力。②气滞重者，可加重厚朴、枳实用量以助理气行滞之力；痰浊重者，可酌加半夏9克，茯苓9克以助消痰之力。

（2）方药2：当归四逆汤（《伤寒论》）加减。当归12克，桂枝9克，白芍9克，细辛6克，炙甘草6克，通草3克，大枣15克，赤芍9克。

方解：当归甘温，养血和血；桂枝辛温，温经散寒，温通血脉，共为君药。细辛温经散寒，助桂枝温通血脉；白芍养血和营，助当归补益营血，共为臣药。通草通经脉，以畅血行；大枣、炙甘草，益气健脾养血，共为佐药。重用大枣，既合归、芍以补营血，又防桂枝、细辛燥烈太过，伤及阴血。炙甘草兼调药性而为使药。

加减：①腰、股、腿、足疼痛属血虚寒凝者，加续断9克，牛膝9克，鸡血藤9克，木瓜6克，以活血祛瘀。②兼有水饮呕逆者，加吴茱萸3克，生姜6克。③女性经期腹痛及男子寒疝、睾丸掣痛、牵引少腹冷痛、肢冷脉弦者，可加乌药9克，茴香9克，良姜9克，香附9克，以理气止痛。

（3）方药3：当归四逆加吴茱萸生姜汤（《伤寒论》）加减。当归12克，桂枝9克，白芍9克，赤芍9克，炙甘草6克，通草3克，大枣6克，细辛3克，吴茱萸3克，生姜15克。

方解：吴茱萸、生姜，重用以温中散寒。当归，养血活血止痛；桂枝温通血脉，以助散寒；赤芍、白芍养血活血敛阴。通草通经脉，以畅血行；大枣、炙甘草，益气健脾养血，共为佐药。炙甘草调和诸药为使。

加减：①气虚重者，加黄芪9克，人参9克益气健脾。②疼痛甚者，加川芎9克行气止痛。

（4）方药4：乌附麻辛桂姜汤（《中医治法与方剂》）加减。制乌头（先煎）10克，桂枝9克，制附子（先煎）10克，干姜10克，麻黄6克，蜂蜜30克，细辛3克。

方解：制乌头，祛风除湿，温经止痛之力较强；制附子，大辛大热，温通阳气。麻黄宣达肺气，以助散寒；细辛温散寒邪；桂枝温通经脉，三药合用，助君药温经散寒止痛之力。干姜，散寒止痛。佐制：重用蜂蜜，以其润而温经，尚可兼制乌头、制附子之燥烈之性。

加减：①寒甚者，加制草乌（先煎）10克。②痛偏上肢者，加羌活15克，威灵仙24克，千年健15克。③痛偏下肢者，加独活15克，牛膝18克，防己24克。④痛偏于腰者，加桑寄生15克，杜仲10克，续断15克，淫羊藿15克。

（二）痰浊闭阻证

1.临床表现

胸闷重而心痛微，痰多气短，形体肥胖，遇阴雨天易发作或加重，伴有倦怠乏力，纳呆便溏，略吐痰涎，舌体胖大且有齿痕，苔浊腻或白滑，脉滑。

2.治法

通阳泄浊，豁痰宣痹。

3.方药

（1）方药1：瓜蒌薤白半夏汤（《金匮要略》）加减。瓜蒌12克，薤白9克，半夏9克，白酒10毫升，丹参12克。

方解：瓜蒌，理气宽胸，涤痰散结，治胸痹胸痛之要药。薤白，温通滑利，通阳散结，行气止痛。半夏，燥湿化痰，降逆止呕，消痞散结。白酒，行气活血，增强薤白行气通阳之功。

加减：①冠心病者，加丹参9克，三七粉冲服6克。②乳腺增生者，加浙贝母9克，乳香9克，没药9克。③咳喘者，加紫菀12克，款冬花12克。④慢性胆囊炎者，加枳壳12克，大腹皮9克，葛根12克，丹参12克。

（2）方药2：半夏白术天麻汤（《医学心悟》）加减。半夏9克，天麻6克，茯苓6克橘红6克，白术18克，甘草3克，生姜2片，大枣4枚。

方解：半夏燥湿化痰，降逆止呕，意在治痰；天麻平肝熄风，而止头眩，两者合用，为治风痰眩晕头痛之要药。白术、茯苓，健脾祛湿，能治生痰之源。橘红理气化痰，脾气顺则痰消。甘草和中调药；煎加姜、枣调和脾胃，生姜兼制半夏之毒。

加减：①眩晕较甚者，可加僵蚕9克，胆南星9克以加强化痰息风之力。②头痛甚者，加蔓荆子9克，白蒺藜9克以祛风止痛。③呕吐甚者，可加代赭石（先煎）15克，旋覆花（包煎）9克以镇逆止呕。④兼气虚者，可加党参9克，生黄芪9克，以益气。⑤湿痰偏盛、舌苔白滑者，可加泽泻9克，桂枝9克以渗湿化饮。

（3）方药3：瓜蒂散（《伤寒论》）加减。瓜蒂6克，赤小豆6克，党参15克，炙甘草15克，白术15克，干姜15克。

方解：瓜蒂，味苦性升而善吐；干姜温运中焦，祛散寒邪，恢复脾阳；党参补气健脾，振奋脾胃；白术健脾燥湿；佐炙甘草调和诸药而兼补脾和中。

加减：黄疸者，可加丁香10克。

（4）方药4：黄连温胆汤（《六因条辨》）加减。黄连6克，半夏9克，竹茹12克，陈皮10克，甘草6克，茯苓10克，生姜3片，大枣2枚。

方解：黄连燥湿化痰、清心泻火。半夏降逆和胃、除湿化痰，竹茹清热化痰、止呕除烦。陈皮理气燥湿，茯苓健脾渗湿。生姜、大枣、甘草益脾和胃而协调诸药。综合全方，共奏理气化痰、清胆和胃、养心安神之功效。

加减：①肝郁者，加柴胡10克，香附6克，川楝子6克。②多梦易惊、胆怯心悸者，加龙骨（先煎）20克，牡蛎（先煎）20克，磁石（先煎）10克。③急躁易怒、口苦咽干者，加栀子10克，龙胆草6克。

（三）瘀血痹阻证

1.临床表现

心胸疼痛，如刺如绞，痛有定处，入夜为甚，甚则心痛彻背，背痛彻心，或痛引肩背，伴有胸闷，日久不愈，可因暴怒、劳累而加重，舌质紫暗，有瘀斑，苔薄，脉弦涩。

2.治法

活血化瘀，通脉止痛。

3.方药

（1）方药1：桃仁红花煎（《陈素庵妇科补解》）加减。红花12克，当归9克，桃仁12克，香附9克，延胡索9克，赤芍9克，川芎9克，丹参9克，生地黄黄9克，青皮6克。

方解：桃仁、红花，活血化瘀。丹参去旧血以生新血，赤芍、川芎，增强君药活血化瘀之力。佐以延胡索、香附、青皮理气通脉止痛；生地黄黄、当归养血活血。

加减：①气滞血瘀者，加柴胡9克，枳壳9克。②兼见气虚者，加黄芪9克，党参9克。③兼血虚者，加枸杞子9克，熟地黄黄9克。④兼阴虚者，加麦冬9克，玉竹9克。

（2）方药2：血府逐瘀汤（《医林改错》）加减。桃仁12克，当归9克，赤芍9克，牛膝9克，川芎5克，生地黄黄9克，桔梗5克，甘草3克，柴胡9克，红花9克，枳壳6克。

方解：桃仁，破血祛瘀。当归、红花、赤芍、牛膝、川芎助君活血祛瘀之力，其中牛膝且能通行血脉，引瘀血下行。柴胡疏肝理气，升达清阳；桔梗开宣肺气，载药上行入胸中，使气行则血行；生地黄黄清热以除瘀热，合当归又滋阴养血，使祛瘀而不伤正。甘草调和诸药为使。各药配伍，使血活气行，诸症自愈。

加减：①瘀痛入络者，可加全蝎9克，穿山甲9克，地龙9克以破血通络止痛。②气机郁滞较重者，加川楝子9克，香附9克，青皮9克以疏肝理气止痛。

（3）方药3：桃红四物汤（《医垒元戎》）加减。桃仁12克，红花10克，熟地黄黄9克，当归10克，赤芍10克，白芍10克，川芎12克。

方解：桃仁、红花，破血祛瘀。熟地黄黄、当归滋阴补血，养血活血；赤芍活血祛瘀，白芍养血敛阴，川芎畅达血脉。全方可使血滞得散，血虚得补。

加减：①兼见气虚者，加人参9克，黄芪9克以补气生血。②瘀滞较重者，加丹参9克。③血虚有寒者，加肉桂9克，炮姜9克。④血虚有热者，加黄芩9克，牡丹皮9克。

（4）方药4：丹参饮（《时方歌括》）加减。丹参15克，檀香12克，砂仁（后下）10克，五灵脂10克，蒲黄（包煎）9克，玉竹6克，沙参10克。

方解：丹参，活血祛瘀，通经止痛。檀香、砂仁，行气温中，以助活血。五灵脂、蒲黄，活血祛瘀，散结止痛。全方药简力专，能活血祛瘀并能行气，为气血并治之方。

加减：①瘀血甚者，可酌加当归9克，赤芍9克，川芎9克，桃仁9克，红花9克以加强活血祛瘀之力。②兼见血虚者，可合四物汤同用，以增强养血调经之功。③疼痛较剧者，可加乳香9克，没药9克，延胡索9克以化瘀止痛。④兼气滞者，可加香附9克，川楝子9克以行气止痛。

（四）心阳不足证

1.临床表现

心悸，自汗，神倦嗜卧，心胸憋闷疼痛，形寒肢冷，手足不温，气息微弱，或有水肿，下肢为甚，面色苍白，舌质胖嫩，边有齿痕，苔淡白而润，脉细微，沉迟或虚大。

2.治法

益气温阳。

3.方药

（1）方药1：保元汤（《博爱心鉴》）加减。人参12克，黄芪15克，肉桂5克，甘草5克，生姜2片，大枣6克，巴戟天9克。

方解：人参，大补元气，固护原有之气。重用黄芪，以增强人参益气之功。配伍少量肉桂，引火归元，使气得生；巴戟天温补阳气。甘草调和诸药为使，且可配合人参健脾益气，一药两用。

加减：①心胸疼痛者，加郁金9克，川芎9克，丹参9克活血定痛。②形寒肢冷、阳虚较重者，加附子（先煎）9克，淫羊藿9克温补阳气。

（2）方药2：桂枝甘草汤（《伤寒论》）加减。桂枝12克，炙甘草6克，芍药6克，大枣6克，干姜9克，附子（先煎）9克。

方解：桂枝，辛性温，温通血脉，以助阳气。炙甘草，甘温，益气补中。二者相配，辛甘化阳，补益心阳。干姜、附子，大辛大热，温补阳气；芍药，敛阴止汗，固护原有阳气。

加减：①气虚短气者，加人参9克，黄芪9克以益气补虚。②血虚头晕目眩者，加桂圆肉9克，当归9克以滋补阴血。③怔忡者，加远志9克，酸枣仁9克以安神定志。

（3）方药3：桂枝甘草龙骨牡蛎汤（《伤寒论》）加减。桂枝12克，炙甘草10克，煅龙骨（先煎）24克，煅牡蛎（先煎）24克，附子（先煎）9克，肉桂9克。

方解：桂枝，温通血脉，温振心阳。炙甘草，补虚益气养心；附子助桂枝扶助心阳。佐以煅牡蛎、煅龙骨重镇安神定悸；肉桂温阳散寒。全方复阳安神，培本固脱，为其配伍特点。

加减：①兼见水饮内停者，加葶苈子9克，五加皮9克，车前子9克利水化饮。②夹瘀血者，加丹参9克，赤芍9克，桃仁9克，红花9克。③兼见阴伤者，加麦冬9克，枸杞子9克。④若心阳不振，以致心动过缓者，加炙麻黄9克，补骨脂9克，重用桂枝温通心阳。

（4）方药4：桂枝加桂汤（《伤寒论》）加减。桂枝15克，芍药9克，附子9克，炙甘草6克，大枣8克，肉桂5克。

方解：重用桂枝，意在温通心阳，以制肾水，温通心阳。芍药酸苦而凉，益阴敛营。附子、肉桂补火助阳，增强桂枝温通心阳的功效。炙甘草甘温，益气和中，合桂枝辛甘化阳；大枣甘平，益气和中。

加减：①偏气虚者，加玄参9克，黄芪9克。②心悸不安者，加龙骨（先煎）18克，牡蛎（先煎）18克。③中焦虚寒者，加吴茱萸3克，小茴香9克。④伴腰膝发冷者，加淫羊藿9克，仙茅9克。

（五）心阴不足证

1.临床表现

心悸，失眠，烦躁，潮热盗汗，或口舌生疮，面色潮红，唇红，手足心热，虚烦不安，盗汗，口干，舌质光红少津，脉细数。

2.治法

滋阴养心。

3.方药

（1）方药1：天王补心丹（《校注妇人良方》）加减。人参9克，茯苓12克，玄参10克，丹参9克，桔梗6克，远志9克，当归10克，麦冬9克，天冬9克，柏子仁6克，酸枣仁6克，生地黄黄9克，大枣6克，五味子6克。

方解：重用甘寒之生地黄黄，入心能养血，入肾能滋阴，故能滋阴养血，壮水以制虚火，为君药。天冬、麦冬滋阴清热；酸枣仁、柏子仁养心安神；当归补血润燥；五味子，收敛心气，引神入舍；共助生地黄黄滋阴补血，并养心安神，俱为臣药。玄参滋阴降火；茯苓、远志养心安神；人参补气以生血，并能安神益智；丹参清心活血，合补血药使补而不滞，则心血易生。桔梗为舟楫，载药上行以使药力缓留于上部心经。

加减：①虚热不甚者，去玄参、天冬、麦冬。②火热偏盛者，去当归、远志，加黄连9克，木通9克，淡竹叶9克清心泻火。③遗精者，可酌加金樱子9克，煅牡蛎先煎18克以固肾涩精。

（2）方药2：甘麦大枣汤（《金匮要略》）加减。甘草9克，小麦30克，大枣15克，玄参9克，白芍9克。

方解：小麦味甘微寒，养心气而安心神为君。甘草和中缓急。佐以大枣补益中气，并润脏燥；玄参滋阴降火。四药合用，甘润滋养，平躁缓急，为清补兼施之剂。

加减：①潮热者，加地骨皮9克，银柴胡9克清退虚热。②虚火内扰者，加栀子9克。

（3）方药3：牡蛎散（《太平惠民和剂局方》）加减。煅牡蛎（先煎）15克，黄芪15克，生地黄黄12克，白芍9克，五味子6克，炙甘草6克。

方解：煅牡蛎咸涩微寒，敛阴潜阳，固涩止汗。黄芪味甘微温，益气实卫，固表止汗。君臣相配，是为益气固表、敛阴潜阳的常用组合。生地黄黄、白芍、炙甘草，酸甘化阴，滋阴清热；五味子益气生津，补肾宁心。

加减：①气虚甚者，重用黄芪，加人参9克，白术9克。②盗汗甚者，加糯稻根9克，山茱萸9克。

（4）方药4：左归丸（《景岳全书》）加减。熟地黄黄12克，龟甲胶9克，鹿角胶9克，生地黄黄9克，丹参10克，柏子仁9克，酸枣仁9克，远志10克。

方解：熟地黄黄滋阴，填精益髓。龟甲胶、鹿角胶血肉有情之品，峻补精髓；丹参、柏子仁、酸枣仁、远志养心阴以安心神。

加减：①盗汗重者，加牡蛎（先煎）12克，浮小麦30克敛汗止汗。②真阴不足、虚火上炎者，加女贞子9克，麦冬9克以养阴清热。

二、西医治疗

治疗目的是减轻左心室流出道梗阻，缓解症状，尽可能逆转心肌肥厚，改善左心室舒张功能，抗心律失常，预防猝死，提高长期生存率。

（一）β受体阻滞剂

仍为治疗肥厚型心肌病的首选药物，因本病患者心肌对儿茶酚胺敏感性较高，β受体阻滞剂可阻断儿茶酚胺的作用，降低心肌收缩力，并可通过减慢心率，延长心室舒张充盈期，增加舒张期充盈量，减轻左心室流出道梗阻，并有预防、治疗心律失常的作用。此外，由于β受体阻滞剂能减慢心率，延长舒张期心室充盈，并通过负性肌力作用减少心肌耗氧量，故能有效缓解患者的呼吸困难和心绞痛，改善运动耐量，并可防止运动时伴随的流出道梗阻的加重，尤其适用于梗阻性肥厚型心肌病。资料显示，β受体阻滞剂可使33%~50%患者的症状改善，以普萘洛尔（心得安）应用历史最长，可自30mg/d起，逐渐增加至120mg/d，或直至静息态心室率不低于60次/分为最大有效剂量，维持应用，至2年常可见疗效。近年来亦有应用美托洛尔（25~100mg/d）逆转心肌肥厚。

（二）钙拮抗剂

钙拮抗剂是治疗有症状性肥厚型心肌病的重要药物。该药可选择性抑制细胞膜Ca^{2+}内流，降低细胞内Ca^{2+}利用度和细胞膜与Ca^{2+}的结合力，减轻细胞内钙超负荷，减少心肌细胞内ATP的消耗，干扰兴奋收缩耦联，抑制心肌收缩，改善左心室舒张功能及局部室壁运动的非同步性，减轻心内膜下心肌缺血，从而有利于减轻左心室流出道梗阻，降低左心室流出道压力阶差，长期应用可获良好疗效。

钙拮抗剂中以维拉帕米最为常用。当β受体阻滞剂无效时，改用维拉帕米后60%的患者症状可得到较好改善，这与维拉帕米能更好地减轻流出道梗阻，改善心室舒张功能有关。钙拮抗剂应避免与β受体阻滞剂联合使用，但对伴有明显流出道梗阻和（或）明显肺动脉压升高或严重舒张功能异常者，可谨慎合用，但应避免血流动力学发生严重改变。此外，其他钙拮抗剂如地尔硫草也可用于肥厚型心肌病，而硝苯地平则因具有强烈的扩血管作用，导致血压下降，流出道梗阻增加，对肥厚型心肌病不利，应避免使用。

（三）心力衰竭的治疗

对于伴有严重心力衰竭症状的肥厚型心肌病患者，可在应用β受体阻滞剂或维拉帕米的基础上适当加用利尿剂，以改善肺淤血症状，但因存在心脏舒张功能异常，应注意避免过度利尿，影响心室充盈。

（四）心房颤动的治疗

约20%的成年人患者可合并心房颤，是肥厚型心肌病的重要并发症，亦为导致血栓性栓塞、心力衰竭与死亡增加的原因之一。此外，心房颤动时过快的心室率可降低心室的舒张期充盈，减少心排血量，从而导致本病恶化，故应积极治疗。房颤一旦发生应立即复律，或至少控制心室率，以改善多数患者的症状。胺碘酮对恢复和（或）维持窦性心律是有效的，β受体阻滞剂或维拉帕米亦可有效控制心室率。此外，对慢性心房颤动或反复阵发性心房颤动患者还应予以抗凝治疗。

（五）感染性心内膜炎的预防

感染性心内膜炎是肥厚型心肌病的主要并发症，且与疾病的致残率与死亡率有关，其发生主要是由于左心室流出道梗阻，使左心室射血流速高且形成湍流、心室收缩时二尖瓣前向运动与室间隔反复接触，以及二尖瓣反流等，造成慢性心内膜损伤，构成感染性心内膜炎发生的基础。赘生物可发生于二尖瓣和（或）主动脉瓣及室间隔与二尖瓣接触处。有报道肥厚型心肌病并发感染性心内膜炎的发生率约为0.5%～5%，其中伴左心房明显增大（≥50mm）者发生率更高。因此，对伴有左心房扩大的肥厚型心肌病患者应使用抗生素预防感染性心内膜炎的发生。

（六）猝死的防治

胺碘酮对防治肥厚型心肌病合并的室性心律失常有效，且可减轻症状，改善运动耐量。肥厚型心肌病容易发生快速型室性心律失常与猝死，这可能与其心肌细胞排列异常及心肌纤维化导致的心电生理异常有关。猝死可发生于无症状或症状极轻的患者，或左心室肥厚程度亦不十分严重的患者，与左心室流出道梗阻也无明显的相关性。目前多数研究现认为，猝死与某些类型的基因突变有关。在临床上，凡是有肥厚型心肌病早逝家族史者、有不可解释的反复昏厥史者、反复发作的非持续性室速或持续性室速者、有严重的弥漫性左心室肥厚（室壁厚度≥30mm）者，以及运动后血压出现异常反应等，均认为系猝死的高危患者，对这些患者主张都应用胺碘酮或安置ICD作为一级预防；而对有心脏骤停复苏史者及反复发生的持续性室速者，ICD是防治猝死的首选。

（七）其他

对于症状明显且药物治疗无效的患者，可考虑采用其他干预方式如手术、酒精消融或双腔起搏治疗等，以达到减轻流出道梗阻、缓解症状、预防并发症的目的。

1.外科治疗

手术治疗开展于20世纪50年代末期，其适应证为有明确的流出道梗阻，室间隔与左心室游离壁厚度之比>1.5，静息态压力阶差≥50mmHg，伴严重心力衰竭且内科治疗疗效不佳的肥厚型心肌病患者。手术的目的在于增宽左心室流出道，消除和（或）松解左心室流出道梗阻，减轻流出道的压力阶差，同时改善二尖瓣收缩期前向运动及其与室间隔的接触。但对那些仅在某些诱发因素存在时才出现明显压力阶差的患者，是否手术尚有争议。

目前，应用最广泛的手术方式是经主动脉途径的室间隔部分心肌切除术和室间隔心肌剥离扩大术。对室间隔基底段肥厚患者，一般采用主动脉切口途径，选择主动脉右冠瓣与左冠瓣交界下切除（Bigelow切除术）或主动脉右冠瓣下方切除（Morrow切除术）；对伴有二尖瓣前叶明显延长的患者可同时行心肌切除及二尖瓣前叶缝折术，以减少术后二尖瓣前移的异常；对于室间隔仅有轻度增生，前间隔基底部增厚≤18mm者，心肌切除术有较高的导致室间隔穿孔的危险，选择手术应谨慎；对于合并二尖瓣病变（如二尖瓣脱垂）造成严重二尖瓣反流者，乳头肌异常插入二尖瓣前叶形成心室腔中部梗阻者，以及Morrow术后症状仍较严重或流出道梗未能明显缓解者，应行二尖瓣置换术。

多数患者术后症状可缓解，二尖瓣关闭不全及流出道压力阶差几乎可完全消失。北美及欧洲各治疗中心约1500例手术资料表明，70%以上的患者流出道的压力阶差术后可完全消除或明显减轻，症状改善可维持5年或5年以上。

手术并发症包括左束支传导阻滞、完全性房室传导阻滞（其中5%需安置永久起搏器）、室间隔缺损、主动脉瓣反流、心律失常与进行性左心室功能异常等。随着外科手术方法的改良以及术中应用超声心动图指导室间隔切除的部位与程度，已使并发症明显减少。手术及术后死亡率为8%。近年来，在有经验的医疗中心，手术死亡率已降至2%以下。老年人或联合其他心脏手术时，其危险性增加。

目前认为手术可缓解症状，改善患者的心功能，但其能否改善本病的预后尚无明确定论。

2.经皮经腔室间隔心肌消融术（PTSMA）

PTSMA术是近年来正在发展中的新技术。1994年，Gietzen等发现经导管暂时阻断左冠脉第一间隔支可缓解梗阻性肥厚型心肌病患者的流出道梗阻，1995年Sigwart首次将该技术应用于临床。该法是向肥厚室间隔相关的供血支（多为左冠脉前降支第一间隔支）内缓慢匀速注入96%～99%的无水酒精0.5～3.0mL，使其产生化学性闭塞，导致前间隔基底段心肌梗死，使该处心肌变薄，从而减少或消除左心室肥厚及流出道压力阶差，减轻症状。目前，国际上经近千例PTSMA治疗观察表明，近、中期疗效较可靠，临床症状的改善与间隔切除术相当，对左心室压力阶差的改善比起搏治疗更有效。如Seggewiss等报道80%的患者PTSMA后左心室压力阶差较术前减少50%以上，3个月后可有更进一步的改善；45%的患者左心室压力阶差消失，平均心功能也明显好转。

PTSMA的主要适应证为药物治疗无效或不能耐受手术，伴有室间隔厚度≥18mm，主动脉瓣下梗阻，静息态时左心室流出道压力阶差≥50mmHg（6.6kPa），或虽静息态时压力阶差仅30~50mmHg（3.9~6.6kPa），但应激时≥70mmHg（9.3kPa），症状严重且无左心室扩大的梗阻性肥厚型心肌病患者。症状较轻者，以及合并严重二尖瓣病变、冠状动脉三支病变或左束支传导阻滞者均不适应于本法治疗；年幼或高龄者亦须慎重考虑。

PTSMA最主要的并发症为非靶区心肌梗死、三度房室传导阻滞或室性心律失常，甚至死亡。术中心肌声学造影可使PTSMA获得更好疗效，并可避免非靶区域的误消融，减少并发症，特别是因三度房室传导阻滞而需植入永久起搏器者已从25%降至13%。但酒精消融可引起室间隔瘢痕形成，其诱发威胁生命的室速倾向与猝死危险，以及该术对左心室功能的长期影响，尚需进行前瞻性的随机研究证实。本方法技术要求较高，目前仍处于临床试验阶段，应在有经验的心脏中心开展，并严格选择病例。治疗成功的关键在于正确选择肥厚室间隔相关的供血支，确切的疗效评价有待更多病例的长期随访结果。

3.永久性双腔心脏起搏器（DDD）治疗

其目的是通过房室同步、改变心室激动顺序，使最早的心室激动从右心室心尖部开始，导致肥厚的室间隔向右心腔靠移，从而减轻左心室流出道狭窄，并避免收缩期二尖瓣前叶前向运动。

早期的非双盲对照研究显示，DDD起搏可改善症状及降低左心室流出道梗阻，并有5年后血流动力仍在改善的报道。1997年以来有几个随机双盲交叉临床试验，包括欧洲12个中心的随机双盲PIC研究及MPATHY研究等，都以AAI起搏方式作为对照，评估DDD起搏的疗效。多数结果显示，DDD起搏后左心室流出道梗阻、生活质量与运动耐量均较基础状态有明显好转，压力阶差的改善较对照组为好；但也有报告36%左右患者症状无改善、甚或恶化，40%患者左心室流出道梗阻无明显下降甚或增高，提示DDD起搏对症状与压力阶差改善的不恒定性。因此，对DDD起搏治疗的确切效果尚需进一步探讨，该方法尚不能作为肥厚型心肌病的主要治疗方式。目前DDD起搏治疗的指征是限于有症状的肥厚型心肌病患者伴药物治疗无效或不能耐受药物治疗者，或无手术或消融指征者，或具有高危因素又不愿意接受手术者，以及有其他需行起搏治疗指征的患者。

第三章　心房颤动

第一节　心房颤动的概述

心房颤动（atrial fibrillation，AF）简称房颤，是最常见的心律失常之一，指规则有序的心房电活动丧失，代之以快速无序的颤动波，是以心悸、胸闷和运动耐量下降为常见临床症状的严重心房电活动紊乱。

一、中医病因病机

常见于阴阳失调，阴虚火旺，扰及心脉所致；气阴两虚，气血不足，心失濡养以及痰湿中阻，痰热上扰，气机失调，亦可致使心脉失于正常搏动。

总之，整体阴阳气血虚衰失调，特别是心脏自身阴阳气血虚衰失调，是造成心房纤颤的基础病因。

在阴阳气血亏虚基础上产生火旺、阳亢、痰湿痰热等是扰及心脉的重要病理因素。心身劳累、夜间睡眠、体位改变、情绪激动、胃气上逆、便秘等都是房颤的诱发因素。

二、西医病因机制

阵发性房颤可见于无器质性心脏病患者，而持续性房颤则多伴有器质性心脏病，如高血压心脏病、风湿性心脏病、冠心病、心肌病等。其他病因尚有房间隔缺损，肺栓塞，二尖瓣、三尖瓣狭窄或关闭不全，慢性心功能不全使心房扩大，涉及心脏的中毒性、代谢性疾病，如甲状腺功能亢进性心脏病、心包炎、酒精中毒等。亦可见于胸腔手术后、胸部外伤，甚至子宫内的胎儿亦可发生。少数患者病因不明，称为特发性房颤。

房颤的发生机制主要涉及两个方面。其一是房颤的触发因素，包括交感神经和副交感神经刺激、心动过缓、房性期前收缩或心动过速、房室旁路和急性心房牵拉等。其二是房颤发生和维持的基质，这是房颤发作和维持的必要条件，以心房有效不应期的缩短和心房扩张为特征的电重构和解剖重构是房颤持续的基质，重构变化可能有利于形成多发折返子波。此外，还与心房某些电生理特性变化有关，包括有效不应期离散度增加、局部阻滞、传导减慢和心肌束的分隔等。

随着对局灶驱动机制、心肌袖、电重构的认识，以及非药物治疗方法的不断深入，目前认为房颤是多种机制共同作用的结果。①折返机制：包括多发子波折返学说和自旋波折返假说。②触发机制：由于异位局灶自律性增强，通过触发和驱动机制发动和维持房颤，而绝大多数异位兴奋灶（90%以上）在肺静脉内，尤其是左、右上肺静脉。组织学上可看到肺静脉入口处的平滑肌细胞中有横纹肌成分，即心肌细胞呈袖套样延伸到肺静脉内，而且上肺静脉比下肺静脉的袖套样结构更宽、更完善，形成心肌袖。肺静脉内心肌袖是产生异位兴奋的解剖学基础。腔静脉和冠状静脉窦在胚胎发育过程中也可形成肌袖，并有可以诱发房颤的异位兴奋灶存在。异位兴奋灶也可以存在于心房的其他部位，包括界嵴、房室交界区、房间隔、Marshall韧带和心房游离壁等。③自主神经机制：心房肌的电生理特性不同程度地受自主神经系统的调节，自主神经张力改变在房颤中起着重要作用。部分学者称其为神经源性房颤，并根据发生机制的不同将其分为迷走神经性房颤和交感神经性房颤两类。前者多发生在夜间或餐后，尤其多见于无器质性心脏病的男性患者；后者多见于白昼，多由运动、情绪激动和静脉滴注异丙肾上腺素等诱发。迷走神经性房颤与不应期缩短和不应期离散性增高有关；交感神经性房颤则主要是由于心房肌细胞兴奋性增高、触发激动和微折返环形成。而在器质性心脏病中，心脏生理性的迷走神经优势逐渐丧失，交感神经性房颤更为常见。

三、临床表现

房颤是临床上最为常见的心律失常之一。充血性心力衰竭、瓣膜性心脏病、卒中病史、左心房扩大、二尖瓣和主动脉瓣功能异常、经治疗的高血压及高龄是房颤发生的独立危险因素。阵发性房颤可见于器质性心脏病患者，尤其在情绪激动时，或急性酒精中毒、运动、手术后，但更多见于器质性心脏病患者。持续性房颤患者多有心血管疾病，最常见于二尖瓣病变、高血压性心脏病、房间隔缺损、冠心病、肺心病等。新近发生的房颤则应考虑甲状腺功能亢进等代谢性疾病。心房无序的颤动失去了有效的收缩与舒张，心房泵血功能恶化或丧失，加之房室结对快速心房激动的递减传导，引起心室极不规则的反应。因此，心律失常、心功能受损和心房附壁血栓形成是房颤患者的主要病理生理特点。房颤可有症状，也可无症状，即使对于同一患者也是如此。房颤引起的症状由多种因素决定，包括发作时的心室率、心功能、伴随的疾病、房颤持续时间及患者感知症状的敏感性等，其危害主要有三方面：①引起胸闷、心悸、体力下降等症状；②降低心泵功能；③导致系统栓塞等严重并发症。严重时可出现低血压、心绞痛、急性肺水肿、昏厥甚至猝死。大多数患者有心悸、呼吸困难、胸痛、疲乏、头晕和黑矇等症状，由于心房利钠肽的分泌增多还可引起多尿。部分房颤患者无任何症状，偶然的机会或者出现房颤的严重并发症如卒中、栓塞或心力衰竭时才被发现。有些患者有左心室功能不全的症状，可能继发于房颤时持续的快速心室率。晕厥并不常见，但却是一种严重的并发症，常提示存在窦房结功能障碍及房室传导功能异常、主动脉瓣狭窄、肥厚型心肌病、脑血管疾病或存在房室旁路等。典型的房颤体征为心律绝对不规则、第一心音强弱不等、脉搏短细。如果房颤患者心室率突然变得规整，应怀疑它可能转变成窦性心律、房性心动过速、下传比例固定的心房扑动，或交界性、室性心动过速。

四、诊断与鉴别诊断

（一）诊断

根据症状特点、体格检查、心电图和（或）动态心电图可明确房颤的诊断。

（二）鉴别诊断

（1）房颤应与其他不规则的心律失常相鉴别，如频发期前收缩、室上性心动过速或心房扑动伴有不规则房室传导阻滞等。

（2）阵发性房颤伴完全性束支传导阻滞或预激综合征时，心电图表现酷似室性心动过速，应仔细辨认房颤波及RR间距的明显不规则性。

第二节　心房颤动的治疗

一、中医治疗

（一）阴虚火旺证

主症：心悸怔忡、胸闷气短、阵发性房颤多在夜间发生，口干口苦，夜间或白天多汗阵发，汗出多发生在头颈项部身体上部，烦躁失眠，背胀灼热，便秘，舌红苔少，脉三五不调、细数。

治则：滋阴降火。

方药：当归六黄汤和酸枣仁汤加减。生地黄15g，当归12g，黄连12g、黄芩12g，黄柏15g、黄芪15g、炒酸枣仁30g，知母12g、紫石英15g，生牡蛎15g，麦冬15g、五味子9g，丹参15g，甘草6g。水煎服，日1剂。

若合并血压升高、头晕头痛等阴虚阳亢者，加钩藤30g，白芍15g，白蒺藜15g，菊花15g。

（二）气阴两虚证

主症：心悸怔忡、胸闷气短、乏力、口干、便秘或大便不爽、活动劳累时多汗，易感冒，舌淡苔白，脉三五不调、沉弱。

治则：益气养阴复脉。

方药：炙甘草汤和黄芪生脉散加减。炙甘草15g，黄芪30g，生地黄15g、黄连9g，麦冬15g，五味子9g，玄参15g，浮小麦15g，牡蛎15g，丹参15g，白术15g、防风12g，野葛根15g。水煎服，日1剂。

气虚较重者，加大黄芪用量；严重者，加西洋参或人参10~15g。

临床表现心悸怔忡、胸闷气短、乏力、面白或萎黄、面色无华，化验红细胞、血红蛋白降低，舌淡白，脉三五不调沉细无力者为气血两虚证，多有饮食不佳、月经量多、慢性衰弱性疾病等病史，加阿胶11g，当归15g，白芍15g，气血双补。

（三）痰热扰心证

主症：心悸怔忡、胸闷气短、肥胖腹大、口干苦、便秘或大便不爽、舌红苔黄腻，脉三五不调弦滑数。或可伴有高血压、高脂血症、糖尿病、肥胖等。

治则：清热化痰，宁心定悸。

方药：黄连温胆汤加减。半夏9g，茯苓15g，陈皮9g，枳实12g，槟榔15g，黄连9g、青蒿15g，苦参9g，大黄9g、丹参15g，甘草6g。水煎服，日1剂。

二、西医治疗

房颤治疗的基本原则包括治疗原发疾病和诱发因素，如修复心脏瓣膜病变，纠正低血压，改善心脏功能，缓解心肌缺血，控制甲状腺功能亢进等；积极预防血栓栓塞；转复并维持窦性心律；控制心室率。

（一）药物治疗

目前国内临床上常用于复律的药物有胺碘酮、普罗帕酮等。

（二）抗凝治疗

抗凝治疗是房颤治疗的重要内容。对于合并瓣膜病患者，需应用华法林抗凝。对于非瓣膜病患者，根据$CHADS_2$或CHA_2DS_2-V强直性脊柱炎c评分系统（见表3-1）进行血栓栓塞的危险分层。评分≥2分者，需抗凝治疗；评分1分者，依据获益与风险权衡，优选抗凝治疗；评分为0分者，无需抗凝治疗。房颤患者抗凝治疗H强直性脊柱炎-BLED评分（见表3-2）≥3分为高出血风险。对于高出血风险患者应积极纠正可逆的出血因素，不应将评分增高视为抗凝治疗的禁忌证。新型口服抗凝药物如达比加群酯、利伐沙班、阿哌沙班等，目前主要用于非瓣膜病性房颤的抗凝治疗。

表3-1　非瓣膜病性心房颤动脑卒中危险CHA_2DS_2-V强直性脊柱炎c评分

危险因素	CHA_2DS_2-V强直性脊柱炎c（分）
充血性心力衰竭/左心室功能障碍（C）	1
高血压（H）	1
年龄≥75岁（A）	2
糖尿病（D）	1
脑卒中/TIA/血栓栓塞病史（S）	2
血管疾病（V）	1
年龄65～74岁（A）	1
性别（女性，Sc）	1

注：TIA 短暂性脑缺血发作；血管疾病包括既往心肌梗死、外周动脉疾病、主动脉斑块。

表3-2　出血风险评估H强直性脊柱炎-BLED评分

临床特点	计分（分）
高血压（H）	1
肝功能、肾功能异常（各1分，A）	1或2
脑卒中（S）	1
出血（B）	2
国际标准化比值（INR）易波动（L）	1
老年（年龄＞65岁，E）	1
药物或嗜酒（各1分，D）	1或2

注：高血压定义为收缩压＞160mmHg；肝功能异常定义为慢性肝病（如肝纤维化）或胆红素＞2倍正常值上限，谷丙转氨酶＞3倍正常值上限；肾功能异常定义为慢性透析或肾移植或血清肌酐200μmol/L；出血指既往出血。

（三）控制心室率

控制心室率的药物包括β受体阻滞剂、钙拮抗剂、洋地黄制剂和某些抗心律失常药物（如胺碘酮、决奈达隆），可单用或联合应用，但应注意这些药物的禁忌证。对于房颤伴快速心室率、药物治疗无效者，可施行房室结消融或改良术。心室率较慢的房颤患者，最长RR间期＞5s或症状显著者，应考虑起搏器治疗。

（四）防治并发症

经皮左心耳封堵术是预防脑卒中和体循环栓塞事件的策略之一。对于CHA_2DS_2-V强直性脊柱炎c评分＞2分的非瓣膜性房颤，且不适合长期抗凝治疗，或长期规范抗凝治疗基础上仍发生卒中或栓塞事件，H强直性脊柱炎–BLED评分＞3分的患者，可考虑左心耳封堵术。

第四章　慢性心力衰竭

第一节　慢性心力衰竭的概述

心力衰竭（简称心衰）是由心肌梗死、心肌病、血流动力学负荷过重、炎症等任何原因引起的心肌损伤，造成心肌结构和功能的变化，最后导致心室泵血或充盈功能低下。临床主要表现为呼吸困难、乏力和体液潴留。慢性心力衰竭是指持续存在的心力衰竭状态，可以稳定、恶化或失代偿。治疗心衰的目标不仅是改善症状、提高生活质量，而且针对心肌重构的机制，延缓和防止心肌重构的发展，降低心衰的住院率和死亡率。大多数患者有心脏病病史，针对病因治疗将显著改善心衰预后。冠心病、高血压和老年性退行性心瓣膜病是老年心衰患者的主要病因，风湿性心瓣膜病、扩张性心肌病、急性重症心肌炎等病是年轻人心衰的主要原因。收缩性心衰常见病因为冠心病，积极重建血供可防止心衰的发展和恶化；舒张性（或射血分数正常）心衰常见病因为高血压，控制血压极其重要，否则心衰进展迅速，也可诱发急性心衰。

一、中医病因病机

心衰病的产生在传统医学看来是心脏本身疾病抑或他脏病变所致，主要病因在于禀赋不足，外感六淫、内伤七情、过度劳倦、药物失宜、饮食失节等。女子妊娠、分娩等伤耗气血津液也是其发病原因。久患心悸、胸痹、肺胀、喘证等导致阴阳虚衰，脏腑功能虚弱，心失所主，从而导致心力衰竭。以下从气血阴阳及脏腑功能辨其发病病机。

《素问·举痛论》中："百病生于气也。"这里的"气"即为心衰败之气，其主要就是指人体的脏腑气机而言。心衰的病因多样，主要在于血脉失养，气机失调；心者，君主之官，亦为五脏六腑之大主，主血脉，统一身气血。心气是推动血液运行的基础动力，心主血脉，血液输布全身依靠心阳推行，心阳亏虚，无以推动血行，则血脉阻络，血液不得输布而致心衰征象。现代医家也各有言论，岳良明认为心肾阳虚是心衰发生的关键因素，气、血、水的病变是心衰的病理实质，由气虚引起血瘀，最后导致水停，是心衰的演变规律。心衰的基本病机以正气虚为基础，外邪侵袭，损耗脾肾阳气，使气滞血瘀，水湿内停，外溢肌肤所致。"血不利则为水"，阳气亏虚可引起血瘀，血瘀日久则致水饮内停，而水饮内停又与血瘀互为因果，相互影响。现代众多中医医家研究后认为本病以心阳气虚为本，气虚而致血瘀、水饮内停、痰湿蕴结为标，属本虚而致标实、虚实夹杂证。

心衰病位在心，肾、肺也是其病位所在。肺为气之主、肾为之根，心气虚往往累及肺肾，导致肺肾两虚，肺肾虚又加重心气虚病情。若心阳亏虚，推久及肾，而致水饮内停、阴寒内盛或肾阳亏损，气化无权而致水气凌心。本病病位主要在心、肾，与肺、肝、脾三脏关系密切。心肾二脏主人体气血运行并调节水液代谢，心肾两脏阳气虚衰，先天之本亏虚，则导致脾阳无以温运，从而引起脾脏运化失常则脘闷肢肿；心肾阳虚，血液运行鼓动无力，常致肝气郁结，脘腹胀满。由此可见，正确认识心衰病因病机是一线医师必备的专业素质。

二、西医病因机制

（一）心肌收缩力减弱的机制

心肌收缩力减弱是心衰最重要的发病机制，涉及心肌收缩装置结构与功能的异常。

1.与心肌收缩有关的蛋白被破坏

当心肌细胞死亡后，与心肌收缩有关的蛋白质随即被分解破坏，心肌收缩力也随之下降。心肌细胞的死亡包括心肌细胞坏死和心肌细胞凋亡。

（1）心肌细胞坏死：当心肌细胞受到各种严重的损伤性因素，如严重的缺血缺氧、细菌或病毒感染、中毒等作用后发生坏死，利用电镜或组织化学方法可发现中性粒细胞和巨噬细胞的浸润。坏死细胞由于溶酶体破裂，大量溶酶特别是蛋白水解酶释放，引起细胞成分自溶，与收缩功能相关的蛋白质也在此过程中被破坏，心肌收缩功能严重受损。

（2）心肌细胞凋亡：细胞凋亡引起的心肌细胞数量减少，同样可能是心衰发病的重要机制之一。在心衰发生和发展过程中出现的许多病理因素，如氧化应激、压力和（或）容量负荷过重、某些细胞因子、缺血缺氧及神经内分泌失调都可诱导心肌细胞凋亡。近年来研究发现，细胞凋亡引起的心肌细胞数量的减少在心衰发病中的作用不可低估。

2.心肌能量代谢紊乱

心肌收缩是一个主动耗能过程，Ca^{2+}的转运和肌丝的滑动都需要三磷酸腺苷（ATP）。因此，凡是干扰能量生成、储存或利用的因素，都可影响心肌收缩。

（1）心肌能量生成障碍：心脏是绝对需氧器官，心脏活动所需的能量几乎全部来自葡萄糖及脂肪酸的有氧氧化代谢。心肌在充分供氧的情况下，可利用多种能源物质氧化产生ATP。临床上引起心肌能量生成障碍最常见的原因是心肌缺血缺氧。在缺血和缺氧的情况下，能源物质的氧化发生障碍，ATP的产生可迅速减少。ATP作为高能磷酸化合物的主要储存和利用形式，一旦缺乏，可以从以下几个方面影响心肌收缩。

①ATP缺乏，肌球蛋白头部的ATP酶水解ATP将化学能转为供肌丝滑动的机械能减少，心肌收缩力减弱。

②肌质网和细胞膜对Ca^{2+}的转运需要ATP，ATP缺乏可引起Ca^{2+}的转运和分布的异常，从而导致Ca^{2+}与肌钙蛋白的结合、解离发生异常，影响心肌收缩。

③由于ATP缺乏，心肌细胞将不能维持其正常的胞内离子环境，大量Na^+携带水分进入细胞，引起细胞肿胀并波及线粒体，导致线粒体膜通透性改变，大量Ca^{2+}进入线粒体，造成钙超载，Ca^{2+}与磷酸根反应生成不溶性钙盐沉积在线粒体的基质中，线粒体氧化磷酸化功能进一步受损，ATP生成更少。

④收缩蛋白、调节蛋白等功能蛋白质的合成更新需要ATP，ATP不足的情况下，这些蛋白的含量会减少，直接影响心肌的收缩性。

（2）能量利用障碍：临床上，由于能量利用障碍而发生心衰最常见的原因是长期心脏负荷过重而引起心肌过度肥大。过度肥大的心肌，其肌球蛋白头部ATP酶的活性下降，即使心肌ATP含量正常，该酶也不能正常利用ATP将化学能转为机械能，供肌丝滑动。目前认为，肌球蛋白ATP酶活性下降的原因是该酶的肽链结构发生变异，由原来高活性的V1型ATP酶（由α、β两条肽链组成）逐步转变为低活性的V3型ATP酶（由α、β两条肽链组成）。

3.心肌兴奋收缩耦联障碍

心肌的兴奋是电活动，而收缩是机械活动，将两者耦联在一起的是Ca^{2+}，Ca^{2+}在把兴奋的电信号转化为收缩的机械活动中发挥了极为重要的中介作用，因此，任何影响Ca^{2+}转运、分布的因素都会影响心肌的兴奋收缩耦联。

（1）肌质网Ca^{2+}处理功能障碍：肌质网通过摄取、储存和释放三个环节来调节胞内的Ca^{2+}浓度，进而影响心肌的兴奋收缩耦联。心衰时肌质网Ca^{2+}摄取能力减弱、Ca^{2+}储存量减少以及Ca^{2+}释放量下降，都会导致心肌兴奋收缩耦联障碍。

（2）胞外Ca^{2+}内流障碍：心肌收缩时胞浆中的Ca^{2+}除大部分来自肌质网外，尚有一部分Ca^{2+}是从细胞外流入细胞内。目前认为，Ca^{2+}内流的主要途径有两条：一条是经过钙通道内流，另一条是经过钠钙交换体内流。Ca^{2+}内流在心肌收缩活动中起重要作用，它不但可直接升高胞内Ca^{2+}浓度，而且可诱发肌质网释放Ca^{2+}。在多种病理情况下，Ca^{2+}内流受阻可导致心肌兴奋收缩耦联障碍。

（3）肌钙蛋白与Ca^{2+}结合障碍：心肌从兴奋的电活动转为收缩的机械活动，这个转变的关键点在Ca^{2+}与肌钙蛋白的结合，它不但要求胞质的Ca^{2+}浓度迅速上升到足以启动收缩的阈值，同时要求肌钙蛋白有正常活性，能迅速与Ca^{2+}结合。如果胞内无足够浓度的Ca^{2+}或（和）肌钙蛋白与Ca^{2+}结合的活性下降，就会导致兴奋收缩耦联的中断，影响心肌的收缩。

（4）肥大心肌的不平衡生长：心肌肥大是心脏维持心功能的重要代偿方式，但在病因持续存在的情况下，过度肥大的心肌可因心肌重量的增加与心功能的增强不成比例，即不平衡生长而发生心肌收缩力受损。其机制如下。

①心肌重量的增加超过心脏交感神经元轴突的增长，使单位重量心肌的交感神经分布密度下降；肥大心肌去甲肾上腺素的合成减少及消耗增加，使心肌去甲肾上腺素含量减少，导致心肌收缩力减弱。

②心肌线粒体数量不能随心肌肥大成比例地增加以及肥大心肌线粒体氧化磷酸化水平下降，导致能量生成不足。

③肥大心肌因毛细血管数量增加不足或心肌微循环灌流不良，常处于供血供氧不足的状态，引起心肌收缩力减弱。

④肥大心肌的肌球蛋白ATP酶活性下降，心肌能量利用障碍。

⑤肥大心肌的肌质网Ca^{2+}处理功能障碍，肌质网Ca^{2+}释放量下降，细胞外Ca^{2+}内流减少。

（二）心肌舒张功能降低的机制

心脏收缩后必须有正常的舒张心室才能有足够的血液充盈和正常的心排血量，因此，心脏的收缩和舒张对正常心排血量是同等重要的。据研究，30%左右的心衰是由舒张功能障碍所致，因此最近对心肌舒张功能异常的机制的研究及评价是心衰防治领域的热点，但其具体机制仍不完全清楚，可能涉及下面几个环节。

1.钙离子复位延缓

心肌收缩完毕后，产生正常舒张的首要因素是胞质中Ca^{2+}浓度要迅速降至舒张阈值，这样Ca^{2+}才能与肌钙蛋白脱离，使肌钙蛋白恢复原来的构型。在ATP供应不足的情况下，舒张时肌膜上的钙泵不能迅速将胞质内Ca^{2+}向胞外排出，肌质网钙泵不能将胞质中的Ca^{2+}重摄回去，肌钙蛋白与Ca^{2+}仍处于结合状态，心肌无法舒张。另外，钠钙交换体在舒张期将胞内Ca^{2+}排放到胞外也是舒张期胞质Ca^{2+}迅速回降的重要机制之一。心衰时钠钙交换体与Ca^{2+}亲和力下降，Ca^{2+}外排减少，导致舒张期胞质Ca^{2+}处于较高水平，不利于Ca^{2+}与肌钙蛋白的解离。

2.肌球-肌动蛋白复合体解离障碍

正常的心肌舒张过程，不但要求Ca^{2+}从肌钙蛋白上解离下来，而且紧接着还要使肌球-肌动蛋白复合体解离，这样肌动蛋白才能恢复原有的构型，其"作用点"重新被肌球蛋白掩盖，细肌丝才能向外滑行，恢复到收缩前的位置。这是一个主动耗能的过程，在ATP参与下肌球-肌动蛋白复合体才能解离为肌球蛋白-ATP和肌动蛋白。因此，ATP不足时肌球–肌动蛋白复合体的解离就会发生困难。显然，任何原因造成的心肌能量缺乏都可能通过上述机制导致心肌舒张功能障碍而引发心衰。

3.心室舒张势能减小

心室舒张势能来自心室的收缩。心室收缩末期由于心室几何结构的改变可产生一种促使心室复位的舒张势能。心室收缩力越强这种势能就越大，对心室的舒张也越有利。因此，凡是削弱心肌收缩力的病因也可通过减少舒张势能影响心室的舒张。此外，心室舒张期冠状动脉的充盈及心肌的灌注也是促进心室舒张的一个重要因素。当冠状动脉因粥样硬化发生狭窄，或冠状动脉内血栓形成，或室壁张力过大及心室内压过高时均可造成冠状动脉灌注不足而影响心室舒张。

4.心室顺应性降低

心室顺应性是指心室在单位压力变化下所引起的容积改变。引起心室顺应性下降常见的原因有心肌肥大引起的室壁增厚、心肌炎、水肿、纤维化及间质增生等。心室顺应性下降时，心室的扩张充盈受到限制，导致心排血量减少；同时当左心室舒张末期容积扩大时，左心室舒张末期的压力会进一步增大，肺静脉压也随之升高，并出现肺淤血、肺水肿等左心衰竭的临床表现。因此，心室顺应性下降可诱发或加重心衰。

（三）心脏各部舒缩活动的不协调性

为保持心功能的稳定，心脏各房室之间、左右心之间以及心室本身各区域的舒缩活动处于高度协调的工作状态。一旦心脏舒缩活动的协调性被破坏，将因为心泵功能紊乱而导致心排血量下降，这也是心衰的发病机制之一。破坏心脏舒缩活动的协调性最常见的原因是各种类型的心律失常。各种引起心衰的病因，如心肌炎、甲状腺功能亢进、严重贫血、高血压心脏病、肺源性心脏病，特别是冠心病、心肌梗死，其病变区和非病变区的心肌在兴奋性、自律性、传导性及收缩性方面存在巨大差异，在此基础上可引起心律失常。心律失常可使心脏各部舒缩活动的协调性遭到破坏。有学者估计，房室活动不协调时，心排血量可下降40%；两侧心室不同步舒缩时，心排血量也有明显下降，当然较房室活动不协调时要小。同一心室，由于病变（如心肌梗死）呈区域性分布，病变轻的区域心肌舒缩活动减弱，病变重的区域完全丧失收缩功能，非病变区域心肌功能相对正常，三种心肌共处一室，特别是病变面积较大时必然使全室舒缩活动不协调，导致心排血量下降，最终引起心衰。

总之，心衰发生和发展的机制非常复杂，仍有许多细节问题需要进一步研究。

三、病理改变

尽管慢性心衰最后的结局都表现为由于持续不断的心室重塑从而造成心腔的扩大，

但是不同的病因具有不同的基础病理改变：如心肌肥大、心肌的质量增加及室壁增厚是高血压性心脏病的主要病理改变，而冠状动脉粥样硬化导致的冠脉狭窄或阻塞从而产生心肌坏死、心肌冬眠是冠心病的主要病理改变。但随着心衰的发生，其心室重构不仅包括由于基因组表达改变引起的分子、细胞和间质的改变，而且包括心脏的形态学的原发和继发改变，细胞改变为心肌肥大、心肌凋亡、成纤维细胞增生，间质的改变为细胞外基质的产生、胶原的聚集和纤维化。心肌重构的形态学改变主要表现为心腔形态的改变和心包的扩大等。

四、病理生理改变

慢性心衰的发生与心肌细胞基因变异导致蛋白表型的改变而引起的细胞凋亡及重塑相关。心肌重塑是导致心衰不断加重的病理生理基础，慢性心衰可以引发神经体液的改变，神经体液的异常改变反而又加重心肌重塑使心功能进一步恶化。

（一）自主神经及其受体异常

心率变异性代表交感神经和副交感神经活性的相互作用。慢性心衰患者自主神经功能活动与心功能损害的严重程度、左心室肥厚以及左心室收缩与舒张功能减退程度密切相关，心率变异性降低能较好地反映心衰时心室重塑及心脏收缩与舒张功能损害的情况。慢性心衰患者交感神经活性反射性增加，心率变异性各测值均显著低于正常人，交感神经和副交感神经均受损，但副交感神经损害更严重，且随着心功能受损程度的加重，副交感神经的损害也越趋严重。慢性心衰患者由于Na^+-K^+-ATP酶活性增高出现继发性压力感受器功能迟钝、去甲肾上腺素初期分泌增加和随后的再摄取减少使得血液去甲肾上腺素分泌浓度增高。慢性心衰时，β-肾上腺素受体减少使β-肾上腺素受体密度降低、β-肾上腺素受体失偶联、β-肾上腺素受体激酶活性上调而腺苷酸环化酶活性降低等均可导致β-肾上腺素受体反应性降低。高浓度的去甲肾上腺素不仅可刺激转化生长因子β的表达，使成纤维细胞合成增加，而且产生心肌细胞的毒性作用，造成持续性心肌细胞死亡，而持续地损失有活力的心肌细胞是进行性心衰的原因之一。

（二）激素及血管活性物质

在慢性心衰的疾病进程中激素及血管活性物质起到了重要的作用，非肾上腺素机制在慢性心衰方面的病理生理变化也得到了广泛深入的研究。

肾素-血管紧张素系统（R强直性脊柱炎）是由一系列肽类激素及相应酶组成的重要的体液调节系统，交感神经活性的增强又可激活肾素-血管紧张素-醛固酮系统。低钠血症可作为血浆肾素活性的标志物。醛固酮除了具有水钠潴留的病理生理作用外，还能直接诱导胶原蛋白生成，作用于血管紧张素Ⅱ（AngⅡ）受体使AngⅡ效应增强，激活三磷酸肌醇（IP3）途径，使c-Fos、c-Jun原癌基因表达，胶原生成增多，导致心肌纤维化。在慢性心衰的发病过程中，R强直性脊柱炎对纤溶功能具有重要调节作用，慢性心衰患者R强直性脊柱炎被过度激活，而体内纤溶功能降低，并且随心衰恶化而愈加明显。

1.内皮素及内皮功能

血管内皮细胞通过分泌内皮源性舒张因子（EDRF）和内皮源性收缩因子（EDCF）来调节内皮功能，而内皮素（ET）是最重要和最强大的EDCF。内皮素家族主要由ET-1、ET-2、ET-3组成。内皮素作为一种血管活性物质，与慢性心衰密切相关。有研究发现，血ET水平在慢性心衰患者中升高，并与症状及血流动力学的严重程度相关，血ET水平与慢性心衰的严重程度呈正相关。血ET其前体"大内皮素"水平是慢性心衰患者病死率提高的独立预后因素。在心衰时，儿茶酚胺，肾素-血管紧张素及细胞毒素均参与了心衰的病理过程，这些因素同时可增加诱导型NO合成酶的转录，诱导型NO合成酶的增加可使血浆NO水平提高。另外，通过α-肾上腺素受体可以激活原生型NO合酶活性，应激情况下NO的释放也可能增加。另外，神经因素通过释放去甲肾上腺素也可增加NO的释放。

2.利钠肽家族

利钠肽家族属于神经激素，其成员包括A型利钠肽/心房利钠肽（ANP）、脑钠肽（BNP）、C型利钠肽（CNP）和尿扩张素。在慢性心衰的神经内分泌变化中，利钠肽拮抗肾素-血管紧张素-醛固酮系统的缩血管和体液潴留的作用，为慢性心衰最初的保护性因素。正常情况下，ANP由心房肌分泌。慢性心衰时，ANP由心室肌补充性分泌增加，可升高到正常人的5～10倍。ANP通过激活血管系统及其他组织膜上的鸟苷酸环化酶，从而使血管平滑肌的细胞松弛因子增加。而BNP只极微量地储存在心肌细胞中，只有在相对较长时间的刺激下，才导致心肌细胞BNP的合成及分泌的增加。因此，BNP比ANP更少受外界因素的影响。BNP具有利钠、利尿、血管舒张和平滑肌松弛等作用，并且与心功能的级别呈正相关，在临床上现已逐渐重视BNP对心衰的诊断和鉴别诊断价值。

3.甲状腺素

慢性心衰尤其是老年慢性心衰患者由于机体处于应激状态，皮质醇分泌增高，抑制5脱碘酶，使外周组织T4转化T3减少。外周组织包括甲状腺组织灌注不足，阻碍甲状腺素的合成和释放等，常伴有T3水平降低，T3的生物活性远比T4生物活性高，T3水平降低会使许多心肌酶活性受到抑制，心肌内儿茶酚胺受体减少，心肌对儿茶酚胺敏感性降低，对心肌的收缩功能和舒张功能产生负性肌力效应，增加外周阻力，从而使心排血量减少，心衰加重。

（三）细胞因子的分泌异常

细胞因子是指细胞受到不同诱导刺激而分泌的5～30ku的一组小分子蛋白，细胞因子既可由免疫细胞分泌，也可由非免疫细胞如心肌细胞分泌，在慢性心衰的进程中它们充当衰竭心脏的递质。细胞因子是具有生物学活性的可溶性多肽，通过细胞表面受体介导细胞-细胞之间相互作用，调节细胞活动、分化、增生、死亡或使免疫细胞获得效应器的功能，大多数细胞因子通过自分泌或旁分泌的作用方式在局部发挥生物学效应。临床研究资料显示，慢性心衰患者血浆细胞因子水平增高，不仅能反映慢性心衰程度，而且可成为慢性心衰患者的预后指标。慢性心衰时神经内分泌因子的激活可能直接影响着细胞因子的表达，如肿瘤坏死因子-α（TNF-α）、IL-1（IL-1）、IL-6及细胞间黏附分子（ICAM-1）等，这些细胞因子可通过诱导心肌细胞凋亡及肥大，心肌β-肾上腺素受体失偶联等使衰竭心肌进一步恶化。另外，慢性心衰患者致炎症细胞因子（TNF-α，IL-1，IL-6，IL-18）增多，抗炎症细胞因子（TGF-β，IL-4，IL-10和IL-13）相对减少，不足以对抗致炎症细胞因子对心脏的损伤作用，可能也是使心衰进展和恶化的原因，持久的炎性细胞因子表达，可使心肌产生负性变力效应。由于细胞因子的多源性、多效性、双向性及网络平衡的特性，其在心衰的不同阶段具体发挥的作用还需要根据局部细胞因子的浓度及细胞因子之间的相互作用而定。

TNF-α在慢性心衰的发生及发展中起着重要的作用。TNF-α主要来源于激活的单核巨噬细胞。正常心肌细胞不能产生TNF-α，慢性心衰时在多种因素，如肾上腺素系统及肾素-血管紧张素系统的激活刺激，心肌细胞大量表达TNF-α，使循环TNF-α水平升高，TNF-α表达的增加是心衰时循环TNF-α水平增高的主要原因。

（四）能量代谢异常

心肌能量的60%～80%来自脂肪代谢。慢性心衰时心肌能量代谢紊乱，心肌细胞内肉碱缺乏，脂肪酸氧化障碍，能量产生障碍，使ATP生成减少，心肌收缩功能受损。慢性心衰时，常出现非代偿性代谢性酸中毒。酸中毒不仅影响高能磷酸盐代谢，还抑制糖酵解中的主要限速酶，减慢糖酵解的速率，使ATP生成减少。衰竭心肌中肌酸激酶的活性大幅度降低是衰竭心肌的特性，而能量储备的下降必然限制心脏的收缩贮备。在慢性心衰过程中伴随的能量改变主要有心肌能量产生、储备减少而自由基代谢加强，从而影响心肌功能。瘦素是近年发现的肥胖基因的表达产物，由脂肪细胞分泌，具有促进产热及抑制食欲的功能，参与人体的能量调节，慢性心衰患者的血清瘦素较正常水平有所升高。慢性心衰患者也存在分解、合成代谢失衡，从而产生心脏恶病质。

第四章　慢性心力衰竭

（五）其他

心肌胶原蛋白是构成心脏胶原网络的主要成分，其中 I 型约占心肌胶原总量的80%，II型约占10%。I 型前胶原羧基端肽和 II 型前胶原氨基端肽在胶原合成过程中释放入血，被认为是体内 I 型及 II 型胶原合成的间接标志。慢性心衰患者血清 I 型前胶原羧基端肽和 II 型前胶原氨基端肽水平显著升高可以反映其左心室重塑过程中细胞外基质的代谢变化。慢性心衰时基质金属蛋白酶及其抑制系统失衡可导致心肌纤维化。慢性心衰患者存在骨骼肌重塑现象，结构及生化特性异常必然影响其功能，使慢性心衰患者运动耐量下降。

五、慢性心力衰竭的临床表现

（一）慢性左心衰竭的症状

左心衰竭的病理生理基础是以肺淤血为主，因肺淤血引起肺静脉压升高、肺活量减小、肺弹性减退及肺顺应性降低，且肺淤血也阻碍毛细血管的气体交换，从而产生一系列临床症状和体征。慢性左心衰竭的症状主要包括三个方面：不同程度的呼吸困难、呼吸道症状及心排血量不足导致的主要脏器灌注不足的表现。

1.疲劳、困倦及乏力

可出现在心衰的早期，平时即感四肢乏力，活动后进一步加剧，主要原因为心排血量下降，导致骨骼肌血流量减少。脑血流灌注不足时出现失眠、记忆力减退及健忘，严重时由于脑缺血缺氧可出现嗜睡、烦躁甚至精神错乱等精神神经症状。

2.不同程度的呼吸困难

呼吸困难是患者的自觉症状，也是呼吸费力和呼吸短促征象的综合表现。患者呼吸困难严重时表现为胸闷及气促，辅助呼吸肌参与呼吸动作以及鼻翼翕动等为左心功能不全最重要的表现。呼吸困难形式有多种，早期仅于劳累后出现，称为劳力性呼吸困难；随着病情的发展，休息时亦会发生，严重者被迫采取坐位或半卧位的姿势才能缓解，称为端坐呼吸。

（1）劳力性呼吸困难：劳力性呼吸困难是左心衰竭患者的早期症状之一，对诊断左心衰竭具有较高的特异性。在体力活动后发生，休息后可减轻或消失。劳力性呼吸困难出现的机制如下：①体力活动时，机体需氧增加，但衰竭的左心不能提供与之相适应的心排血量，机体缺氧加剧，CO_2潴留，刺激呼吸中枢产生"气急"症状。②体力活动时，心率加快，舒张期缩短，一方面冠状动脉灌注不足，加剧心肌缺氧；另一方面左心室充盈减少，加重肺淤血。③体力活动时，回心血量增多，肺淤血加重，肺顺应性降低，通气做功增多，患者感到呼吸困难。

（2）夜间阵发性呼吸困难：夜间阵发性呼吸困难是左心衰竭的典型表现。患者在白

45

天从事一般活动时尚无呼吸困难的表现，夜间初入睡时也能取平卧位，常在夜间熟睡后突然因呼吸困难而惊醒，被迫坐起后片刻，轻者坐起数min后即缓解，重者必须端坐较长时间气喘方可渐渐消退。严重者呼吸困难、气喘明显，并可闻及哮鸣音，咳嗽反复不止，咳出带血黏液样痰或泡沫痰，或呈哮喘状态。重症患者则有可能发展为急性肺水肿，称为心源性哮喘。这一症状诊断心衰有较高的特异性。患者白天入睡，阵发性呼吸困难也可发作。阵发性呼吸困难之所以发生在入睡后是因为：①存储在下肢或腹腔的水肿液于卧位时转移至循环血容量中，使静脉回流增加，增加心脏的前负荷，加重肺淤血。②睡眠时神经系统接收传入信息的反应均减弱，故肺淤血未达到相当程度时，不足以使患者惊醒。③平卧时膈肌上抬，肺活量降低和胸腔有效容积减小。

（3）端坐呼吸：端坐呼吸是左心衰竭较为特征性的表现，轻者仅需增加1~2个枕头即可使呼吸困难缓解；严重时，患者呈半卧位或坐位才能避免呼吸困难；最严重的患者需要坐在床边或椅子上，两足下垂，上身前倾，双手紧握床沿或椅边，借以辅助呼吸，减轻症状，这是端坐呼吸的典型体位。端坐呼吸提示患者心衰程度较重，在继发右心衰竭后，由于右心排血量减少，肺淤血相对减轻，因而呼吸困难也减轻。引起端坐呼吸的主要原因是平卧位时肺淤血加重，肺活量降低和胸腔有效容积减少。其机制为：①体位性肺血容量的改变：平卧位肺血容量较直立时增加（可多达500mL），而端坐时身体上部血容量可能部分（可达15%）转移到腹腔内脏及下肢，使回心血量减少，因而减轻了肺淤血。②体位性肺活量的改变：正常人平卧时，肺活量只降低5%，而左心衰竭患者因肺淤血及顺应性降低等，平卧时可使肺活量明显降低，平均降低25%，当端坐位时肺活量可增加10%~20%。③膈肌位置的影响：当患者有肝大、腹腔积液或胀气时，平卧位可使膈肌位置升高更明显，阻碍膈肌运动，减小腹腔有效容积，从而加重呼吸困难。端坐体位可减轻肺淤血，从而使患者呼吸困难减轻，这是因为：①端坐时部分血液因重力关系转移到躯体下半部，使肺淤血减轻。②端坐时膈肌位置相对下移，胸腔容积增大，肺活量增加；特别是心衰伴有腹腔积液和肝、脾大时，端坐体位使被挤压的胸腔得到舒缓，通气改善。③平卧时身体下半部的水肿液吸收入血增多，而端坐位则可减少水肿液的吸收，使肺淤血减轻。

须将心源性呼吸困难与神经性呼吸困难相鉴别，后者又称为叹气式呼吸，常于一次深呼吸后即觉舒适，且很少有呼吸增快者；心源性呼吸困难也须与酸中毒性呼吸困难相鉴别，后者的呼吸加深，但患者本身并不觉得呼吸特别费力。

3.咳嗽、咳痰及声音嘶哑

心衰时肺泡淤血，气管及支气管黏膜也淤血水肿，使呼吸道分泌物增多，可引起反射性咳嗽，咳痰增多，有时可发生于心衰发作前而成为主要症状。咳嗽多在劳累或夜间平卧时加重，干咳或伴有少量泡沫痰液，痰常呈白色泡沫样、浆液性，有时带血，呈粉红色泡沫痰；频繁的咳嗽可增加肺循环压力和影响静脉回流，诱发阵发性呼吸困难和加重气急，也使右心室负荷加重，急性肺水肿时则可咳出大量粉红色泡沫痰，尤在平卧位时更为明显。二尖瓣狭窄时左心房增大或肺动脉扩张、主动脉瘤等均可压迫气管或支气管，引起咳嗽、咳痰及声音嘶哑；肺梗死及肺淤血时容易合并支气管炎或支气管肺炎，均可引起咳嗽及咳痰。

4.咯血

心衰时，肺静脉压力升高，可传递到支气管黏膜下静脉而使其扩张，当黏膜下扩张的静脉破裂时便可引起咯血，淤血的肺毛细血管破裂时也可引起咯血，咯血量多少不定，呈鲜红色，二尖瓣狭窄可有大咯血（支气管小静脉破裂或肺静脉出血），肺水肿或肺梗死可有咯血或咳粉红色泡沫样痰。

5.发绀

严重心衰患者的面部如口唇、耳垂及四肢末端可出现暗黑色泽，即发绀。二尖瓣狭窄引起的发绀在两侧面颧部较明显，形成二尖瓣面容。急性肺水肿时可出现显著的外周性发绀，发绀的产生主要是由于肺淤血，肺间质和（或）肺泡水肿影响肺的通气和气体交换，使血红蛋白氧合不足，血中去氧血红蛋白增高。

6.夜尿增多

夜尿增多是心衰的一种常见和早期的症状。正常人夜尿与白昼尿的比例是1∶3，白天尿量多于夜间，心衰患者的夜尿增多，夜尿与白昼尿的比例倒置为（2~3）∶1，其发生机制可能有以下几个方面。

（1）夜间平卧休息时心功能有所改善，心排血量增加，且皮下水肿液部分被吸收，使肾血流灌注增加。

（2）睡眠时交感神经兴奋性降低，肾血管阻力减小，肾小球滤过率增加，正常肾血管阻力受交感神经和肾素-血管紧张素系统性调节，在直立位和运动时肾血管阻力增大，使肾脏水、钠滤过率降低，而卧位时肾血管阻力减小，使水、钠滤过率增加，这种体位性调节的变化在正常人并不明显，而在心衰患者由于循环中去甲肾上腺素浓度及血浆肾素活性增加而变得特别明显。

心衰严重时，肾脏灌注不足，出现尿少、肾功能下降及肌酐升高，甚至出现心肾综合征。

7.胸痛

有些患者可产生类似心绞痛样胸痛，原发性扩张型心肌病患者约有一半可发生胸痛，这可能与扩张和肥厚的心脏心内膜下缺血有关。

8.中枢神经系统症状

表现为失眠、焦虑及噩梦，重者有幻觉及谵妄，后者伴时间、地点及人物的定向力障碍，进一步发展为反应迟钝，甚至昏迷。若单独由心衰引起，常提示进展到疾病的终末期。

9.动脉栓塞症状

原发性扩张型心肌病患者有4%有过体循环栓塞的病史。追踪观察发现，未经抗凝治疗的心衰患者有18%将会发生体循环栓塞，临床表现为心源性体循环栓塞的病例85%栓塞部位是在脑或视网膜。

（二）慢性右心衰竭的症状

右心衰竭的病理生理基础是体循环淤血，主要症状是消化道症状及水肿，主要是由胃肠道、肾脏及肝脏等淤血引起。右心衰竭主要表现为体循环压增高和淤血，从而导致各脏器功能障碍和异常，体征明显，症状相对较少。

1.胃肠道症状

胃肠道淤血可导致食欲不振、厌油、恶心、呕吐、腹胀、便秘及上腹胀痛等，疼痛常呈钝痛或伴沉重感，可因上腹或肝脏触诊而加重。通常慢性淤血不引起疼痛，而慢性淤血急性加重时，患者可产生明显上腹胀痛、恶心、呕吐及厌油，须注意与心脏用药如洋地黄、奎尼丁、胺碘酮等引起的不良反应相鉴别。

在心衰加重时，厌油可导致心源性恶病质，这是一种预后不好的征象，通常提示疾病的终末期。

2.肝区疼痛

由肝脏淤血肿大及肝包膜发胀刺激内脏神经引起疼痛，早期主要有右上腹饱胀不适或沉重感，随着慢性淤血加剧，渐感肝区隐痛不适；若为急性肝肿胀或慢性淤血急性加重时，肝区疼痛明显，有时可呈剧痛而被误诊为急腹症；若为急性肝炎及胆囊炎等，深吸气、劳累、紧束腰带及肝脏触诊等可加重疼痛。肝淤血也可引起颈静脉压升高、颈静脉充盈及右上腹饱胀，长期肝淤血可引起黄疸及心源性肝硬化。

3.夜尿增多

慢性肾脏淤血可引起肾功能减退，卧位时肾血流相对增加及皮下水肿液的吸收，使夜尿增多并伴有尿比重增高（多在1.025~1.030），可含少量蛋白、透明或颗粒管型及少量红细胞，血浆尿素氮可轻度增高，经有效抗心衰治疗后，上述症状及实验室指标可减轻或恢复正常。

4.液体潴留

早期表现为外周水肿及下垂部位水肿，后期可出现胸腔积液（可以单侧也可以双侧，单侧以右侧多见）、腹腔积液，甚至全身水肿，水肿为指陷性。

5.劳力性呼吸困难

也是右侧心力衰竭时常见的症状之一，但没有左心衰竭的症状明显。继发于左心衰竭的右心衰竭者，左心衰竭本身可导致劳力性呼吸困难，出现右心衰竭时呼吸困难的症状可减轻，没有左心衰竭明显。由于分流型先天性心脏病或肺部疾病所致的单纯性右心衰竭患者也可出现明显的呼吸困难。

若右心衰竭是继发于左心衰竭，因右心衰竭后心排血量减少，肺淤血减轻，反而可使左心衰竭引起的呼吸困难减轻。但若右心衰竭因心排血量明显降低而恶化时（可以看作心衰的终末期表现或继发性肺动脉高压），呼吸困难反会变得很严重。孤立的右心衰竭患者也可有不同程度的呼吸困难，其发生机制可能与如下因素有关。

（1）右心房及上腔静脉压增高，可刺激压力感受器，反射性兴奋呼吸中枢。

（2）血氧含量降低，无氧代谢相对增加，产生的酸性代谢产物可刺激呼吸中枢兴奋。

（3）胸腔积液、腹腔积液及肿大的肝脏会影响呼吸运动。

右心功能衰竭症状出现时常常伴随肺动脉高压，应进一步明确肺动脉高压的原因，与特发性肺动脉高压相鉴别；出现水肿时，须与肾源性、肝源性、黏液性、营养不良性水肿相鉴别。

6.其他

少数较严重的右心室衰竭患者，因脑循环淤血、缺氧或利尿药的应用诱发水、电解质平衡失调等，也可出现中枢神经系统症状，如头痛、头晕、乏力、烦躁不安、嗜睡及谵妄等。如果右心室流出道严重阻塞（如严重肺动脉高压、肺动脉狭窄），右心室每搏输出量不能随需求而增加，活动时可使头昏加重，甚至可出现与左心室流出道梗阻相似的昏厥症状。右心衰竭患者因产热增加而血流缓慢（使散热减慢），可出现低热，体温一般<38.5℃，心衰代偿时会退热，高热提示感染或肺梗死。

总之，右心衰竭的主要症状是体循环淤血及液体潴留，呼吸困难及呼吸道症状比较轻且表现不典型。

但是，临床上心衰的症状往往没有特异性，心衰临床评估的首要任务是确定患者是否确实存在心衰，对每一位患者应详细询问病史，了解可能的疾病病因、促发因素和进展轨迹等，如什么时间开始出现症状，症状与活动及体位有没有关系，伴随症状及症状是否影响日常活动，呼吸困难、气短和疲劳在什么情况下均发生等。

有时心衰的症状不典型，患者常诉不适、乏力、易疲劳、活动后轻度胸闷或慢性咳嗽，但否认心衰的其他典型症状（如无明显呼吸困难、端坐呼吸、水肿和胸腔积液、腹腔积液），尤其在老年患者易出现。人们往往把他们的呼吸困难及乏力等这些症状归因于体质不佳，甚至年龄过大，误诊为常见病如上呼吸道感染及气管炎。因此，要注意关注这一特殊人群。若怀疑心衰引起的症状，应仔细询问患者的病史及家族史，结合其他症状及体格检查，综合评估，及时做相关检查，尽早确诊，避免误诊。

（三）慢性心力衰竭的体征

慢性心衰病程长，发展慢，有一定代偿机制参与，但有时会急性加重。因此，慢性心衰的体征包括基础心血管疾病原有的体征加上心衰本身引起心脏及相关脏器结构与功能改变所致的体征。

1.一般状况

（1）生命体征的改变：患者此时生命体征一般不会有异常，有时会出现脉搏增快，提示心衰早期代偿，为交感神经激活所致；呼吸频率也会增快，提示存在肺淤血；慢性心衰晚期患者的血压，尤其是收缩压偏低，主要是由于严重心衰，每搏输出量减少所致，但部分患者可以耐受。严重的失代偿心衰时，心排血量急剧下降，动脉收缩压可明显下降，脉搏快而细弱，脉压变小，尤其是在肺淤血的患者中显示两者存在某种相关性。

（2）面容及体位：若二尖瓣狭窄，可出现特殊的二尖瓣面容，即两颊潮红，口唇发绀。若长期右心衰竭引起心源性肝硬化，可出现面色晦暗。若合并严重的主动脉瓣关闭不全，可出现点头征；长期的全身静脉压显著升高可引起严重的三尖瓣反流，并导致可见的眼和颈静脉收缩期搏动。若出现进行性心衰加重，会出现强迫体位（半卧位或端坐体位），主要是由肺淤血所致，此时可以观察到呼吸频率及深度的改变如咳嗽、潮式呼吸，以及发绀。

（3）动脉搏动的检查：动脉搏动的检查非常重要，有无脉搏异常值得重视，同时应该确定脉搏的特性。①交替脉：交替脉（强拍与弱拍交替）虽然并不常见，但如果出现，就几乎可以诊断为严重的进展期心衰。这个体征提示心室收缩有规则的强弱交替，要注意应与二联律时的强弱交替相鉴别。交替脉的脉搏交替时，心脏搏动是等间距的。严重的脉搏交替可通过触诊外周脉搏（股动脉较肱动脉、桡动脉及颈动脉更易发现），也可用血压测量法查到。随着袖带缓慢放气，交替搏动仅在收缩压以下不同毫米汞柱处可闻及，其幅度取决于交替脉的严重程度。然后所有的搏动都能听到。偶尔搏动太弱以致主动脉瓣未开放，造成明显的脉率减半现象，这种状况称为完全性交替脉。交替脉会伴有心音强弱的交替和心脏杂音。交替脉最常见于收缩性心衰，通常伴随室性舒张期奔马律（S_3），标志着心肌疾病的进展，而常常在心衰治疗好转后消失。交替脉常可由直立体位诱发，倾向于在心动过速时出现，常被期前收缩诱发。交替脉形成的原因是左心室每搏输出的交替，根本原因是隔次心动周期的收缩期细胞减少，推测由心肌恢复不完全所致。偶尔可见交替脉伴有电交替，然而电交替往往不是由机械收缩力的交替引起，而是心脏在充满液体的心包腔中位置的交替所致。②奇脉：在吸气时动脉搏动大幅降低及血压下降，常见于心脏压塞。

通常是通过在吸气和呼气时仔细测量血压而确认。奇脉还可偶然见于严重的哮喘、肺栓塞、妊娠、肥胖或上腔静脉综合征患者。③其他：主动脉狭窄患者可有颈动脉搏动的上升支减弱，而严重的慢性主动脉瓣关闭不全表现为脉搏增强以及一系列与每搏输出量增高相关的表现。主动脉缩窄的患者外周脉搏可能缺如。

因此，对脉搏进行全面的评估始终是必要的，可为心衰的诊断提供一些有用的线索。

2.胸部检查

（1）肺部啰音：液体漏到肺泡并进入气道形成湿啰音。两肺底可闻及湿啰音是左心室衰竭的特征，至少为中等程度。湿啰音通常可以在两肺底部听到，如果是单侧，则常见于右侧，可能与单侧胸膜渗血有关。但是，无啰音并不能排除肺毛细血管血压有明显升高。当支气管黏膜充血、分泌物过多和（或）痉挛时，还可闻及干啰音和喘鸣音。

（2）胸腔积液：由于胸膜静脉回流至体静脉又回流入肺静脉床，胸腔积液最常见于两个静脉系统压力均升高的患者，但也可见于其中一个静脉床压力明显升高时。肺间质中液体量增加，穿过脏层胸膜，反过来抑制胸腔壁的淋巴管重吸收液体。毛细血管通透性增加可能也是心源性胸腔积液形成的原因。胸腔积液常常是双侧的，当为单侧时常限于右侧。胸腔积液形成后，由于进一步减少了肺活量及对受体的刺激，往往加重呼吸困难。尽管心衰改善后，过多的液体通常被吸收，但是分隔性叶间积液可能持续存在，需要治疗性胸膜穿刺。胸腔积液时体格检查提示，患处呼吸幅度降低、呼吸浅快、呼吸音减弱及触觉语颤增强，但需行胸片、胸部CT或B超证实。

（3）潮式呼吸：也称为周期性或循环性呼吸，是呼吸中枢对二氧化碳的敏感性下降和左心室衰竭两种情况综合作用的结果。潮式呼吸患者的呼吸中枢受抑制的主要原因是脑动脉硬化、脑卒中及头部外伤，睡眠、巴比妥盐类和麻醉药品的使用常常加重这些因素，进一步抑制呼吸中枢的敏感性。左心衰竭时，肺到脑的循环时间延长，造成机体反应迟钝，引起呼吸暂停与呼吸过度的波动，使呼吸和血气不能恢复稳定的状态。潮式呼吸还伴有循环交感活性增强、心率变异性减低以及外周化学敏感性增高。高达40%的心衰患者中可见潮式呼吸，其特征是症状严重，患者往往自己未察觉到潮式呼吸。然而，患者在睡眠时容易被观察到或从患者配偶处可问出相关的病史，潮式呼吸可促使患者白天瞌睡、失眠和打鼾。

但有时即使是毛细血管楔压升高的患者，也常常缺乏肺充血的体征（如啰音、肺水肿、颈静脉压升高），因此没有这些常见的体征并不能完全排除心衰。与慢性二尖瓣狭窄的患者相似，慢性严重的心衰患者往往具有肺间质淋巴引流空间，因此可以没有啰音；但再次强调，没有啰音并不能排除肺水肿，有时可能需要直接的血流动力学测定，相反，呼吸窘迫常常伴有明显的肺充血。

3.心脏体征

几乎所有出现慢性心衰的患者均出现心脏方面的体征，主要是原有心血管疾病的体征和（或）心脏扩大的体征。例如，先天性心脏病或心脏瓣膜性疾病，则有相应的体征，如先天性心脏病时出现心前区隆起，并出现相应的听诊特点；尽管严重的瓣膜反流常常听不到杂音，但进展期心衰患者通常会出现二尖瓣及三尖瓣反流杂音，颈静脉怒张和第三心音（S_3）的存在意味着预后不良和疾病的进展，应该仔细检查和记录。

（1）心前区搏动：心衰时可能存在正常、高动力的或持续的心前区搏动，但心脏扩大会使心尖冲动点移位，这在严重的左心室肥厚时也会持续存在。因此，心前区搏动不足以评估左心衰竭的程度。在部分患者中可以听到第三心音，在心尖部可触及搏动。右心室扩大或肥厚的患者可能有持续和延长的胸骨旁左侧搏动，延长至整个收缩期。

（2）心脏扩大：这个体征是非特异性的，见于大多数的慢性收缩性心衰的患者。心脏叩诊提示心脏浊音界向左侧或两侧扩大，心尖冲动向左下移，值得注意的是，下述情况下例外：舒张性心衰，伴有慢性缩窄性心包炎、限制型心肌病的患者和各种急性病变，此时心脏来不及代偿，心脏不会扩大。

（3）S_3及奔马律：舒张早期心音通常来自左心室（但偶尔来自右心室），发生于第二心音后0.13~0.16s，是健康儿童和青年人的常见体征。40岁以后的健康成年人很少听到这种生理性S_3，但在任何年龄的心衰患者均可听到，称为舒张期前奔马律或S_3奔马律。对于有心动过速和呼吸窘迫的容量负荷过重患者，S_3是最常见的表现。许多进展期心衰患者可能没有这一表现，但出现S_3意味着存在严重的血流动力学障碍。有研究显示，S_3是心衰死亡和住院的一个独立预测因子。

（4）P_2亢进和收缩期杂音：随着左心室衰竭的发展，肺动脉压升高，P_2变得亢进[常比主动脉瓣区第二心音（A_2）强]，并且传导广泛。心衰时常可闻及收缩期杂音，这是由于心室及瓣环扩大后出现了功能性二尖瓣或三尖瓣关闭不全。经药物或器械治疗心功能代偿恢复后，这些杂音常常减弱或消失。

4.腹部体征检查

（1）肝颈静脉反流征：轻度右心衰竭患者在半卧位（头倾斜45°）休息时颈静脉压力可以正常，但右上腹明显受压时，颈静脉压力异常升高导致其异常充盈，称为肝颈静脉反流征阳性。为了引出这一体征，在观察颈静脉充盈情况的同时，应稳定、逐渐地用力，紧紧地慢慢按压右上腹并持续至少1min，其间告诉患者不要紧张，屏住呼吸或进行Valsalva（瓦尔萨尔瓦）呼吸，然后非常缓慢地放松右上腹的压力。若颈静脉怒张，或压迫期间和即刻颈静脉充盈增加>3cm，则提示肝颈静脉反流征阳性，是心内充盈压异常增高的征象，常常反映存在腹部淤血以及右心不能接受或射出瞬时增加的静脉回流血液。

（2）充血性肝大及心源性肝硬化：肝脏常在明显的水肿形成之前就已增大，并且当其他症状或右心衰竭消失后还会持续存在。假如肝大迅速出现并且是相对新近发生的，由于肝包膜被迅速牵张，肝脏常有触痛。心衰长期存在时，虽然肝脏仍然大，但触痛消失。重度心衰的患者，肝大伴全身性低灌注而无充血（如"冷/干"性血流动力学）表现。慢性重度心衰或存在严重的充血性肝大伴有三尖瓣病变或缩窄性心包炎的患者，还可以发生脾大，但脾大是心衰的罕见表现。此时，体检可发现肝区有叩击痛，触诊肝肋下可触及，质地柔韧，若长期肝淤血合并心源性肝硬化，则肝脏质地硬。

（3）腹腔积液征：肝静脉和引流腹膜的静脉压力升高时可出现腹腔积液，腹腔积液反映了长期体静脉压力升高。器质性的三尖瓣病变及慢性缩窄性心包炎患者，腹腔积液比皮下腔积液肿更为显著。如同胸腔积液的情况，腹腔积液发生时毛细血管通透性增加，其蛋白含量与肝淋巴液相似（是腔积液肿液蛋白量的4~6倍）。内脏充血或终末期充血性心衰的患者偶尔会发生蛋白丢失性肠病，结果血浆渗透压可能低于形成腹腔积液的阈值。少量腹腔积液时无明显腹部体征，腹腔积液多时则出现移动性浊音，大量腹腔积液时腹部膨隆，呈蛙状腹。

尽管心衰患者大多数没有腹部症状，但有些患者会出现腹腔积液或内脏腔积液肿。因此，应仔细地进行腹部检查，以确定是否有肝、脾大，腹腔积液，肝搏动及触痛。

5.其他体征

（1）颈静脉高压：视诊颈静脉可以很容易查出颈静脉压升高，颈静脉压力往往反映右心和左心的充盈压，但大部分心衰患者心内充盈压相对正常，并没有扩张的颈静脉。但若出现颈静脉充盈或怒张，则提示右心房压力增高，是右心衰竭最早的体征。检查时患者应采取卧位、头部倾斜45°，医师应位于患者的右侧仔细检查颈静脉的充盈状态。正常颈静脉压的上缘水平是胸骨角上约4cm，相当于右心房压<10cmH_2O，超出此水平则提示颈静脉压力升高。颈静脉压升高是预测心血管不良事件（如死亡或因心衰住院）的独立危险因素。另外，当三尖瓣关闭不全时，v波和y降支很明显。正常情况下，吸气时颈静脉压下降，但在心力衰竭以及缩窄性心包炎患者中颈静脉压力升高，称为Kussmaul（库斯莫尔）征。

（2）外周水肿：虽然水肿是心衰的一个主要表现，但它与体静脉压之间无良好的相关性。慢性左心衰竭及低心排血量患者在出现外周明显水肿之前，细胞外液体容量已经显著地增加（在成年人最少为4L）。因此，当体静脉压仅轻度升高时，即可引起水肿。心衰性水肿往往呈对称性、凹陷性，常在身体的下垂部位首先出现。在能活动的心源性水肿患者中，水肿常常于一天结束后，首先出现在双足或踝部，休息一夜后可减轻；而卧床患者最常见于骶部。在心衰的终末期，可能形成大量、全身性水肿（普遍性水肿），伴随体重增加及心电图电压减弱。长期水肿导致下肢皮肤色素沉着、发红、变硬，最常见于足背和胫骨前区域。

（3）Valsalva动作的异常反应：做这个动作要点是用力呼吸对抗关闭的声门，有助于诊断心衰。这个测验的标准化方法如下：让患者对着一个无液气压计吹气并保持40mmHg 30s。胸膜腔内压升高，静脉向心脏的回流减少，每搏输出量下降，静脉压升高。动脉压力曲线正常情况下有四个独立的阶段：第一阶段，动脉压初始升高，代表将升高的胸腔压传导到外围。第二阶段，随着张力持续及静脉回流减少，心排血量、收缩压、舒张压和脉压下降，伴随反射性心率增快。第三阶段，当张力解除，动脉压突然下降，与下降的胸膜腔内压相等。第四阶段，随着张力解除，静脉系统血液回流到心脏，心排血量瞬间增加，引起动脉压突然上升到控制水平之上，随之脉压变大，出现心动过缓。心衰时，第二阶段到第三阶段正常，即在第一阶段升高的胸腔内压传递到动脉树正常，并且在第三阶段张力解除时传导到动脉树的压力突然消失。然而，由于心脏活动处于Starling曲线的平坦部位，第二阶段静脉回流受阻不影响每搏输出量，因此压力感受器未被激活，当第四阶段压力解除时心排血量无突增。这一结果表现为"矩形"波。已证明，左心室收缩功能中度下降的患者对Valsalva动作表现为中间反应（称为突增缺乏反应）。有经验的临床医师可以采用床旁血压计测定Valsalva动作的动脉血压以发现左心室充盈压升高，自动检测仪器目前正在研制中。

（4）心源性恶病质：长期严重的心衰，尤其是右心衰竭，由于肝脏和肠道淤血以及肠系膜低灌注，可导致恶病质。偶尔出现肠道吸收脂肪障碍，蛋白丢失性肠病罕见。心衰的患者还表现出总代谢率增加，这是由于：①心肌耗氧量增加，见于主动脉狭窄和高血压患者；②呼吸做功过度；③低热；④交感神经系统活动增加；⑤循环肿瘤坏死因子α水平升高。这种致炎细胞因子由单核细胞产生，可引起恶病质和食欲不振。还有证据表明，炎性细胞因子包括肿瘤坏死因子α可以降低心肌收缩力，通过刺激凋亡和逆转录细胞外基质引起左心室重构。在严重终末期心衰患者，恶病质的重要性是目前研究的热点课题。研究认为，心衰患者发生体重减轻和恶病质，预后很差。恶病质的机制还不完全清楚，可能与各种细胞因子有关，包括肿瘤坏死因子α。

总之，心衰的体征如颈静脉怒张和组织充血，对于心衰患者的准确评估尤其重要，它对于判断心衰患者循环淤血的程度很有价值。容量负荷过重的体征包括颈静脉怒张、显著的V波、奔马律（或第三心音）、啰音及胸腔积液、全身水肿、腹腔积液和外周水肿；有时则表现为特定的器官肿大，如肝大、脾大（罕见）和心脏扩大。充血性心衰和肺动脉导管有效性评估试验证实，端坐呼吸和颈静脉怒张提示心内充盈压增高，而灌注不足的总体评估有助于发现心指数降低。

六、诊断及鉴别诊断

（一）慢性心力衰竭的阶段

1.心力衰竭易患阶段

即前心力衰竭阶段，此阶段存在发生心脏病和心力衰竭的高危因素，没有明显的心脏结构异常，没有心力衰竭的症状和体征，危险因素包括高血压、动脉粥样硬化、糖尿病、肥胖、代谢综合征、酗酒及服用对心脏有毒害作用的物质、风湿热史、心肌病家族史等。这些危险因素造成心脏初始损伤，也可称为心脏重构的启动阶段。

2.无症状心力衰竭阶段

此阶段存在心脏重构，有器质性心脏病，无心衰的症状和体征，实验室检查存在心功能不全的征象；无症状的瓣膜性心脏病；陈旧性心肌梗死等，也可称为心脏重构阶段。从这一阶段起，临床诊断进入心衰范围。

3.有症状心力衰竭阶段

此阶段有器质性心脏病，近期或既往出现过心力衰竭的症状和体征。可以分为左心衰竭、右心衰竭和全心衰竭。根据左心室射血分数（LVEF小于或大于45%）又可以分为LVEF下降的心力衰竭（HFrEF或收缩性心衰）和LVEF正常或代偿的心力衰竭（HFnEF或舒张性心力衰竭）。

4.顽固性或终末期心力衰竭阶段

此阶段器质性心脏病严重，即使合理用药，静息时仍有心力衰竭的症状，需特殊干预，如长期或反复因心力衰竭住院治疗；拟行心脏移植；需持续静脉用药缓解症状；需辅助循环支持等。

（二）诊断标准

1.主要条件

（1）阵发型夜间呼吸困难和或睡眠中憋醒。

（2）颈静脉曲张或搏动增强。

（3）有湿啰音和（或）呼吸音减弱，尤其双肺底。

（4）心脏扩大。

（5）急性肺水肿。

（6）第三心音奔马律。

（7）交替脉。

（8）颈静脉压升高>15cmH$_2$O。

（9）X线胸片示中、上肺野纹理增粗或见Kerley线。

2.次要条件

（1）踝部水肿和（或）尿量减少而体重增加。

（2）无上呼吸道感染的夜间咳嗽。

（3）劳力性呼吸困难。

（4）淤血性肝大。

（5）胸腔积液。

（6）肺活量降低至最大的1/3。

（7）心动过速。

（8）按心力衰竭治疗5d内体重减少＞4.5kg。

3.判断标准

具有两项主要条件或具有一项主要条件及两项次要条件即可诊断。

（三）鉴别诊断

1.舒张性心力衰竭与收缩性心力衰竭的鉴别

见表4-1。

表4-1　舒张性心力衰竭与收缩性心力衰竭的鉴别

	特点	舒张性心力衰竭	收缩性心力衰竭
临床特点	症状（如呼吸困难）	有	有
	充血状态（如水肿）	有	有
	神经内分泌激活	有	有
左心室结构和功能	射血分数	正常	降低
	左心室质量	增加	增加
	相对室壁厚度	增加	增加
	舒张末容积	正常	增加
	舒张末压	增加	增加
	左心房	增大	增大
运动	运动能力	降低	降低
	心排血量变化	降低	降低
	舒张末压	增加	增加

2.慢性心力衰竭与其他疾病的鉴别

①支气管哮喘：该病以年轻者居多，常有多年病史，查体心脏正常，双肺可以闻及哮鸣音，胸部X线示肺野清晰，心脏正常。

②心包积液、缩窄性心包炎所致肝大、下肢水肿：可以根据病史、心脏及周围血管体征及超声心动图进行鉴别。

③肝硬化腹腔积液伴下肢水肿与右心室衰竭相鉴别：基础病有助于鉴别，且仅有心源性肝硬化才有颈静脉怒张。

第二节 慢性心力衰竭的治疗

一、中医辨证治疗

（一）气阴两虚证

1.临床表现

胸闷气短，心悸，动则加剧，口干，伴倦怠乏力，声息低微，易汗出，或见五心烦热，两颧潮红，或胸痛，入夜尤甚，或伴腰膝酸软，头晕耳鸣，或尿少肢肿；舌质淡红，舌体胖且边有齿痕，苔薄白，或舌暗红少苔或少津；脉虚细缓或结代。

2.治法

益气养阴，活血通脉。

3.方药

（1）方药1：生脉散（《医学启源》）合人参养荣汤（《三因极一病证方论》）加减。黄芪30克，当归30克，桂心30克，炙甘草30克，陈皮30克，白术30克，人参30克，白芍90克，熟地黄黄9克，五味子4克，茯苓4克，远志15克。

方解：熟地黄黄、当归、芍药，养血之品。人参、黄芪、茯苓、白术、炙甘草、陈皮，补气之品，血不足而补其气，此阳生则阴长之义。且人参、黄芪、五味子补肺。炙甘草、陈皮、茯苓、白术健脾。当归、白芍养肝。熟地黄黄滋肾。远志能通肾气上达于心。桂心能导诸药入营生血。五脏交养互益，故能统治诸病。

加减：胸闷、心前区疼痛者，加蒲黄10克，五灵脂10克，丹参20克，延胡索15克；惊悸、夜卧不宁者，加柏子仁10克，炒酸枣仁20克，合欢皮15克，夜交藤20克；脉结代者

（心律失常、多发性室性期前收缩或室上性期前收缩），加炙甘草20克，桂枝6克，阿胶（烊化冲服）15克，玉竹20克。

（2）方药2：八珍汤（《丹溪心法》）加减。人参30克，白术30克，茯苓30克，当归30克，川芎30克，白芍30克，熟地黄30克，炙甘草30克。

方解：本方所治气血两虚证多由久病失治，或病后失调。方中人参与熟地相配，益气养血，共为君药。白术、茯苓健脾渗湿，助人参益气补脾。当归、白芍养血和营，助熟地滋养心肝，均为臣药。川芎为佐，活血行气，使地、归、芍补而不滞。炙甘草为使，益气和中，调和诸药。

加减：①以血虚为主，眩晕心悸明显者，可加大熟地、白芍用量。②以气虚为主，气短乏力明显者，可加大人参、白术用量。③兼见不寐者，可加酸枣仁、五味子各20克。

（3）方药3：参苏饮（《太平惠民和剂局方》）加减。木香18克，紫苏叶6克，葛根6克，姜半夏6克，前胡6克，桔梗9克，人参6克，炙甘草9克，茯苓6克，陈皮9克，枳壳9克。

方解：方中苏叶、葛根为君药，发散风寒、解肌透邪。前胡、半夏、桔梗止咳化痰，宣降肺气；陈皮、枳壳理气宽胸。五药共为臣药，化痰与理气兼顾，既寓治痰先治气之意，又使肺气升降复常而有助于表邪之宣散。人参益气，与紫苏叶相伍，扶正托邪；茯苓健脾，渗湿消痰，与半夏相配，以加强化痰之功；木香助陈皮、枳壳以行气，醒脾畅中。三药共为佐药。炙甘草补气和中，调和诸药，为使药。诸药合用，共奏益气解表、理中化痰之效。人参虽为佐药，但其作用亦甚重要，故名为参苏饮。

（4）方药4：炙甘草汤（《伤寒论》）加减。炙甘草12克，生姜9克，人参6克，生地黄黄30克，桂枝9克，阿胶6克，麦冬10克，麻仁10克，大枣6克，黄酒10毫升。

方解：炙甘草、人参、大枣益心气，补脾气，以资气血生化之源；阿胶、麦冬、麻仁滋心阴，养心血，充血脉，共为臣药。佐以桂枝、生姜辛行温通，温心阳，通血脉，诸厚味滋腻之品得姜、桂则滋而不腻。用法中加黄酒煎服，以黄酒辛热，可温通血脉，以行药力，是为使药。

加减：①心气不足者，重用炙甘草、人参。②阴血虚者，重用生地黄、麦门冬。③心阳偏虚者，改桂枝为肉桂6克，加附子6克。④阴虚而内热较盛者，易人参为南沙参9克，并减去桂、姜、枣、酒，酌加知母9克，黄柏9克。

（二）气虚血瘀证

1.临床表现

胸闷气短，心悸，活动后诱发或加剧，神疲乏力，自汗，面色㿠白或青灰或紫暗，口唇发绀，或胸部闷痛，或肢体水肿时发，喘息不得平卧；舌淡胖浅暗又瘀斑，脉沉细或涩、结、代。

2.治法

温阳益气，活血化瘀。

3.方药

（1）方药1：补阳还五汤（《医林改错》）加减。黄芪60克，当归尾15克，赤芍15克，地龙3克，川芎15克，红花10克，桃仁10克。

方解：黄芪为君，药量最大，补益脾胃之气；当归尾活血养血；赤芍、川芎、桃仁、红花活血化瘀，合用补血同时有利于气血运行，活血而不伤正。

加减：①伴颈项强直、恶寒者，加防风10克。②伴有心胸痛甚者，加五灵脂、木香各10克。③胁肋胀满、食欲不振、舌苔黄腻者，加黄芩、柴胡各10克。④呕吐痰液、头重如裹者，加厚朴、藿香各10克，砂仁3g。⑤胸闷甚者，加瓜蒌、降香。⑥心悸眠差者，加龙骨、牡蛎。

（2）方药2：保元汤（《博爱心鉴》）加减。红参6克，炙黄芪30克，肉桂9克，炙甘草6克。

方解：红参补心益气，配伍炙黄芪则能加强补益心气作用，同时有利水消肿功能；肉桂有温运心肾之阳、鼓动气血之行的作用。

加减：①兼阴虚者，加麦冬12克。②脾虚者，加茯苓12克，白术12克。③兼有血瘀者，加丹参12克。④兼有心阳虚者，加桂枝6克。

（3）方药3：归脾汤（《济生方》）加减。当归20克，党参20克，黄芪30克，桂枝10克，车前子10克，猪苓10克，茯苓15克，泽泻15克，白术15克，远志15克，桂圆肉15克，酸枣仁18克，甘草6克。

方解：当归、桂圆肉补益心血并活血。党参、黄芪、白术、甘草均为甘温之品，大补脾肺之气，以资化源，使气旺而血生，心气得复，鼓动有力，血行通畅，从而"气行则血行"。桂枝温经通脉，车前子、猪苓、茯苓、泽泻利水渗湿，配伍白术健脾燥湿，更加强了利水消肿之功，酸枣仁、远志养心安神。

加减：①以血瘀为主，眩晕心悸明显者，可酌情合并桃红四物汤等养血活血之品。②以气虚为主，气短乏力明显者，可加党参、白术用量。

（三）心肾阳虚证

1.临床表现

心悸眩晕，胸闷痞满，渴不欲饮，小便短少，形寒肢冷，伴恶心，欲吐，流涎，舌淡胖，苔白滑，脉象弦滑或沉细而滑；或见心悸怔忡，腰膝酸软，畏寒肢冷，肢体水肿，小便不利，神疲乏力，精神萎靡或嗜睡，唇甲青紫，舌淡暗或青紫，苔白滑，脉弱。

2.治法

振奋心阳，化气行水，宁心安神。

3.方药

（1）方药1：苓桂术甘汤（《金匮要略》）加减。茯苓12克，桂枝15克，白术15克，炙甘草6克，山药15克，莲子10克。

方解：茯苓，甘淡，渗湿健脾，利水化饮，使饮从小便而出。桂枝，温阳化气，布化津液，并能平冲降逆，加强君药化饮利水之功。白术，健脾燥湿，合茯苓增强健脾祛湿之功，合桂枝温运中阳；炙甘草补脾益气，兼和诸药。四药合用，共奏健脾利湿，温阳化饮之功。

加减：①痰饮犯肺见咳逆咳痰较甚者，加半夏9克，陈皮9克。②脾虚见神疲乏力者，加党参9克，黄芪9克。

（2）方药2：甘草干姜茯苓白术汤（《金匮要略》）加减。甘草6克，干姜12克，茯苓12克，白术6克，泽泻6克。

方解：干姜，温中散寒，温阳化饮。茯苓，渗湿健脾，利水化饮。白术，健脾燥湿，增强茯苓健脾祛湿之功；泽泻，利水渗湿，增强利水化饮之力。全方温阳散寒。

加减：若寒多痛甚者，可酌加附子9克，细辛3克以助温经散寒之力。

（3）方药3：五苓散（《伤寒论》）加减。泽泻15克，桂枝6克，猪苓9克，茯苓9克，白术9克。

方解：泽泻、猪苓、茯苓利水渗湿，白术健脾运化水湿，传输精津；桂枝通阳化气以行水。诸药合用以通阳化气行水。

加减：①恶心厌食者，加砂仁（后下）3克，沉香（后下）4克。②脾虚大便溏薄者，可加炒山药、炮姜。③水肿甚伴胸腔积液、腹腔积液者，加黑白丑末2克或3克。

（4）方药4：桂枝甘草龙骨牡蛎汤（《伤寒论》）加减。桂枝10克，炙甘草6克，煅龙骨24克，煅牡蛎24克，党参15克，黄芪15克，炮附子（先煎）10克，补骨脂10克，柏子仁10克。

方解：桂枝配伍甘草温振心阳，为温通心阳要药，又温通血脉以畅血行；煅龙骨、煅牡蛎安神定悸，配伍柏子仁补助心气；党参、黄芪补气升阳，炮附子、补骨脂温肾壮阳。

加减：①瘀血内阻，症见胸闷痛、唇印发绀、脉沉涩者，加益母草10克，泽兰10克，枳壳12克，红花10克理气化瘀。②心悸不宁者，加珍珠母20克，琥珀末6克，镇逆定悸。

（四）阴阳两虚证

1.临床表现

形体羸弱，精神委顿，少气懒言，形寒肢冷，舌淡而少津，或有齿痕，或光剥，脉微细而数。

2.治法

滋阴补阳。

3.方药

（1）方药1：地黄饮子（《圣济总录》）加减。熟地黄黄12克，干地黄12克，巴戟天9克，山茱萸9克，石斛9克，肉苁蓉9克，五味子6克，肉桂9克，茯苓6克，麦门冬9克，石菖蒲9克，远志9克，生姜2片，大枣6克。

方解：熟地黄黄、山茱萸滋补肾阴，肉苁蓉、巴戟天温壮肾阳，四味共为君药。肉桂之辛热，以助温养下元，摄纳浮阳，引火归元；石斛、麦门冬、五味子滋养肺肾，金水相生，壮水以济火，均为臣药。石菖蒲与远志、茯苓合用，是开窍化痰，交通心肾的常用组合，是为佐药。姜、枣和中调药，功兼佐使。

加减：①兼有气虚者，酌加黄芪9克，人参9克以益气。②若阴虚较重、痰火偏盛者，去附、桂，酌加川贝母9克，竹沥9克，胆南星9克，天竺黄9克等以清化痰热。

（2）方药2：龟鹿二仙胶（《医便》）加减。鹿角胶10克，龟甲胶10克，人参12克，黄芪12克，枸杞子9克。

方解：鹿角胶甘咸微温，温肾壮阳，益精养血；龟甲胶甘咸而寒，填精补髓，滋阴养血，二味俱为血肉有情之品，能补肾益髓以生阴阳精血，共为君药。人参、黄芪大补元气，与鹿、龟二胶相伍，既可补气生精以助滋阴壮阳之功，又能借补后天脾胃以资气血生化之源；枸杞子补肾益精，养肝明目，助君药滋补肝肾精血，同为臣药。

加减：①若虚阳上扰、头晕目眩者，加杭菊花9克，明天麻9克以息风止眩。②阳痿者，可加淫羊藿9克，海狗脊9克等以助暖肾壮阳之功效。

（3）方药3：补天大造丸（《回春》）加减。紫河车15克，生地黄黄12克，麦冬9克，天冬9克，熟地黄黄12克，牛膝9克，当归9克，小茴香6克，黄柏6克，枸杞子6克，五味子6克，干姜6克。

方解：紫河车，血肉有情之品，补肾益精，益气养血；生地黄黄、熟地黄黄、麦冬、天冬、枸杞子滋补真阴；牛膝、当归补血活血；小茴香温肾阳以助滋补；五味子敛肝阴；干姜回阳通脉；黄柏泄肾浊。

加减：①血虚者，地黄倍之。②气虚者，加人参、炙黄芪各30克。③肾虚者，加覆盆子9克，巴戟9克，山茱萸9克。④腰痛者，加苍术9克，萆薢9克，锁阳9克，续断9克。

（4）方药4：肾气丸（《金匮要略》）加减。生地黄黄9克，山药9克，山茱萸9克，茯苓9克，牡丹皮9克，泽泻9克，桂枝9克，附子9克，牛膝9克，车前子9克，阿胶9克，鸡子黄9克。

方解：附子，大辛大热，温阳补火；桂枝，温通阳气，二药相合，补肾阳之虚，助气化之复，共为君药。生地黄黄滋补肾精；山茱萸、山药补益肝脾之精；阿胶、鸡子黄填补真阴，共为臣药。泽泻、茯苓、车前子淡渗利湿，配伍桂枝温化痰饮；牡丹皮活血散瘀；牛膝入肝肾经，引血下行。

加减：若阴虚重，可加知母9克，黄柏9克，熟地黄黄9克。

二、西医治疗

《美国成年人慢性心力衰竭诊断和治疗指南》根据心力衰竭的分期制定了治疗原则。这有利于早期干预和预防心力衰竭，全面控制心力衰竭的发展，值得推荐。这种按照心力衰竭分期选择治疗的方法仍旧被《2013年美国心力衰竭管理指南》强调推荐。

简言之，对于A期的患者重点是控制心衰的危险因素，预防这些患者发生心衰。对于B期的患者重点减轻心肌重构，延缓心衰的发生。对于C、D期的患者重点是缓解症状，提高生活质量，延缓心衰恶化，降低病死率。在整个过程中强调综合治疗，包括生活方式的改变、有效药物的及时使用，尤其是ACE抑制剂（ACEI）和β受体阻滞剂以及其他一些被大规模临床试验证实的方法。

（一）利尿药

利尿药通过减少钠或氯的重吸收而减轻心衰时的水钠潴留。有两大类作用机制不同的利尿药可用于心衰，一类是袢利尿药，主要有布美他尼、呋塞米和托拉塞米；另一类是作用于远端肾小管的利尿药，主要有噻嗪类、保钾利尿药、美托拉宗。袢利尿药可以使滤过钠的分泌增加20%~25%，增加自由水清除率，维持利尿功能，除非肾功能严重受损。噻嗪类利尿药仅使滤过钠增加5%~10%，减少自由水清除率，肾功能受损（肌酐清除率小于40mL/min）将丧失疗效。因此，袢利尿药适用于大多数心衰患者，而噻嗪类更适用于合并高血压、轻度水潴留的心衰的患者。

目前，尚无对利尿药治疗心衰的长期研究，其对发病率和病死率的影响尚不清楚，但一项注册研究显示，利尿药可能增加心衰患者的病死率，这种影响与血肌酐水平有关，肌酐水平越高，使用利尿药病死率越高。利尿药对于症状明显的患者可以降低静脉压力、减轻肺充血、减少外周水肿和降低体重，改善心脏功能、症状和心衰患者的运动耐力，被认为是心衰的一线治疗药物，没有药物可以替代。如果没有利尿药，将难以使用β受体阻滞剂。鉴于医学伦理等问题，目前已不可能再进行有关利尿药是否改善心衰生存率的研究。但有些问题还值得研究，如已接受足量β受体阻滞剂、ACEI等标准治疗，临床稳定是否还需要利尿药小剂量长期维持？停用是否有好处或有坏处？

使用利尿药的要点及注意事项如下。

（1）虽然在治疗心衰的药物中，利尿药是唯一可以控制液体潴留的药物，但是利尿药不应单独应用，尤其是不能单独用于心力衰竭阶段的治疗。单独使用利尿药不可能保持心力衰竭患者的长期稳定。故利尿药应当与ACEI和β受体阻滞剂联合应用，同时要控制食盐摄入（3~4g/d）。

利尿药可以在数h或数日内缓解肺部和周围水肿，而洋地黄、ACEI或β受体阻滞剂的临床作用可能需要数周或数月才能变得明显。利尿药剂量太小可能引起体液潴留，这将削弱对ACEI的治疗反应并增加使用β受体阻滞剂的危险。相反，过量使用利尿药将使血容量减少，增加使用ACEI和血管扩张药时发生低血压的危险以及使用ACEI和ARB时发生肾功能不全的危险。合理使用利尿药是治疗心衰的基础。

（2）轻症的门诊心衰患者，利尿药起始剂量不必过大，通常每日1~2次给药即可，逐渐增加剂量直到尿量增加，体重减轻（通常为每日减轻0.5~1.0kg）。症状较重的患者，需要增加剂量或使用次数，更重的患者还可短期使用静脉制剂。利尿药以袢利尿药为好，噻嗪类药物剂量依赖性利尿的范围窄（氢氯噻嗪超过100mg/d就没有明显的利尿效果），并且在肾功能轻度损害时效力就可能丧失。故常用呋塞米，但有些患者对托拉塞米反应更好，因其吸收更好，持续时间长。有时两药交替使用可提高利尿效果。利尿药治疗的最终目标是消除体液潴留的体征。病情稳定后，可根据每日体重变化调整利尿药用量。

（3）在利尿药治疗过程中若出现电解质失衡，或在达到治疗目标前出现低血压或肾功能异常，暂不要停药。而应同时纠正电解质失衡或暂时减缓利尿速度。过分担心低血压和肾功能可能导致利尿药应用不足，水肿难以控制，并影响其他治疗心衰药物的疗效和安全性。

（4）病情稳定后，利尿药可减量，使用维持剂量预防容量超负荷的复发。多数患者可根据每日体重变化调整利尿药用量。

（5）治疗过程中患者应控制摄盐量，避免使用肾毒性药物（如非甾体抗炎药，包括环氧化酶-2抑制剂）。否则，即使加大剂量利尿效果也不好。

（6）患者出现利尿药抵抗后可以使用静脉注射利尿药（包括连续静脉输注），或联合使用两种或两种以上利尿药（如呋塞米和美托拉宗），或同时使用利尿药和增加肾血流量的药物（如小剂量的多巴胺）。

（7）在利尿药治疗的过程中应注意水、电解质紊乱，低血压和氮质血症。患者出现低钠血症时，利尿药的作用将减弱，补充高渗盐水（2%~3%）及合用小剂量的多巴胺对部分患者可能恢复利尿作用。利尿药也可引起皮疹和听力障碍，但是，通常发生在特异质的患者或使用剂量非常大时。长期使用利尿药还可能影响血糖、尿酸和血脂的代谢。

（8）利尿药可引起钾和镁离子的丢失，引起患者严重的心律失常，特别是在应用洋地黄治疗时。两种利尿药合用时可以增加电解质丢失的危险。短时间的补充钾制剂可以纠正低血钾，血钾降低明显者应补充镁离子。同时使用ACEI或联合使用保钾制剂（如螺内酯）可防止大多数使用袢利尿药时钾离子的丢失。当使用这些药物时，应注意可能引起高钾血症，但同时长期口服补钾剂可能有害。

（9）过量使用利尿药可降低血压并损害肾功能和运动耐量下降，但低血压和氮质血症也可能是心衰恶化的结果，此时若减少利尿药的使用则可能加速心衰的恶化。如果没有体液潴留的体征，低血压和氮质血症可能与容量不足有关，减少利尿药可能缓解。如果有体液潴留的体征，低血压和氮质血症则可能与心衰恶化和周围有效灌注压低有关，常提示发生了心肾综合征，这提示预后不良。

（二）肾素-血管紧张素-醛固酮系统抑制剂

肾素-血管紧张素-醛固酮系统（RA强直性脊柱炎）激活是心衰发生、发展的中心环节之一。血管紧张素转化酶抑制剂、血管紧张素受体阻滞剂和醛甾酮受体抑制药可以从多个部位对RA强直性脊柱炎进行抑制，已有多项大规模临床研究证实这些RA强直性脊柱炎阻断剂可以延缓心室重构形成，降低病死率。其中血管紧张素转化酶抑制剂不仅对心衰治疗有益，而且冠心病和其他动脉粥样硬化性血管疾病以及糖尿病肾病均可从血管紧张素转化酶抑制剂的治疗中获益。血管紧张素Ⅱ受体阻滞剂除可用于治疗心衰外，对高血压心室肥厚及糖尿病肾病也有益处。下面将分别讨论这三类药物在心衰方面的应用。

1.血管紧张素转换酶抑制剂

血管紧张素转换酶抑制剂（Angiotensin converting enzyme inhibitor，ACEI）主要通过以下机制在心力衰竭的治疗过程中发挥效应：①抑制RA强直性脊柱炎，其作用主要针对组织中的RA强直性脊柱炎，组织中的RA强直性脊柱炎激活在心衰的发病机制中更为重要；②抑制缓激肽降解ACEI可使组织内缓激肽降解减少，局部缓激肽浓度升高，前列腺素生成增加，发挥扩张血管效应；③抑制交感神经递质释放，ACEI通过抑制Ang I转化为Ang Ⅱ，可阻止去甲肾上腺素释放，降低交感神经对心血管系统的作用，有助于降压、减轻心脏负荷和改善心功能；④抗氧化作用，Ang Ⅱ可通过活化酶系统，如NADPH酶，黄嘌呤氧化酶及NOS系统等，增加活性氧代谢物（ROS）的释放，ACEI抑制这个过程，减轻氧化应激的作用。

已有很多大规模的随机双盲对照临床研究证实对于各种原因和程度的左心室功能不全ACEI可以缓解症状、改善临床状态和患者的一般状况，并降低死亡危险以及死亡或再住院的联合危险。有轻度、中度或重度心衰症状的患者，不论有无冠状动脉疾病，均可从ACEI治疗中获益。

有研究认为，Ang Ⅱ对心脏的毒性主要是通过局部作用，理论上组织作用强的ACEI，如雷米普利、群多普利拉、福辛普利等可能作用更好，但这一点并没有在临床上得到证实，因此ACEI的心脏保护作用可以认为是类效应所致。

　　所有左心室收缩功能障碍所致的心衰患者都应当尽早并持续使用ACEI，除非有禁忌证或不能耐受治疗。使用ACEI时应注意当前或近期是否有体液潴留的表现，对于有体液潴留者，应当先使用利尿药后再使用ACEI，因为利尿药可以维持钠的平衡，预防周围组织和肺水肿的发生。ACEI应先于ARB或直接血管扩张药使用，因已有临床研究证明ACEI要优于这些药物。ACEI应与β受体阻滞剂合用，这样既可以增强作用，也可以减轻不良反应，两种药物使用的先后次序并没有重要的临床意义。

　　ACEI的禁忌证主要包括以往使用ACEI曾发生过威胁生命的不良反应（血管性水肿或无尿肾衰竭）及妊娠的患者；相对禁忌证包括有症状的低血压（收缩压<80mmHg）、血清肌酐升高（>265.2mmol/L）、双侧肾动脉狭窄或血钾升高（>5.5mmol/L）。另外，处于休克边缘的患者不能使用ACEI。这种患者应首先纠正心衰，待病情稳定后再重新评价ACEI的使用。

　　ACEI应当从小剂量开始，如果可以耐受则逐渐增加剂量。一般每1~2周调整一次剂量，逐渐增加至目标剂量或患者可耐受的剂量。开始治疗的1~2周应检测肾功能和血钾，以后应每3个月检查一次，特别是那些以往有低血压、低钠血症、糖尿病、氮质血症或服用补钾药物的患者。在长期使用ACEI治疗的过程中应调整好利尿药的剂量，应尽量避免水钠潴留或血容量不足。体液潴留可以削弱ACEI对症状的缓解，而血容量不足则可增加低血压和氮质血症的危险。此外，使用ACEI还应避免长期使用补钾剂。血流动力学或临床状态不稳定的患者使用ACEI易引起低血压，这会减弱患者对利尿药和升压药的作用。因此，对这些患者（特别是对利尿药反应差的患者），谨慎的做法是暂时停止ACEI治疗，直到患者临床状态稳定。

　　心衰患者应当使用多大剂量的ACEI目前还没有定论。临床研究中使用ACEI的剂量通常较大，但剂量的选择并非根据患者对治疗的反应确定，而是达到靶剂量。然而，临床实际使用的剂量常常仅相当于推荐的起始剂量而远小于靶剂量。有关使用大剂量是否可改善治疗效果的研究不多，且结果相互矛盾，同时没有显示可以降低病死率，故在临床中重要的是要使用ACEL而非争论使用多大的剂量。当然最好是使用有循证医学证据可以降低心血管事件的剂量，但若患者不能使用或耐受大剂量，应当使用中等剂量治疗，两者疗效只有很小的差别。更重要的是，不能因为ACEI没有达到靶剂量而延迟使用 β受体阻滞剂。一旦药物剂量递增到一定程度，通常可以维持ACEI的长期治疗。尽管某些患者在使用ACEI后48h内症状可以改善，但其临床疗效的发挥通常需要数周、数月或更长时间。即使症状没有改善，长期使用ACEI也可以降低死亡和住院的危险。突然停用ACEI可导致病情恶化，除非有威胁生命的并发症，如血管性水肿。

　　尽管不同的ACEI在化学结构的差异、吸收、生物利用度、半衰期、血浆蛋白结合率、代谢与排泄等药代动力学等特征方面都有差别，但目前资料显示，各种ACEI在控制症状和提高生存率方面并没有明显的差别。所以在选择ACEI时，应当先考虑使用经过临床试验证实可以降低心衰或心肌梗死后患者病残率和病死率的ACEI，包括卡托普利、依那普利、赖诺普利、培哚普利、雷米普利。

大多数ACEI的不良反应是由该类药物的两种主要药理学作用所致：对血管紧张素的抑制和对激肽的增强作用，也可能发生其他不良反应（如皮疹和味觉障碍）。

2.血管紧张素受体拮抗剂

由于ACEI有不能抑制旁路生成的Ang Ⅱ、易发生醛固酮逃逸现象及咳嗽等缺点，促使血管紧张素受体阻滞剂（Angiotensin receptor blockers，ARB）诞生。理论上ARB能竞争性与Ang Ⅱ受体AT1结合，使Ang Ⅱ无法与其结合，能够在受体水平完全阻断各种来源的Ang Ⅱ的作用，故它对Ang Ⅱ的抑制会更完全，并减少醛固酮逃逸现象的发生，同时因它不影响缓激肽的代谢，故还可减少咳嗽等不良反应。目前临床有多种ARB可供使用，包括坎地沙坦、依普沙坦、厄贝沙坦、氯沙坦、替米沙坦、奥美沙坦和缬沙坦等。但对这些药物治疗心衰患者的研究和经验不及ACEI丰富。

在慢性心力衰竭治疗中，ACEI仍然是第一选择，但ARB可作为ACEI不能使用或严重不良反应或不能耐受时的替代药物使用。《2012年欧洲心脏病学会急慢性心力衰竭诊断与治疗指南》建议：ARB作为不能耐受ACEI的替代治疗（Ⅰ类A级）。ARB不再作为已接受ACEI和β受体阻滞剂仍有心衰症状的患者的一线药物，此类患者应首先考虑加用醛固酮抑制药。

与ACEI一样，血管紧张素受体阻滞剂也可产生低血压、肾功能恶化和高血钾，但ARB很少发生血管性水肿。虽然ARB与ACEI和醛固酮抑制药联用的资料很少，但联合应用将进一步增加肾功能异常和高钾血症的发生率。目前，不推荐ACEI+ARB+醛固酮抑制药三者联用。

ARB的临床应用与ACEI类似，应从小剂量开始。在应用ARB 1～2周后，可以通过倍增剂量进行剂量调整，但应及时对血压、肾功能和血钾进行监测和评价。使用ARB需注意的问题有许多，与前面介绍的ACEI一样，开始用药后1～2周要复查血压（包括体位性血压变化）、肾功能和血钾，特别是在调整剂量时更应密切观察。这在收缩压低于80mmHg、低血钠、糖尿病和肾功能受损的患者中更为重要。对于病情稳定的患者，在ACEI或ARB达到靶剂量前可以加用β受体阻滞剂。使用ARB的危险与血管紧张素的抑制有关，当与ACEI或醛固酮抑制药合用时发生低血压、肾功能异常和高血钾的危险明显增加。

3.盐皮质激素/醛固酮抑制药

心衰时由于RA强直性脊柱炎的激活，使醛固酮的合成增加。醛固酮的这种代偿性增加，短期内可起到增加心排血量的作用，但是长期的醛固酮增高会引起血容量增加、电解质素乱、心律失常、心肌及血管间质胶原沉积和纤维化，使心衰进行性恶化。醛固酮抑制药可以竞争性地与醛固酮受体复合物结合，阻断醛固酮的生物学作用。实验资料显示，醛固酮对心脏结构和功能的不良影响独立于Ang Ⅱ。因此，长期抑制醛固酮的作用可与ACEI或（和）ARB产生协同作用，在心衰的治疗中有重要意义。

螺内酯和依普利酮是美国食品与药品管理局（FDA）批准用于心衰治疗的两种醛固酮抑制药，而前者应用最广泛，后者较少发生男子乳房发育或抗雄激素效应。在心衰的治疗中醛固酮抑制药的利尿作用是次要的，不应把它当作利尿药那样使用。螺内酯和依普利酮分别都进行过大规模的临床试验，结果都显示了其具有降低病死率的益处，但高血钾和肾功能异常的发生率可增加。

醛固酮抑制药最早被推荐用于有中、重度心衰症状以及近期失代偿的患者或心肌梗死早期左心室功能异常的患者。近年来，新的临床试验结果显示，对于NYHA Ⅱ级的左心室收缩功能不全的患者，依普利酮治疗可显著降低病死率和心衰再住院率。因此，《2012年欧洲心脏病学会急慢性心力衰竭诊断与治疗指南》将醛固酮抑制药的适应证推广至所有的收缩性心力衰竭的患者。

使用醛固酮抑制药要同时考虑其降低病死率及因心力衰竭再住院的益处和发生威胁生命的高钾血症的危险。螺内酯的起始剂量一般为12.5～25mg/d，偶尔可隔日给予。依普利酮的起始剂量为25mg/d，逐渐加量至50mg/d。开始治疗后一般停止使用补钾制剂，治疗后3日和1周需测定血钾和肾功能。

使用醛固酮抑制药的主要危险是高钾血症和肾功能恶化。最近的两项研究显示，醛固酮抑制药有滥用的现象，结果使高钾的发生率和病死率显著增加。因此，对醛固酮抑制药的使用须谨慎选择患者，并密切监测。虽然醛固酮抑制药的利尿作用较弱，一些患者加用醛固酮抑制药可显著增强其他利尿药的作用，导致低血容量，进一步增加肾功能异常和高钾血症的发生率。在慢性稳定治疗阶段，如胃肠炎等引起血容量减少的情况下均可引起高钾血症。

在有关心肌梗死患者的试验中，依普利酮的益处只见于平均血肌酐水平低于97μmol/L的那些患者，超过此水平的患者，生存率无明显改善。血肌酐水平常低估肾功能异常的程度，尤其是老年患者，估计肌酐清除率小于50mL/min时应将螺内酯起始剂量调至12.5mg/d或依普利酮25mg/d，当肌酐清除率小于30mL/min时应停止使用醛固酮抑制药。

（三）β受体阻滞剂

β受体阻滞剂主要通过以下机制改善心脏功能。①降低心率，延长舒张期充盈时间及增加冠状动脉灌注；②降低心肌耗氧；③抑制儿茶酚胺介导的游离脂肪酸释放，从而改善心肌动力；④上调β-肾上腺素受体并减轻心肌氧化反应负荷；⑤心脏电生理机制，包括心率减慢、异位起搏点自行放电的减少、传导延缓及房室结的不应期延长。其他的机制包括抑制β-肾上腺素途径介导的心肌细胞凋亡、抑制血小板聚集、减少斑块的机械压力、预防斑块破裂；某些β受体阻滞剂具有的抗氧化及抑制血管平滑肌细胞增生的特性可能还有额外的益处。

超过20项安慰剂对照的临床研究（心衰患者总数超过20 000例）证实有3种β受体阻滞剂可有效降低慢性心衰患者的死亡危险，即比索洛尔、琥珀酸美托洛尔（选择性抑制β₁受体）、卡维地洛。这3种药物治疗心衰的阳性结果并不能代表所有β受体阻滞剂的有效性，临床试验已发现布新洛尔无效而短效美托洛尔效果较差。阶段C的心衰患者如无禁忌证都应使用上述3种药物中的1种。

当前国内外所有的心衰指南推荐所有左心室收缩功能不全且病情稳定的患者均应使用β受体阻滞剂，除非有禁忌证或不能耐受。由于β受体阻滞剂对生存率和疾病进展的有益作用，一旦诊断左心室功能不全应尽早开始β受体阻滞剂治疗。即使症状较轻或对其他治疗反应良好，β受体阻滞剂的治疗也是非常重要的，不应因其他药物治疗而延迟β受体阻滞剂的使用。因此，即使治疗不能改善症状，也应当使用β受体阻滞剂治疗，以降低疾病进展、临床恶化和猝死的危险。

β受体阻滞剂合用ACEI时，后者的剂量不需要很大，其疗效优于单纯增加ACEI剂量，即使后者达到靶剂量。目前认为，这两种药物在使用次序上并没有明显的限定。当前或近期有体液潴留的患者，应先使用利尿药，病情稳定达到干体重后再使用β受体阻滞剂，因为利尿药可以维持体液平衡并防止使用β受体阻滞剂引起的症状加重。病情稳定的患者，无论心功能如何，应该尽早使用β受体阻滞剂。此时患者应该没有或仅有很少的体液潴留或容量不足的证据，同时近期不需要静脉使用正性肌力药物，此时可以开始使用β受体阻滞剂。重症患者应首先使用其他治疗心衰的药物（如利尿药），待病情稳定后再重新评价是否可以使用β受体阻滞剂。患有气道反应性疾病或无症状心动过缓的患者使用β受体阻滞剂时要高度谨慎，而有持续症状的患者则不应使用。

β受体阻滞剂的起始剂量要非常小，如果能够耐受，可逐渐增加剂量，一般采用每两周剂量加倍的方法增加剂量。在剂量递增期间应当严密观察病情。部分患者在开始使用β受体阻滞剂后，反而会出现体液潴留导致症状加重。若每日称量体重，连续3日体重增加均大于0.25kg，表示液体增加，应及时增加利尿药剂量使体重恢复到治疗前水平。剂量增加时如果出现不良反应，应当暂停剂量的递增。若能达到靶剂量，患者一般都能够维持长期治疗。β受体阻滞剂的起效时间较长，可能需要2~3个月才能看到临床疗效。即使症状没有改善，长期治疗也可以降低主要临床事件的危险性。应当避免中断β受体阻滞剂的治疗，否则将导致临床症状的恶化。部分长期使用β受体阻滞剂的患者仍然可出现临床症状恶化，此时应综合分析是否减量或停药，随意停药将增加临床失代偿的危险。如果患者出现体液潴留而症状很轻或没有症状，可以增加利尿药剂量而继续使用β受体阻滞剂。但是如果出现低灌注，或者需要静脉使用正性肌力药物，最好暂时停止使用β受体阻滞剂直到患者临床状况稳定。

使用β受体阻滞剂时若出现4种不良反应，应当引起注意。

（1）体液潴留和心衰恶化：使用β受体阻滞剂可以引起体液潴留，通常没有症状而仅表现为体重增加，最后可致心衰症状明显恶化。治疗前有体液潴留的患者在治疗期间更易发生体液潴留。因此，一般不需要停止β受体阻滞剂的治疗，强化利尿等常规治疗就可以取得较好效果。经过治疗，这些患者可以继续长期使用β受体阻滞剂。

（2）乏力：使用β受体阻滞剂治疗可以引起乏力和虚弱的感觉，多数情况下不需要治疗，数周后这种乏力的症状可自行消失。症状严重者，如出现低灌注，可考虑减量（或调整利尿药的剂量）或停药，过一段时间后还可再次尝试或换其他β受体阻滞剂。

（3）心动过缓和传导阻滞：β受体阻滞剂造成的心率和心脏传导减慢通常没有症状，因此一般不需要处理。然而，如果当心动过缓伴随头晕及出现二度传导阻滞或三度传导阻滞时，应该减少β受体阻滞剂的剂量或停药，也应该考虑药物间相互作用的可能性。同时植入起搏器或进行心脏同步化治疗能否保留β受体阻滞剂的好处，目前还不十分清楚。

（4）低血压：β受体阻滞剂会造成低血压，通常无症状，但也会引起头晕、视物模糊。对于同时阻断α受体的β受体阻滞剂如卡维地洛，扩张血管的不良反应通常在应用初始剂量或剂量开始增加的24~48h出现，一般再次应用时会消失而不需要改变剂量。在一日不同时间服用β受体阻滞剂和ACEI可以减少低血压的危险。如这样无效，则需要暂时减少ACEI剂量。在容量不足的患者中，减少利尿药的剂量也会缓解低血压的症状，但减轻利尿药会增加继发液体潴留的危险。若低血压伴随临床低灌注时，β受体阻滞剂应减量或停用。

（四）伊伐布雷定

伊伐布雷定是窦房结通道的抑制剂，减慢窦性心律患者的心率，不降低心房颤动患者的心室率。有研究表明，对于EF小于35%的窦性心律患者，在ACEI或ARB和β受体阻滞剂达到靶剂量或最大耐受剂量治疗后心率仍大于70次/分的患者，给予伊伐布雷定可显著降低心血管死亡和心力衰竭再住院的联合终点。故《2012年欧洲心脏病急慢性心力衰竭诊断与治疗指南》将其列为Ⅱa类药推荐。推荐起始剂量为2.5mg，每日2次，逐渐滴定至靶剂量7.5mg，每日2次。

（五）洋地黄

洋地黄糖苷通过抑制Na^+-K^+-ATP酶，减少心肌细胞的Na^+外流和K^+内流，细胞内Na^+增高促使肌浆网释放钙离子与Na^+交换，从而增强心脏的收缩力。这种正性肌力作用使心肌耗氧量增加，但同时使心排血量增加，心室容积减少，室壁张力降低，而心率减慢又可降低心肌氧耗。两种作用综合的结果是心肌总的氧耗降低，提高心肌的做功效率。数十年来，洋地黄在心衰中的益处一直归功于这种正性肌力作用。然而，近期的证据表明，洋地黄的益处可能部分与非心肌组织中Na^+-K^+-ATP酶的抑制有关。迷走神经传入纤维Na^+-K^+-ATP酶的抑制可增加心脏压力感受器的敏感性，继而降低中枢神经系统的交感传出，减少了交感神经的兴奋性。另外，抑制肾脏的Na^+-K^+-ATP酶，可使肾小管对钠的重吸收减少，从而使转运至远端肾小管的钠增多而抑制肾脏的肾素分泌，间接减弱了RA强直性脊柱炎的作用。如此看来，洋地黄还有减轻神经体液系统激活的作用，可能比其正性肌力作用更重要。

临床研究显示，轻、中度心衰患者使用地高辛治疗1~3个月能改善症状，提高生活质量和运动耐量。《2012年欧洲心脏病急慢性的心力衰竭诊断与治疗指南》推荐地高辛用于LVEF低于40%且伴有心房颤动的有症状的患者的心率控制。而对于窦性心律的患者，与ACEI合用，可改善症状，但不降低病死率。由于地高辛并不能改善心力衰竭患者的病死率，且治疗窗窄，其应用价值较前有所下降。《2012年欧洲心脏病急慢性的心力衰竭诊断与治疗指南》仅将地高辛推荐为Ⅱb类指征。

心衰合并慢性心房颤动是洋地黄的最佳适应证，在使用地高辛的基础上加用β受体阻滞剂更有效，特别是控制运动过程中的心率增快。为控制心力衰竭患者增快的心房颤动心率，地高辛应作为辅助用药，β受体阻滞剂既能改善生存率又能有效控制心率。对于窦性心律的心衰患者，应首先使用利尿药、ACEI（或ARB）和β受体阻滞剂，若治疗没有反应或心衰的症状不能很好地控制可考虑加用地高辛。另一种策略是对这种有症状的患者开始使用醛甾酮抑制药，推迟加用地高辛，除非患者对治疗无反应或不能耐受醛甾酮抑制药。如果患者先期已服用地高辛但未服用ACEI或β受体阻滞剂，不必停用地高辛治疗，应及时开始使用神经激素拮抗剂。对于液体潴留或低血压等症状急性恶化的患者，并不推荐地高辛作为稳定心力衰竭症状的初始治疗，以往需要先洋地黄化的治疗方法已被摒弃。这样的患者应该首先接受心力衰竭的适宜治疗，如短期使用非洋地黄类正性肌力药物、血管活性药、利尿药或其他有利于改善症状的药物。在症状稳定后，可开始使用地高辛，并作为长期治疗策略的一部分。

如果患者有显著的窦房结或房室结阻滞，不应给予地高辛治疗，除非已安装了永久起搏器治疗。在服用其他抑制窦房结或房室结功能以及影响地高辛水平，例如胺碘酮或β受体阻滞剂等药物的患者，应谨慎使用洋地黄。心肌梗死后患者应慎用或不用地高辛，尤其是仍存在缺血症状时。

　　尽管有多种强心苷应用于心衰的治疗，但地高辛是最常用也是唯一在安慰剂对照试验中评价过的。地高辛常以每日0.125～0.25mg的剂量起始和维持。如果患者超过70岁、肾功能受损或体重低应以低剂量（每日或隔日0.125mg）起始。心衰治疗中很少使用或需要大剂量（如每日0.375～0.50mg）地高辛。不需要在起始治疗时使用负荷剂量。

　　尽管目前使用的地高辛的剂量比以往明显减少，但仍应注意它的不良反应，监测地高辛的血液浓度有助于减少不良反应。地高辛浓度大于2ng/mL要警惕洋地黄中毒的发生，但血药浓度有时与临床情况不一致，应结合临床考虑。地高辛的血药浓度在0.5～1.0ng/mL既有治疗作用，也很少发生不良反应。但也有研究显示，较低的地高辛血浆浓度（0.5～0.9ng/mL）能起到与较高地高辛浓度一样的预防心力衰竭恶化的作用。但总的表明地高辛水平高于1.0ng/mL预后较差。以往认为地高辛浓度小于2ng/mL是安全的，但目前认为即使在这个浓度以下仍可能产生不良心血管影响。有研究表明，长期服用地高辛过程中出现的再住院多数并非由于心衰加重所致，而是发生了其他心血管事件，即使血清地高辛浓度在治疗范围内（0.5～2.0ng/mL）。同时地高辛治疗还增加发生心律失常或心肌梗死死亡的风险，这些作用抵消了地高辛对心衰患者生存的益处。

　　大多数心衰的患者都能很好地耐受地高辛治疗。但在实际应用中，尤其是在国内它的不良反应仍然很常见，这主要发生于大剂量应用地高辛或存在影响地高辛清除的因素，如药物的相互作用、肾功能不全、电解质紊乱等。故在低血钾、低血镁或甲状腺功能减退时；在同时应用大环内酯类抗生素、依曲康唑、环孢霉素A、维拉帕米、奎尼丁时；在低体重和肾功能受损时，地高辛用量应适当降低，以减少中毒的可能。地高辛的主要不良反应包括：①心律失常，各种心律失常都可发生，最常见的是多形性室性期前收缩，尤其是发生在心房颤动的基础上，其他还有房室传导阻滞、各种交界性心律等；②胃肠道症状，如食欲缺乏、恶心、呕吐等；③神经系统症状，如头痛、失眠、抑郁、眩晕、视觉障碍、定向障碍和意识错乱。

　　发生洋地黄中毒时首先应停药，并积极寻找中毒的原因和及时纠正，如过度利尿产生的低血钾需调整利尿药的用量。地高辛中毒表现一般多在24h内消失。对洋地黄产生的快速室性心律失常，可使用苯妥英钠，先125～250mg注射用水稀释后2～3min内静脉注射，无效时每5～10min可再注射100mg，共2～3次，以后改口服，50～100mg，每6h1次，用2～3d。该药偶有抑制呼吸、嗜睡和引起短暂低血压的不良反应，应予以注意。还可使用钾盐，口服或静脉滴注。一般静脉使用1g的钾盐，多数患者的心律失常可以消失。利多卡因也有一定疗效，在没有苯妥英时可以使用。室上性心律失常可用维拉帕米、地尔硫草及β受体阻滞剂，但应注意其负性肌力作用使心力衰竭加重。洋地黄引起的缓慢心律失常可用阿托品或临时心脏起搏治疗。异丙肾上腺素可引起室性心律失常，故不提倡使用。

（六）血管扩张药

有两种传统血管扩张药用于心衰的治疗：一种是硝酸异山梨酯，另一种是肼屈嗪。

（1）硝酸异山梨酯：是首先报道的对慢性心衰治疗有益的药物之一。有研究表明，硝酸盐可抑制异常的心肌和血管的生长，并因此改善心室重构过程和心衰的症状。对已采用充分的治疗后仍有劳力性气短症状的患者，使用硝酸异山梨酯有帮助。目前，虽然缺乏单独应用硝酸盐改善生存率的研究，但临床上还是经常使用，尤其是在其他治疗方法都已使用，患者还有症状时。长期使用硝酸盐很容易发生耐药，故使用时应给予至少10h的"无硝酸盐的间歇期"和联合应用ACEI或肼屈嗪。硝酸盐一个共同的不良反应是头痛和低血压，在使用的过程中应注意。

（2）肼屈嗪：对静脉张力和心脏充盈压影响很小。与硝酸盐合用是为扩张静脉和动脉。除对血管的直接作用外，肼屈嗪理论上还可影响与心力衰竭进展相关的生化和分子机制以及减少硝酸盐耐药的发生。但肼屈嗪单独用于心衰治疗的资料尚少，也很少有学者将它单独用于心衰的治疗中。肼屈嗪联合硝酸盐用于黑种人心衰的临床研究表明，对已使用地高辛和利尿药但未使用ACEI或β受体阻滞剂治疗的心衰患者，肼屈嗪和硝酸异山梨酯可降低病死率，但并不降低住院率。但在其他人群中能否产生该种益处仍需研究。

现有心力衰竭指南推荐针对LVEF低于40%且症状明显的患者，联合肼屈嗪和硝酸异山梨酯可作为不耐受ACEI和ARB类药物的替代治疗。针对联合ACEI、β受体阻滞剂和ARB或醛甾酮抑制药仍不能控制心衰症状的患者可考虑加用肼屈嗪和硝酸异山梨酯，尤其适用于非美洲裔的患者。然而这种治疗的顺应性通常较差，很多患者不能耐受其靶剂量。原因是药片数量多且不良反应发生率高（主要是头痛和胃肠道不适）。

第五章　急性心力衰竭

第一节　急性心力衰竭的概述

急性心衰是指急性发作或加重的左心功能异常所致的心肌收缩力降低、心脏负荷加重，造成急性心排血量骤降、肺循环压力升高、周围循环阻力增加，引起肺循环充血而出现急性肺淤血、肺水肿并可伴组织、器官灌注不足和心源性休克的临床综合征，以左心衰竭最为常见。急性心衰可以在原有慢性心衰基础上急性加重或突然起病，发病前患者多数合并有器质性心血管疾病，可表现为收缩性心衰，也可以表现为舒张性心衰。急性心衰常危及生命，必须紧急抢救。大多数患者有心脏病病史，冠心病、高血压和老年性退行性心瓣膜病为老年人的主要病因；风湿性心瓣膜病、扩张型心肌病、急性重症心肌炎等常为年轻人的主要病因。常见的诱因有慢性心衰治疗缺乏依从性、心脏容量超负荷、严重感染、严重颅脑损害或剧烈的精神心理紧张与波动、大手术后、肾功能减退，急性心律失常、支气管哮喘发作、肺栓塞、高心排血量综合征、应用负性肌力药物、应用非甾体类抗炎药、心肌缺血、老年急性舒张功能减退、吸毒、酗酒、嗜铬细胞瘤等。左心功能降低的早期征兆为心功能正常者出现疲乏、运动耐力明显减低、心率增加15～20次/分，继而出现劳力性呼吸困难、夜间阵发性呼吸困难、高枕睡眠等；检查可见左心室增大、舒张早期或中期奔马律、两肺底部有湿啰音、干啰音和哮鸣音，提示已有左心功能障碍。

中医并无心力衰竭的病名，根据其临床表现，本病可归属于"心水""喘证""水肿""心悸""胸痹""痰饮"等范畴。

一、中医病因病机

本病为本虚标实、虚实夹杂之证，本虚为气虚、阳虚，标实为血瘀、水停、痰饮；标本俱病，虚实夹杂，是心衰的病理特点。在病程发展的不同阶段，本虚与标实可有所侧重，各脏器的虚损程度亦有所不同。心衰发病演变的顺序为气虚、气阴两虚、阳虚、阳虚欲脱，并由虚致实，心衰的程度除本虚外，与标实的存在和程度呈正相关。本病本虚标实，外邪引动为诱因。

二、西医病因机制

任何心脏解剖或功能的突发异常，使心排血量急剧降低，肺静脉压突然升高，均可发生急性左心衰竭。

（一）急性弥漫性心肌损害

如急性心肌炎、广泛性前壁心肌梗死等。

（二）急起的机械性阻塞

如严重的瓣膜狭窄、左心室流出道梗阻、心房内球瓣样血栓或黏液瘤嵌顿二尖瓣口等。

（三）心脏容量负荷突然加重

急性心肌梗死或感染性心内膜炎引起的瓣膜穿孔、腱索断裂所致的急性瓣膜性反流、室间隔破裂穿孔或主动脉瘤破裂使心室容量负荷突然剧增，以及输液、输血过多或过快等。

（四）急剧的心脏后负荷增加

如高血压心脏病血压急剧升高，外伤、急性心肌梗死或感染性心内膜炎引起的瓣膜损害等。

（五）严重的心律失常

如快速性心房颤动：心室暂停、显著的心动过缓等。

三、临床表现

（一）症状

根据心脏排血功能减退程度、速度和持续时间的不同，以及代偿功能的差别，分下列4种类型表现：昏厥型、心源性休克型、急性肺水肿型、心搏骤停型。

（1）昏厥型：又称之为心源性昏厥，以突发的短暂的意识丧失为主。发作时间短暂，发作后意识立即恢复。并伴随面色苍白、出冷汗等自主神经功能障碍的症状。

（2）心源性休克型：早期见神志清醒、面色苍白、躁动、冷汗、稍有气促；中期见神志淡漠、恍惚、皮肤湿冷、口唇四肢发绀；晚期见昏迷、发绀加重、四肢厥冷过肘膝、尿少。同时见颈静脉怒张等体循环淤血症状。

（3）急性肺水肿型：突发严重气急、呼吸困难伴窒息感，咳嗽，咯粉红色泡沫痰（严重者由鼻、口涌出）。

（4）心搏骤停型：意识突然丧失（可伴全身抽搐）和大动脉搏动消失，并伴呼吸微弱或停止。

（二）体征

（1）昏厥型：意识丧失，数秒后可见四肢抽搐、呼吸暂停、发绀，称为阿-斯综合征。伴自主神经功能障碍症状，如冷汗、面色苍白。心脏听诊可发现心律失常、心脏杂音等体征。

（2）心源性休克型：早期脉搏细尚有力，血压不稳定，有下降趋势，脉压<2.7kPa（20mmHg）；中期神志恍惚、淡漠，皮肤呈花斑纹样，厥冷，轻度发绀，呼吸深快，脉搏细弱，心音低钝，血压低，脉压小，尿量减少；晚期昏迷状态，发绀明显。四肢厥冷过肘、膝，脉搏细或不能触及，呼吸急促表浅，心音低钝，呈钟摆律、奔马律。严重持久不纠正时，合并消化道出血，甚至DIC。

（3）急性肺水肿型：端坐呼吸，呼吸频率快，30～40次/分，严重发绀，大汗，早期肺底少量湿啰音，晚期两肺布满湿啰音，心脏杂音常被肺内啰音掩盖而不易听出，心尖部可闻及奔马律和哮鸣音。

（4）心搏骤停型：为严重心功能不全的表现，昏迷伴全身抽搐，大动脉搏动消失，心音听不到，呼吸微弱或停止，全身发绀，瞳孔散大。

四、诊断与鉴别诊断

（一）诊断要点

1.病因诊断

急性心力衰竭无论以哪种表现为主，均存在原发或继发原因，足以使心排血量在短时间内急剧下降，甚至丧失排血功能。

2.临床诊断

（1）胸部X线片可见左心室阴影增大。

（2）无二尖瓣关闭不全的成年人，于左心室区听到第三心音或舒张期奔马律。

（3）主动脉瓣及二尖瓣无异常而左心室造影见左心室增大，心排血量低于2.7L/（min·m²）。

（4）虽无主动脉瓣及二尖瓣膜病变，亦无左心室高度肥大，但仍有如下情况者：

①左心室舒张末期压力在1.3kPa（10mmHg）以上，右心房压力或肺微血管压力在

1.6kPa（12mmHg）以上，心排血量低于2.7L/（min·m²）；

②机体耗氧量每增加100mL，心排血量增加不超过800mL，每搏排血量不增加；

③左心室容量扩大，同时可见肺淤血及肺水肿。

（5）有主动脉狭窄或闭锁不全时，胸部X线检查左心室阴影迅速增大，使用洋地黄后改善。

（6）二尖瓣狭窄或闭锁不全，出现左心室舒张末期压升高，左心房压力或肺微血管压力增高，体循环量减少，有助于诊断由瓣膜疾病导致的心衰。

（二）鉴别诊断

急性心衰应与其他原因引起的昏厥、休克和肺水肿相鉴别。

1.昏厥的鉴别诊断

昏厥发生时，心律、心率无严重过缓、过速、不齐或暂停，又不存在心脏病基础的，可排除心源性昏厥。可与以下常见昏厥鉴别。

（1）血管抑制性昏厥。其特点是：

①多发于体弱年轻女性。

②昏厥发作多有明显诱因，如疼痛、情绪紧张、恐惧、手术、出血、疲劳、空腹、失眠、妊娠、天气闷热等，昏厥前有短时的前驱症状。

③常在直立位、坐位时发生昏厥。

④昏厥时血压下降，心率减慢，面色苍白且持续至昏厥后期。

⑤症状消失较快，1~2d康复，无明显后遗症。

（2）直立性低血压性昏厥。其特点是：血压急剧下降，心率变化不大，昏厥持续时间较短，无明显前驱症状。常于生理性障碍、降压药物使用及交感神经切除术后，以及全身性疾病如脊髓炎、多发性神经炎、血紫质病、高位脊髓损害、脊髓麻醉、糖尿病性神经病变、脑动脉粥样硬化、急性传染病恢复期、慢性营养不良等时发生。往往是中枢神经系统原发病的临床症状之一。故要做相应检查，以鉴别诊断。

（3）颈动脉窦综合征。特点是：

①患者有昏厥或伴抽搐发作史；

②中年以上发病多见，各种压迫颈动脉窦的动作，如颈部突然转动、衣领过紧均是诱因；

③发作时脑电波出现高波幅慢波；

④临床上用普鲁卡因封闭颈动脉窦后发作减轻或消失可支持本病诊断。

2.心源性休克与其他类型休克的鉴别诊断

由心脏器质性病变和（或）原有慢性心衰基础上的急性心衰而引发心源性休克，患者的静脉压和心室舒张末压升高，与其他休克不同。而且，其他类型休克多有明确的各类病因，如出血、过敏、外科创伤及休克前的严重感染等，可相应鉴别。另外，即刻心电图及心电监护有致命性心律失常，可有助于诊断。

3.急性心力衰竭肺水肿与其他原因所致肺水肿的鉴别诊断

（1）由刺激性气体吸入中毒引起的急性肺水肿的特点是：

①有刺激性气体吸入史。

②均有上呼吸道刺激症状，重者可引起喉头水肿、肺炎及突发肺水肿，出现明显呼吸困难。

③除呼吸道症状外，由于吸入毒物种类不同，可并发心、脑、肾、肝等器官损害。

（2）中枢神经系统疾病所致的肺水肿，有中枢神经系统原发病因存在，如颅脑创伤、脑炎、脑肿瘤、脑血管意外等。

（3）高原性肺水肿是指一直生活在海拔1000m以下，进入高原前未经适应性锻炼的人，进入高原后，短则即刻发病，长则可在两年后发病，大多在一个月之内发病，且多在冬季大风雪气候发病，亦与劳累有关。前驱症状有头痛、头晕，继之出现气喘、咳嗽、胸痛、咳粉红色泡沫样痰、双肺湿啰音、发绀等急性肺水肿症状。依其特定的发病条件不难诊断。

第二节　急性心力衰竭的治疗

一、中医辨证治疗

（一）水凌心肺证

1.临床表现

心悸，喘咳气逆，倚息难以平卧，咳泡沫样痰，全身水肿，渴不欲饮，小便短少；或见怯寒肢冷，面色瘀暗，唇甲青紫；舌淡胖或胖暗，或有瘀斑瘀点，舌下青筋显露神疲乏力，脉沉细。

2.治法

温阳行水，泻肺平喘。

3.方药

（1）方药1：葶苈大枣泻肺汤（《金匮要略》）加减。葶苈子15克，大枣4枚，炮附子（先煎）6克，干姜6克，泽泻10克，茯苓10克，汉防己10克。

方解：葶苈子泻肺降气、祛痰平喘、利水消肿，红枣配伍葶苈子，不仅能增强葶苈子逐痰清肺的作用，还能抑制葶苈子苦寒伤胃的不良反应。炮附子辛热温壮肾阳以化气行水，配伍干姜更增强其温阳通脉的作用；茯苓、泽泻、汉防己淡渗利水。诸药合用以温阳行水，泻肺平喘。

加减：胸胁满闷、胸膈胀痛者，可加枳实15克以宽胸散结消饮。

（2）方药2：苓桂术甘汤（《金匮要略》）合葶苈大枣泻肺汤（《金匮要略》）加减。茯苓12克，桂枝15克，白术15克，炙甘草6克，泽泻12克，葶苈子9克，大枣3枚，炮附子（先煎）6克。

方解：方中茯苓、泽泻利水；桂枝通阳化气利水；白术补气，运化水湿，合茯苓既可健脾利水又可输布津液，合桂枝温运中阳。炮附子辛热温壮肾阳以化气行水。葶苈子泻肺平喘。大枣、炙甘草调和诸药。诸药合用共奏温阳行水，泻肺平喘之功。

加减：①痰饮壅肺者，酌情合用小青龙汤或苓甘五味姜辛汤以温阳化饮。②有舌质紫暗或有瘀斑瘀点者，可加益母草10克或丹参、当归、红花等。③全身水肿者，可合用五皮饮。

（二）喘脱危证

1.临床表现

气逆咳喘，倚息不得卧，喘悸不休，烦躁不安，面色苍白，口唇发绀，冷汗淋漓，手足逆冷，舌淡暗，苔白多湿，脉疾数无力或散乱或微细欲绝。

2.治法

回阳救逆固脱。

3.方药

参附汤（《正体类要》）加减。人参24克，煅龙骨9克，煅牡蛎9克，炮附子（先煎）18克。

方解：人参甘温大补元气；炮附子大辛大热，温壮元阳；煅龙骨、煅牡蛎相须为用以敛汗固精，重镇安神，诸药起回阳固脱之功。

加减：①若大汗不止者，可加山茱萸、五味子。②若肢冷如冰，为阳虚暴脱危象，急用参附注射液。

（三）阳虚水泛证

1.临床表现

心悸气喘，咳大量泡沫样痰，全身水肿，下肢尤甚，脘腹胀满，小便短少，面色瘀暗，唇甲青紫；舌淡胖边有齿痕或胖暗，或有瘀点、瘀斑，舌下青筋显露，脉沉细或结、代、促。

2.治法

温阳益气，利水消肿。

3.方药

（1）方药1：真武汤（《伤寒论》）合五苓散（《伤寒论》）加减。茯苓15克，桂枝15克，白芍12克，白术10克，生姜9克，炮附子（先煎）9克，猪苓15克，泽泻15克。

方解：炮附子辛热，主入心肾，可温壮肾阳以化气行水；茯苓、猪苓、泽泻淡渗利水；生姜，温胃散寒行水；合白术健脾益气，运化水湿；白芍酸而微寒，敛阴缓急，监制附子之温燥；桂枝，温通血脉，以助利水。诸药相配以温阳益气，利水消肿。

加减：①唇质紫暗、瘀血内阻者，可加益母草、丹参、当归、红花等活血药物以活血利水消肿。②阳虚明显者，可加肉桂、干姜。

（2）方药2：五皮饮（《证治准绳》）合真武汤（《伤寒论》）加减。陈皮9克，茯苓15克，生姜15克，桑白皮9克，大腹皮15克，桂枝20克，白芍12克，白术30克，炮附子（先煎）15克。

方解：茯苓、白术、大腹皮、陈皮、桑白皮、生姜皮健脾泻肺消肿；桂枝温通心阳；炮附子辛热，可温壮肾阳以化气行水；白芍酸而微寒，敛阴缓急，利小便，且监制炮附子之温燥。诸药相配以温阳益气，利水消肿。

加减：若合并眩晕者，可加天麻、夏枯草、钩藤等平抑肝阳的药物。

（3）方药3：附子汤（《伤寒论》）加减。炮附子（先煎）12克，茯苓10克，人参10克，芍药15克，白术12克，山药15克。

方解：方中重用炮附子温经壮阳。人参，大补元气，健脾益气。茯苓、白术健脾化湿；芍药和营止痛。诸药合用，共奏温经助阳，祛寒除湿之功。

加减：①气虚甚者，加黄芪12克，党参9克。②水气重者，加茯苓9克，泽泻9克，猪苓9克以助利水。

（4）方药4：防己黄芪汤（《金匮要略》）加减。汉防己5克，黄芪10克，白术5克，生姜10克，大枣5克，炙甘草5克。

方解：方中重用黄芪，补气升阳，利水退肿；汉防己祛风利湿，通行经络；白术苦温，健脾燥湿；生姜、大枣、炙甘草调和营卫。诸药合用，共奏益气健脾利水之功。

加减：喘证明显者，加麻黄5克。

（5）方药5：木防己汤（《金匮要略》）加减。汉防己15克，党参15克，生黄芪30克，桂枝6克，茯苓30克，葶苈子15克，益母草15克。

方解：汉防己利水消肿作用强于木防己；生黄芪味甘微温，可以补气升阳、利水退肿；合桂枝辛甘温通阳；茯苓利水渗湿；而益母草可活血祛瘀、利尿消肿；葶苈子泄肺平喘、利水消肿，全方合用，扶正祛邪，共奏益气活血利水的功效。

加减：喘症明显者，可酌加生石膏。

（四）心血瘀阻

1.临床表现

胸闷气短，心悸，活动后诱发或加剧，神疲乏力，自汗，面色㿠白，口唇发绀，或胸部闷痛，或肢体水肿时发，喘息不得平卧；舌淡胖浅暗有瘀斑，脉沉细或涩、结、代。

2.治法

活血化瘀，理气通络。

3.方药

（1）方药1：桃仁红花煎（《陈素庵妇科补解》）加减。红花12克，当归12克，桃仁12克，香附9克，延胡索9克，赤芍9克，川芎12克，丹参9克，生地黄黄9克，青皮12克。

方解：桃仁、红花，活血化瘀；丹参去旧血以生新血；赤芍、川芎，增强君药活血化瘀之力；佐以延胡索、香附、青皮理气通脉止痛；生地黄黄、当归养血活血。

加减：①气滞血瘀者，加柴胡9克，枳壳9克。②兼见气虚者，加黄芪9克，党参9克。③兼血虚者，加枸杞子9克，熟地黄黄9克。④兼阴虚者，加麦冬9克，玉竹9克。

（2）方药2：血府逐瘀汤（《医林改错》）加减。桃仁12克，当归10克，赤芍10克，牛膝12克，川芎10克，桔梗10克，柴胡12克，枳壳12克，生地黄黄9克，甘草6克，红花10克。

方解：桃仁，破血祛瘀。当归、红花、赤芍、牛膝、川芎助君药活血祛瘀之力，其中牛膝且能通行血脉，引瘀血下行。柴胡疏肝理气，升达清阳；桔梗开宣肺气，载药上行入胸中，使气行则血行；生地黄黄清热以除瘀热，合当归又滋阴养血，使祛瘀而不伤正。甘草调和诸药为使。各药配伍，使血活气行，诸症自愈。

加减：①瘀痛入络者，可加全蝎9克，穿山甲9克，地龙9克等以破血通络止痛。②气机郁滞较重者，加川楝子9克，香附9克，青皮9克等以疏肝理气止痛。

（3）方药3：桃红四物汤（《医垒元戎》）加减。桃仁12克，红花10克，熟地黄黄9克，当归10克，赤芍12克，白芍15克，川芎12克。

方解：桃仁、红花，破血祛瘀。熟地黄黄、当归滋阴补血，养血活血；赤芍活血祛瘀，白芍养血敛阴，川芎畅达血脉。全方可使血滞得散，血虚得补。

加减：①兼见气虚者，加人参9克，黄芪9克以补气生血。②瘀滞较重者，加丹参9克。③血虚有寒者，加肉桂9克，炮姜9克。④血虚有热者，加黄芩9克，牡丹皮9克。

（4）方药4：丹参饮（《时方歌括》）加减。丹参15克，檀香6克，砂仁6克，五灵脂12克，蒲黄6克，玉竹10克，沙参10克。

方解：丹参，活血祛瘀，通经止痛。檀香、砂仁，行气温中，以助活血。五灵脂、蒲黄，活血祛瘀，散结止痛。全方药简力专，能活血祛瘀并能行气，为气血并治之方。

加减：①瘀血甚者，可酌加当归9克，赤芍9克，川芎9克，桃仁9克，红花9克等以加强活血祛瘀之力。②兼见血虚者，可合四物汤同用，以增强养血调经之功。③疼痛较剧者，可加乳香9克，没药9克，延胡索9克等以化瘀止痛。④兼气滞者，可加香附9克，川楝子9克以行气止痛。

二、西医治疗

急性心衰或慢性心衰急性失代偿是临床急症，起病急、进展快、变化多、并发症多、病死率高，需争分夺秒积极抢救。近几年来，随着新概念、新药物、新器械、新技术的引入，急性心衰的救治水平大大提高，临床预后也有明显改善。但迄今为止，尚无任何一种药物研究结果显示可显著降低急性心衰患者的病死率。《2005年欧洲心脏病学会急性心力衰竭诊断和治疗指南》，确定了急性心衰的短期、中期和长期治疗目标，为临床实践提供了参考依据。

（一）一般治疗

1.监护

所有患者应严密监护呼吸、血压、心电图和血氧饱和度及肝肾功能和电解质。对血流动力学不稳定或合并严重肺疾病者可考虑血流动力学监测，这有利于鉴别心源性心衰或非心源性心衰并指导治疗和观察疗效，包括肺毛细血管楔压、心排血量、心脏指数的测定。不加选择地应用有创导管技术，不仅没有帮助反而增加病死率。对于肺毛细血管楔压、心排血量、心脏指数数值的解释应该谨慎，需要紧密结合临床综合考虑。在很多情况下它们并不准确，不能准确反映左心室舒张末压。如存在瓣膜疾病、慢性阻塞性肺疾病、机械通气及左心室僵硬（如左心室肥厚、糖尿病、使用正性肌力药物、肥胖和心肌缺血等）等。严重三尖瓣反流常高估心排血量。中心静脉压测定相对肺动脉导管术简单、安全，可优先考虑用于观察血流动力。

①对已经在服用利尿药的患者，推荐用现有口服剂量的2.5倍，需要时可重复。②脉冲式光电血氧计氧饱和度（PaO$_2$）低于90%或低于60mmHg（8.0kPa）；③通常

以40%～60%的氧浓度开始，逐步使SpO_2大于90%，对存在CO_2潴留的患者需要谨慎。④例如，4～8mg吗啡加10mg甲氧氯普胺，观察呼吸抑制，需要时可重复。⑤皮肤冷、脉搏弱、尿量少、意识障碍、心肌缺血。⑥开始静脉输入多巴酚丁胺2.5mg/（kg·min），根据反应或耐受情况（剂量通常受到心率过快、心律失常或心肌缺血的限制），每15min剂量加倍。罕见需要大于20mg/（kg·min）的剂量。多巴酚丁胺甚至可有轻度血管扩张活性，因其肾上腺能受体兴奋作用所致。⑦应定期观察患者的症状、心率、节律、SpO_2、收缩压和尿量，直到病情稳定恢复。⑧开始以10μg/min静脉输入，根据反应和耐受情况（加量通常受低血压限制）每10min剂量可加倍。但罕见需要大于100μg/min的剂量充分反应包括呼吸困难减轻和尿量足够（在前h尿量＞100mL/h），伴有氧饱和度增加（如有低氧血症）且通常心率和呼吸频率降低（应见于1～2h）。外周血流也可增多，表现为皮肤血管收缩减少、皮温增高，皮肤颜色改善，肺部啰音也减少。⑨患者感觉舒适并已建立稳定的利尿，可考虑撤除静脉治疗（以口服利尿治疗）。⑩评估与心力衰竭相关（呼吸困难、端坐呼吸、阵发性夜间呼吸困难）和与合并症相关（如由于心肌缺血所致胸痛）及与治疗相关的不良反应（如症状性低血压）的症状。评估外周和肺充血、肺水肿、心率和节律、血压、外周灌注、呼吸频率和呼吸用力。还应检查心电图和血液生化、血液学（贫血、电解质紊乱、肾衰竭）。应检查脉冲式血氧定量（或动脉血气测定）并做超声心动图（如果还没有做的情况下）。

2.氧疗和通气支持

应保证组织获得最大供氧，使SaO_2维持在95%以上，以防组织器官的损害。单纯鼻导管吸氧效果不确切。近年来，提倡无创通气支持，因通气支持能使肺复张，减少肺残气量、改善肺顺应性、降低跨膈压差和膈肌活动而使呼吸做功减少，同时可以减少肺血管的渗出从而提高氧供、减轻肺水肿使患者的症状改善，还减少了气管插管的需要。但对患者的长期预后目前还没有看到益处。目前有两种无创方法进行通气支持，一种是持续气道正压（continuous positive airway pressure，CPAP），另一种是无创性正压机械通气（Noninv强直性脊柱炎ive positive pressure mechanical ventilation，NIPPV）。两者都是通过密封良好的面罩和辅助的机械通气完成的，前者为持续性呼气末正压通气，后者为在前者的基础上，吸气末也给予一定的压力，也称为双向或双水平气道正压通气（BiPAP），目前已有小型的BiPAP供临床使用，该项技术简单而易于操作。这两种方法都能够提高患者的氧供，迅速缓解症状和体征，减少气管插管的使用，但BiPAP可进一步增加胸腔内平均压力、减少呼吸做功和全身代谢的需求而获益更大。但近期有一项随机对照研究显示，无论是何种类型的无创通气均不能降低病死率和气管插管率，因此无创通气治疗被推荐用于改善药物治疗无效的肺水肿和重度呼吸窘迫患者的症状。若患者在充分的药物及无创通气支持的治疗下仍然效果差，导致严重低氧血症、酸中毒、呼吸肌疲劳、意识障碍时，应考虑气管插管机械通气。但AMI伴急性肺水肿可直接行气管插管机械通气。

3.相关疾病的处理

（1）感染：合并感染是诱发急性心衰或加重心衰的重要原因，应给予充分重视。对于没有感染迹象者应注意预防感染，如保持进入体内的导管、插管的清洁，适当的体位变化利于排痰，定期的体液或分泌物培养及血常规观察等。一旦怀疑存在感染，应给予积极有效的抗生素治疗。

（2）糖尿病：糖代谢紊乱也很常见，此时应采用短效胰岛素积极有效地控制血糖，血糖正常能提高糖尿病患者的生存率。

（3）肾衰竭：肾衰竭与急性心衰两者可互为因果，形成恶性循环。应严密监测肾功能变化，避免使用肾损害药物。

（4）分解代谢状态：急性心衰常有热量不足和负氮平衡，这将影响患者对治疗的反应和恢复。治疗过程中应注意维持热量和氮平衡。

（5）心律失常：有研究显示，急性心衰中42%有心房颤动，2%有致命性室性心律失常，AMI时还常见缓慢心律失常。对有心房颤动的患者应控制心率，可以考虑使用洋地黄、胺碘酮，必要时还应电复律。室性心律失常不主张使用Ⅰ类抗心律失常药，但可使用胺碘酮。持续性室性心动过速应电复律，同时应积极寻找引起心律失常的病因并给予纠正。

（6）血栓栓塞：一项调查显示，急性心衰静脉血栓栓塞的发生率并不高。ESC指南没有明确是否所有急性心衰患者都应该接受抗凝治疗。但对ACS或超过48h的心房颤动应该抗凝治疗。

（二）药物治疗

1.吗啡

吗啡具有扩张静脉、中度扩张动脉，减慢心率和镇静的作用，用于严重急性心衰的早期特别是伴烦躁和呼吸困难时。一般先给予3~5mg，稀释后缓慢静脉注射，无效时可重复给药，但应注意吗啡对呼吸和血压的抑制作用。血压已经降低的患者应慎用。

2.血管扩张药

使用血管扩张药可以降低血压，降低外周阻力、降低前负荷和增加心排血量。但并无证据表明这类药物可显著地缓解呼吸困难或改善预后。因此，这类药物最适用合并高血压的急性心衰患者，而应避免应用于收缩压小于110mmHg的患者。血压的过度降低会增加急性心衰患者的病死率。血管扩张药还应慎用于重度二尖瓣或主动脉瓣狭窄的患者。

（1）硝酸盐：急性左心衰竭时，硝酸盐在不降低每搏量、不增加心肌氧耗的前提下，减轻肺淤血，特别适用于急性冠脉综合征的患者。临床使用的硝酸盐有3种：①硝酸甘油,它也扩张静脉;②5-单硝酸盐,它是硝酸甘油体内代谢的活性产物,与硝酸甘油的作用相似,但不良反应可能减少;③二硝胺异山梨醇酯,它除可扩张静脉外,还有一定的扩张动脉作用。这3种药物都可以使用,一般静脉滴注使用,起始剂量为0.5mg/(kg·min),根据血压及病情可逐渐增加剂量直至满意。硝酸盐降低血压作用明显,部分患者还可出现严重的头痛,应予以注意。此外,长时间使用硝酸盐还可产生耐药,使治疗效果下降。出现耐药时,可考虑间断性给药或暂时换用其他药物,突然停药会引起反跳,故应逐渐减少剂量后停用。

(2)硝普钠:适用于严重心衰患者和原有后负荷增加的患者(如高血压心衰或二尖瓣反流)。硝普钠降压作用强大,迅速使用时应严密监测,血压过度下降可导致病情恶化。应先从小剂量开始,即0.25mg/(kg·min),然后逐渐增加剂量,最大可达10mg/(kg·min)。静脉使用时应注意避光,日光可使硝普钠变质。硝普钠内含氰化物,长时间使用可致氰化物蓄积中毒,一般不要超过72h。

(3)脑利钠肽:脑利钠肽作为一种肽类血管扩张药也被推荐用于急性心衰。它能够扩张静脉、动脉、冠状动脉,由此降低前负荷和后负荷,在无直接正性肌力的情况下增加心排血量。有研究显示,其改善血流动力学的作用优于硝酸甘油和正性肌力药物。ESC推荐的用法为先静脉注射2mg/kg的负荷剂量,然后以0.015~0.03mg/(kg·min)的浓度静脉滴注24~72h。国内使用的剂量略小,先静脉注射1.5μg/kg的负荷剂量,然后以0.0075μg/(kg·min)的浓度静脉滴注。

(4)乌拉地尔:乌拉地尔是一种α受体抑制剂,具有较强的扩张血管作用而对心率影响不大,近年来在国内得到普遍应用遍。该药紧急情况下可静脉注射,紧急时可先缓慢注射25~50mg,之后以1~3μg/(kg·min)的速度静脉滴注,也可不用负荷剂量直接静脉滴注。

3.利尿药

利尿药缓解症状的益处在临床上已被广泛认可,在急性心衰时是一线治疗药物。临床首选袢利尿药:如呋塞米、布美他尼、托拉塞米等。如呋塞米可先给予负荷剂量,20~40mg,静脉注射,之后可视病情反复给药。利尿药与血管扩张药及正性肌力药物合用效果更好,并可减少不良反应及利尿药抵抗。后者指在尚未达到治疗目标(水肿缓解)时,利尿药的作用减弱或消失。与血容量不足、神经激素作用、钠离子吸收反弹、肾血流灌注低下、肾功能损害及药物或食物(如摄盐过多)等因素有关。出现利尿药抵抗者预后差。

出现利尿药抵抗时可增加剂量和使用频度,或大剂量静脉用药,或联合多种作用机制不同的利尿药,或与多巴胺或多巴酚丁胺联合应用,并减少ACEI剂量、限制钠盐、纠正电解质紊乱和血容量不足,若仍无效可考虑血液滤过治疗。

4.正性肌力药物

心排血量严重降低导致外周低灌注（低血压、肾功能下降）伴或不伴有淤血或肺水肿，或者使用最佳剂量的利尿药和血管扩张药无效时，可考虑使用正性肌力药物。但使用正性肌力药有潜在的危害性，因为它增加耗氧量、钙负荷，有潜在诱发心肌缺血和心律失常的风险，所以应谨慎短时间使用。严重的不伴有外周低灌注时使用正性肌力药争议很大。有证据表明，此时使用这类药物，尽管血流动力学改善，但病死率增加。

（1）多巴胺：小剂量的多巴胺[<3μg/（kg·min）]仅作用于外周多巴胺受体，直接或间接降低外周阻力。大剂量[>3μg/（kg·min）]则直接或间接刺激β受体，增加心肌的收缩力和心排血量。当剂量超过5μg/（kg·min）时，它作用于α受体，增加外周血管阻力。急性心衰血压降低或偏低伴尿少的患者，使用小剂量的多巴胺可增加肾血流量，有利尿作用，大剂量则以升高血压为主。虽然多巴胺对低血压患者效果明显，但增加左心室后负荷、升高肺动脉压力和肺阻力，反而有害。

（2）多巴酚丁胺：多巴酚丁胺主要通过刺激β受体产生剂量依赖性的正性变时、变力作用，并反射性地降低交感张力和血管阻力。多巴酚丁胺用于外周低灌注（低血压，肾功能下降）伴或不伴有淤血或肺水肿及使用最佳剂量的利尿药和血管扩张药无效时。它的起始静脉滴注速度为2~3μg/（kg·min），然后根据症状、尿量反应或血流动力学监测结果来调整静脉滴注速度，滴速最大可以增加到20μg/（kg·min）。其作用和剂量成正比。在静脉滴注停止后，其作用很快消失，使用也很方便。

（3）磷酸二酯酶抑制药（PDEI）：用于治疗心力衰竭的PDEI主要抑制β型磷酸二酯酶，从而降低了cAMP的降解，使心肌及血管平滑肌细胞内cAMP浓度增加，因此使由cAMP介导的细胞内钙离子浓度增加，继而产生明显的正性肌力、松弛性以及扩张外周血管效应，由此增加心排血量和搏出量，同时伴随有肺动脉压、肺毛细血管楔压的下降和全身及肺血管阻力下降。临床上使用的PDEI有氨力农、米力农和依诺西蒙，在对急性心衰患者使用时，它们在血流动力学方面的作用介于纯粹的血管扩张药（如硝普钠）和多巴酚丁胺之间。因为它们的作用与β受体激动无关，所以在使用β受体阻滞剂的同时，PDEI仍能够保留其效应。米力农是氨力农的后续产品，其作用更强大，而不良反应可能小些。临床使用：氨力农常规剂量为0.25mg/（kg·min）静脉滴注；米力农先缓慢静脉推注25mg/kg的负荷剂量，然后以0.375~0.75μg/（kg·min）的速度静脉滴注。依诺西蒙开始静脉推注0.5~1mg/kg，再继续以5~20mg/（kg·min）的速度静脉滴注。PDEI在一定的范围内药效与剂量成正比，超过范围后，剂量增加并不能增强药效，反而使心律失常发生率增加。

（4）左西孟旦：使用时通常先给一个负荷量，6~12μg/kg，缓慢静脉注射，然后以0.05~0.10μg/（kg·min）的速度静脉滴注。它的血流动力学效应呈剂量依赖性，静脉滴注速度最大可以提高到0.2μg/（kg·min）。

5.托伐普坦

托伐普坦是一种血管升压素V$_2$受体拮抗剂，用于合并低钠血症的心衰患者。多项托伐普坦治疗急性心衰的临床研究表明，托伐普坦单用或与呋塞米合用可显著增加心衰患者的尿量，减轻体重，改善血流动力学。现在市场上的托伐普坦，商品名为苏麦卡，推荐剂量为15mg，每日1次口服，主要不良反应为口干或脱水。

6.松弛素

重组人松弛素-2（serelaxin）是一种具有多种生物学和血流动力学作用的血管活性肽激素。RELAX-AHF是一项国际性、双盲、安慰剂对照临床试验研究，纳入急性心衰院内患者，在发病16j内随机给予48h静脉输注Serelaxin（每日30μg/kg）或安慰剂。该研究共纳入1161例患者，Serelaxin较安慰剂显著改善了呼吸困难主要终点，但对于另一项主要终点没有显著作用。药物对心血管死亡、心衰再入院、肾衰竭以及院外生存时间的次要终点无显著影响。不过，Serelaxin可显著降低其他预设的终点，包括第180日死亡例数更少。

7.洋地黄

不推荐在急性心肌梗死伴急性心衰时使用洋地黄。对心动过速如心房颤动诱发的心衰，若其他药如β受体阻滞剂不能有效地控制心率，是使用洋地黄的一个指征。国内常使用毛花苷C，一般首剂0.2~0.4mg稀释后缓慢静脉注射，20~30min后可重复使用，最大剂量不要超过1.2mg。

8.钙拮抗剂

《2021 ESC急慢性心力衰竭诊断和治疗指南》强调在急性心衰治疗中不推荐使用钙拮抗剂。地尔硫䓬、维拉帕米和二氢吡啶类应视为禁忌。但日本厚生省批准尼卡地平可以用于急性心力衰竭，用法为0.5~1μm/（kg·min）持续静脉滴注。

9.血管紧张素转化酶抑制剂

ACEI对早期不稳定的急性心衰无明确的使用指征，但对冠心病高危患者发生的急性心衰早期使用有一定作用。但是选择什么样的患者及何时开始用药仍有争论。在心排血量处于边缘状况时，应谨慎使用ACEI，因为它可以明显降低肾小球滤过率，使肾功能恶化。使用ACEI应从小剂量开始，48h后再谨慎地逐渐增加剂量。

10.β受体阻滞剂

目前，尚无应用β受体阻滞剂治疗急性心衰的研究。相反，急性心衰患者应禁止使用β受体阻滞剂。若患者为慢性心衰正在使用β受体阻滞剂，此次因心衰恶化求治，可不必停用β受体阻滞剂，但症状明显者应使用正性肌力药物，其中PDEI因与β受体无关，两药一起使用不会互相干扰。若出现严重心动过缓、低血压则要减量，甚至停药。病情稳定后，应尽早开始使用，并逐步滴定至最大耐受剂量或靶剂量。

11.氨茶碱及受体激动剂

现有的急性心衰指南当中没有推荐氨茶碱作为治疗心力衰竭的用药，但在急性心衰合并支气管痉挛，如哮喘、支气管炎时可以同时使用β受体激动剂一类的气管扩张药，通常使用吸入剂。对于氨茶碱在国内使用比较普遍。

12.呋塞米

呋塞米持续静脉泵入联合静脉滴注高渗盐水治疗心衰伴低钠血症，呋塞米疗效明显。

（1）治疗方法：对照组采取常规抗心衰治疗，包含扩张血管、给予多巴胺或者洋地黄、其间给予呋塞米静脉推注或口服，纠正酸碱失衡与低钾血症，氧疗法，卧床休息。治疗组在对照组基础上给予呋塞米持续静脉泵入加3.0%高渗盐水静脉滴注，滴速3.0mL/min，维持速度为1.5mL/min。根据患者心功能情况及一般情况隔天或每天一次补充，先补1/3～1/2量，然后根据电解质复查结果继续按上方案补充高渗盐水，血钠水平＞126mmol/L者，给予120～360mg呋塞米与质量浓度9g/L的盐水配成50mL混合液持续静脉泵入，根据尿量情况，5～15mg/h，持续7d治疗。

（2）疗效评价：血钠水平恢复正常，心功能恢复正常或是心功能改善，心功能低于Ⅱ级，即为显效；血钠水平升高但并未恢复正常水平，心功能明显改善，但心功能高于Ⅱ级，即为有效；血钠水平无任何改变，心功能未改善，甚至加重，即为无效。

心衰伴低钠血症是在采取利尿药治疗期间常见的电解质失衡症状，患者由于神经内分泌变化，在病情进展后，药物治疗易造成电解质紊乱。电解质紊乱会增加病死率，低钠血症多处于病情较为严重阶段。引发低钠血症因素主要包括伴有蛋白质负平衡，降低细胞内渗透压，使得细胞内水外移，进而发生细胞外钠内移；受到肾脏滤过不足影响，肾对水、钠调节功能下降，且肾小管对钠重吸收功能下降，引起水钠潴留；同时抗利尿激素分泌增加，引起水钠排泄减少，并且以水增多为主；伴有交感神经系统激活，高儿茶酚胺血症，引起水钠潴留。肾素–血管紧张素–醛固酮系统（RA强直性脊柱炎）被激活。促进醛固酮分泌，使水、钠潴留，增加总体液量及心脏前负荷。这些均会增加总体水盐成分，降低血清钠水平，使得水肿与心衰加重。其治疗原则是对患者钠盐和水进行限制，使用利尿药可补充高渗盐水，但是补钠会使心脏负荷加重，所以在发生低钠血症时补钠违背心脏负荷。呋塞米是一种利尿药，可以通过减少肾血管阻力与扩张肾血管起到利尿作用，是心衰治疗首选药物。但随着心衰患者病情进展，呋塞米难以改善体液潴留症状，引发利尿药抵抗。滴入高渗盐水后，患者细胞外液钠浓度明显上升，提高血浆晶体渗透压，使得血管外液转移到血液循环，血容量、细胞外液以及肾血流量增加，增强利尿药效果，同时渗透性利尿药能显著改善水钠潴留。

低钠血症主要表现为精神症状与神经症状，在患者出现心衰后，易发生低钠血症，但其发生原因较为复杂，低钠会降低患者心肌应激性，减少收缩力，使得患者心衰症状加重，同时患者心衰症状越严重，低钠血症发生率也就越高。如果未妥善处理并发症或是未持续应用利尿药，会使患者病情加重。本书研究结果显示，对照组血钠水平为（128.33±6.23）mmol/L，治疗组为（139.67±5.72）mmol/L，治疗组明显高于对照组（$P<0.05$）。治疗组心功能分级明显优于对照组（$P<0.05$）。治疗组总有效率为90.00%，对照组为67.50%，治疗组明显高于对照组（$P<0.05$）。这说明对于心衰伴低钠血症患者采取持续静脉泵入呋塞米联合静脉滴注高渗盐水治疗，能明显改善患者血钠水平与心功能，疗效明显，具有临床应用价值。

（三）非药物治疗

1.外科手术及血运重建

主要是AMI并发了需手术纠正的问题，包括心脏破裂、室间隔穿孔、急性二尖瓣反流及严重冠状动脉病变等。后者需先冠状动脉造影，然后决定介入治疗或搭桥手术。此外有些疾病本身可引起急性心衰，如主动脉窦瘤破入心腔、非缺血性急性二尖瓣反流、夹层动脉瘤。

2.主动脉内球囊反搏（IABP）

IABP已成为严重左心衰竭或心源性休克标准治疗的一部分，适应证为：①对补液、扩血管、强心治疗等强化治疗短期反应不佳；②并发严重二尖瓣反流或室间隔破裂，为获得血流动力学稳定以利进一步确定诊断或治疗；③严重心肌缺血，准备行冠状动脉造影术和血运重违术。

近年来，IABP还被用于作为心室辅助装置植入前或心脏移植前的过度治疗。IABP对于血压很低，收缩功能很差者效果明显差，此时左心辅助装置更为合适。

3.左心辅助装置（LVAD）

LVAD指用人工制造的机械装置，又称为左心室辅助设施，可部分或完全替代心脏的泵血功能，保证全身组织、器官的血液供应。根据工作原理不同，可分为滚压泵、搏动泵、旋转泵、全人工心脏。LVAD可解除左心室负荷，通过正常化心室压力-容积，使肥大的心室逐渐缩小，逆转左心室重构，从而可改善心衰患者症状，降低病死率。一项129例不适合心脏移植的终末期心脏病患者的LVAD多中心研究显示，与药物治疗组相比，LVAD死亡的危险下降了48%，两者差异有统计学意义。LVAD目前在国内仅有个别报道，但效果尚不明了。

以往安置LVAD多需在体外循环下进行，现在已有经皮法的LVAD问世，目前有两种此类装置在临床上使用。一种是经静脉穿刺房间隔，将一根导管放置在左心房内获取含氧血，通过体外的血泵抽出后经另一根导管注入体静脉内（通常是股静脉），从而减轻左心负荷；另一种是在一根导管上制作两个管腔，一个管腔开口在导管的顶端，另一个管腔开口在距顶端开口之后超过20cm，这样当导管进入左心室时，远端开口位于主动脉瓣以上，通过轴流泵将血液经导管顶端开口从左心室抽出，注入主动脉内，从而达到减轻左心室负荷的目的。这两种装置可以提供大约2L/min血流量，足以缓解或减轻衰竭心脏的做功，同时能满足周围组织器官的血供。与外科手术相比，经皮装置具有创伤小、快捷、易于掌握等优点，同时疗效不差，符合抢救急危重症时间就是生命的原则。另外，外科安置的LAVD可使用更长时间，有的产品甚至可以永久使用，这是经皮装置无法达到的。

LVAD适合于那些对常规治疗无反应，且心肌功能有可能恢复的急性心衰或心源性休克的患者，或作为心脏移植前一种过渡措施。近年来，LVAD也被用于一些患者的永久支持治疗。《2012年欧洲心脏病学会急慢性心力衰竭诊断与治疗指南》推荐的LVAD入选标准为患者经过优化的药物治疗和器械治疗仍然有严重症状超过2个月，并且有以下情况之一者：①EF峰值低于12mL/（kg·min）；②过去12个月内没有明显诱因的心衰住院超过3次；③依赖静脉正性肌力药物；④灌注不足导致的进行性器官功能不全（肝肾功能恶化）和心室充盈压增高，肺毛细血管楔压超过20mmHg和收缩压低于90mmHg或心脏指数低于2.0L/（min·m²）；⑤右心室功能恶化。

如果患者不可能从急性心衰中恢复或不能行心脏移植，则不必使用心室辅助装置。LAVD永久支持治疗仅限于可逆的心衰终末期、不适合心脏移植的患者。

4.静脉–静脉血液滤过（CWH）

CWH为去除体内多余水分的有效方法，它通过同一根静脉上的两条导管，将血液从一条导管中抽至体外的过滤装置中，利用血液与滤过装置内的跨膜压力差，将血液内的水分滤出，而血液再经另一根导管回输至体内。CWH可连续工作，每日可超滤5~10L血浆。其优点为操作方便简单，适合急救使用，对血压影响小，即使低血压也可缓慢超滤，适用于对伴严重肾衰竭和顽固性体液潴留者，能使尿量增加、心腔充盈压下降、交感神经兴奋性降低，从而很快改善症状。对肾衰竭经CWH治疗无效者要考虑长期透析，但AMI患者对透析治疗耐受性差。

5.心脏移植

严重的急性心衰在已知其预后不良时可以考虑心脏移植。然而，除非患者的病情在辅助装置或人工泵帮助下得以稳定，否则心脏移植是不可能进行的。

第六章 心律失常

心律失常是指心脏冲动的频率、节律、起源部位、传导速度或激动顺序的异常。引起心律失常的病因有冠状动脉粥样硬化性心脏病、心肌病、心肌炎和风湿性心脏瓣膜病等。另外，自主神经功能失调、电解质紊乱、内分泌失调、麻醉、低温、药物及中枢神经系统疾病等也可导致。

第一节 快速性心律失常

快速性心律失常是一组包括临床表现、起源部位、传导路径、电生理和预后意义很不相同的心律失常，临床上主要有各种原因引起的期前收缩、心动过速、扑动和颤动，除窦性心动过速外，其余激动均起源于异位起搏点。

本病发作时患者突感心脏急剧跳动，脉来疾数，不能自主，属中医"心悸"的范畴。

一、病因病理

（一）西医病因病理

快速性心律失常可见于无器质性心脏病者，但心脏病患者发生率更高。

室上性心动过速较多见于无器质性心脏病者，不同年龄与性别均可发生，如房室结内折返性心动过速和房室折返性心动过速。各种器质性心脏病如风湿性心脏瓣膜病、冠心病、高血压性心脏病、心肌病、慢性肺源性心脏病，各种先天性心脏病和甲状腺功能亢进性心脏病等可致心房异常负荷或病变导致房性心动过速。室上性心动过速的主要发生机制为折返，少数为自律性异常增高。室上性心动过速时，折返可发生在窦房结与邻近的心房肌间、心房内、房室结或房室间旁道。室性心动过速时，折返环大多位于心室，束支折返较少见。

　　过早搏动是指起源于窦房结以外的异位起搏点过早发生的激动引起的心脏搏动，又称期前收缩或期外收缩，是临床上最常见的心律失常之一。期前收缩发生的机制为折返激动、触发活动，或异位起搏点的兴奋性增高，见于某些生理情况，如剧烈活动，过量饮用烟、酒、茶、咖啡等，也可由病理情况引起，如高血压、冠心病、心肌炎、心肌病、甲状腺功能亢进、败血症和低钾血症等。

　　室性心动过速绝大多数见于各种器质性心脏病患者，如扩张型心肌病、冠心病心肌梗死或梗死后心功能不全，偶见于无器质性心脏病者，如长QT间期综合征、洋地黄中毒、低钾血症等。

　　大多数心房颤动和心房扑动患者有器质性心脏病基础，心瓣膜病、冠心病、高血压性心脏病最为常见，甲状腺功能亢进、心肌病、肺心病也可引起本病。偶见于无明显病因的健康人，发生可能与情绪激动或运动有关。

（二）中医病因病机

　　本病与感受外邪、情志失调、饮食不节、劳欲过度、久病失养、药物影响有关。

1.感受外邪

　　感受外邪，内舍心脉，心脉痹阻，心血运行受阻；或风寒湿热等外邪，内侵于心，耗伤心气心阴，心神失养，引起心悸之证。温病、疫病日久，邪毒灼伤营阴，心神失养，或邪毒传心扰神，也可引起心悸。

2.情志失调

　　恼怒伤肝，肝气郁滞，日久化火，气火扰心则心悸；气滞不解，久则血瘀，心脉瘀阻，也可心悸；忧思伤脾，阴血亏耗，心失所养则心悸；大怒伤肝，大恐伤肾，怒则气逆，恐则精却，阴虚于下，火逆于上，也可撼动心神而心悸。

3.饮食不节

　　嗜食肥甘，饮酒过度，损伤脾胃，运化失司，湿聚成痰，日久痰浊阻滞心脉，或痰浊郁而化火，痰火上扰心神而发心悸；脾失健运，气血生化乏源，心失所养，而致心悸。

4.劳欲过度

　　房劳过度，肾精亏耗，心失所养；体劳过度，劳伤心脾，脾失健运，化源不足，气血不足，心气受损，也可诱发心悸。

5.久病失养

　　水肿日久，水饮内停，继则水气凌心而心悸；咳喘日久，心肺气虚，诱发心悸；长期慢性失血致心血亏虚，心失所养而心悸。

　　本病病位在心，与肝、胆、脾、胃、肾、肺功能失调密切相关。病理性质主要有虚和实两个方面。虚为气、血、阴、阳亏虚，心失所养而心悸；实为气滞血瘀、痰浊水饮、痰火扰心引起。虚、实又可相互转化。

二、临床表现

多数室上性快速心律失常常突然发作并突然终止，呈阵发性。发作时限可由数秒、数min至数日、数周不等，少数慢性房性心动过速发作持续时间较长，有持续数年不终止者。发作可由情绪激动、疲劳或突然用力引起，但也可无明显诱因。

（一）主要症状

发作时患者感心悸、胸闷、头晕、乏力、胸痛或紧压感。持续时间长、心室率快者，可发生血流动力学障碍，表现为面色苍白、四肢厥冷、血压降低，偶可昏厥。

（二）体征

心脏听诊时，心律多规则，心率多在100～250次/分。如同时伴有房室传导阻滞或心房颤动者，心室律可不规则。

（三）并发症

原有器质性心脏病者可使病情加重，如患者原有冠心病、心肌缺血者，可加重心肌缺血诱发心绞痛，甚至心肌梗死；原有脑动脉粥样硬化者，可加重脑缺血，引起一过性失语、偏瘫，甚至脑血栓形成或脑栓塞。

三、诊断与鉴别诊断

（一）诊断

各种快速性心律失常的诊断主要依据临床表现结合心电图检查，各种心电图的特征如下。

1.室上性心动过速

室上性心动过速应分为房性心动过速以及与房室交界区相关的心动过速，但常因P波不易辨别，故统称为室上性心动过速（室上速）。发作时有突发突止特点，节律快而规则，频率一般在150～250次/分，QRS波形态与时限一般正常（伴有束支阻滞或室内差异传导时，QRS波可增宽、畸形）。

2.过早搏动

（1）房性期前收缩

①提早出现的P'波，形态与窦性P波不同。

②P′R间期＞0.12s。

③QRS波形态通常正常，也可出现室内差异性传导而使QRS波增宽或未下传。

④代偿间歇多不完全。

（2）房室交界性期前收缩

①提前出现的QRS波而其前无相关P波。如有逆行P波，可出现在QRS波群之前（P′R＜0.12s）、之中或之后（P′R＜0.20s）。

②QRS波群形态可正常，也可因发生差异性传导而增宽。

③代偿间歇多完全。

（3）室性期前收缩

①提前出现QRS波，其前无窦性P波，QRS波宽大畸形，时限通常＞0.12s。

②T波方向与QRS主波方向相反。

③代偿间歇完全。

3.室性心动过速

（1）3个或3个以上的室性期前收缩连续出现，T波方向与QRS主波方向相反。

（2）常没有P波，如有P波，则P波与QRS波群之间无固定关系，且P波频率比QRS波频率低。

（3）室性心动过速频率大多数为100～250次/分，室律可略有不齐。

（4）偶可发生心室夺获或室性融合波。

4.房颤与房扑

（1）心房颤动

①P波消失，代之以一系列大小不等、形态不同、间隔不等的房颤波（简称f波）。频率为350～600次/分，以Ⅱ、Ⅲ、aVF，尤其是V_1、V_2导联中较显著。

②RR绝对不齐，QRS波、T波形态通常正常，但伴有室内差异传导时，QRS可增宽畸形。

（2）心房扑动

①P波消失，代之以连续锯齿样扑动波（或称F波），各波大小、形态相同，频率规则，为250～350次/min。大多不能全都下传，常以固定房室比例[2：1或（3：1）～（5：1）]下传，心室率不规则。

②QRS波群及T波均呈正常形态，但偶尔可因室内差异性传导、合并预激综合征或伴束支传导阻滞时，QRS波增宽、形态异常。

（二）鉴别诊断

1.室上性心动过速与窦性心动过速

室上性心动过速心率多在160次/分以上，而窦性心动过速较少超过160次/分。室上性心动过速多突然发作与终止，绝大多数心律规则，而窦性心动过速皆为逐渐起止，且在短期内频率常波动。用兴奋迷走神经的方法，室上速可突然终止或无影响，而窦性心动过速则逐渐减慢。

2.阵发性室性心动过速与伴有室内差异传导的阵发性室上性心动过速

（1）阵发性室上性心动过速常见于无器质性心脏病的人，多有反复发作的既往史，而室性心动过速多见于严重器质性心脏病患者及洋地黄、奎尼丁中毒等。

（2）阵发性室上性心动过速时心律整齐，而室性心动过速时心律可有轻度不齐。

（3）阵发性室上性心动过速伴有室内差异性传导，其QRS波群多呈右束支传导阻滞图形，如QRS波群呈左束支传导阻滞图形或V_1的QRS波群呈qR、RS型或QR型者则多为阵发性室性心动过速。

（4）若有心室夺获或心室融合波，则利于阵发性室性心动过速的诊断。

3.心房颤动时，室性期前收缩与室内差异性传导

（1）室内差异性传导的QRS波群多呈右束支传导阻滞形态。

（2）凡前1个R–R间隔延长或后1个R–R间隔缩短至一定程度，出现QRS波群畸形者，多为室内差异传导，而室性期前收缩的后面可有一较长间歇。

（3）既往心电图发现以前窦性心律时的室性期前收缩和现在的畸形QRS波群形态相似，则当前的QRS波群也可能是室性期前收缩。

（4）心室率较慢的心房颤动中，若出现提前过早的畸形QRS波群，多为室性期前收缩。

（5）若畸形的QRS波群与前面基本心律的QRS波群皆保持相等的间隔时，则室性期前收缩的可能性大；若畸形QRS波群本身的R–R间隔相等或呈倍数关系，提示为室性并行心律。

四、治疗

（一）西医治疗

1.一般治疗

解除患者顾虑，适当活动，忌烟，少饮咖啡、浓茶，避免劳累。适当给予镇静剂、安眠药物有时也奏效。

2.药物治疗

（1）室上性心动过速：药物治疗室上性心律失常应包括终止急性发作和预防复发。应根据患者基础心脏情况、既往发作情况以及耐受程度做出适当处理。如患者心功能、血压正常，可先尝试刺激迷走神经，颈动脉窦按压（患者取仰卧位，先行右侧，每次5～10s，切莫双侧同时按压）、Valsalva动作、诱导恶心、压迫眼球法等。

①腺苷：首选药物，腺苷6～12mg，2s内静脉注射（腺苷半衰期短于6s）。大多数患者应用后有胸部压迫感、呼吸困难、面部潮红、头痛、窦性心动过缓、房室传导阻滞等不良反应。窦房结功能不全者应慎用，对于老年患者，特别是合并冠心病者也应慎用，有过敏史者不宜使用。

②普罗帕酮：1～2mg/kg，用葡萄糖注射液稀释后缓慢（＞5min）静脉注射。无效者20min后可重复上述剂量。禁用于有传导阻滞的患者，窦房结功能不良或有潜在窦房结功能受损者慎用或不用。

③维拉帕米：推荐使用剂量为5mg静脉推注，注射时间2～3min，无效者于首剂后10～30min重复第二剂。由于有负性心率、负性肌力、负性传导作用，窦房结功能不全、房室传导阻滞和心功能不全者慎用，禁忌与普罗帕酮等交替使用或与β受体阻滞剂联合应用。

④β受体阻滞剂：普萘洛尔开始剂量2～5mg静脉注射，根据需要20～30min后可再静脉推注5mg。艾司洛尔为短效β受体阻滞剂，可用2.5～5mg静脉注射以迅速控制心室率。对有低血压、心衰、哮喘者不宜应用β受体阻滞剂终止室上速。

⑤洋地黄制剂：毛花苷C0.4mg静脉推注，对伴心功能不全者可作为首选。

⑥其他：合并低血压者可应用升压药物如去甲肾上腺素、甲氧明、间羟胺等，但老年患者、高血压、急性心肌梗死等禁用。另外，食管心房调搏术常能有效中止发作。当患者出现血流动力学不稳定，如严重心绞痛、低血压、充血性心衰时，立即电复律。急性发作以上治疗无效也可施行电复律，但已应用洋地黄者不应接受电复律治疗。绝大多数室上性心动过速见于正常心脏，若发作不频繁，对血流动力学影响小，不需要长期使用预防心动过速复发的药物。对于发作频繁者可口服β受体阻滞剂、胺碘酮等预防。

（2）期前收缩。

①房性期前收缩：积极治疗原发病，去除病因。房性期前收缩通常无须治疗，频繁发作伴明显症状的房性期前收缩，应适当治疗。由心衰引起的房性期前收缩，适量洋地黄可达治疗目的。常用药物有β受体阻滞剂、维拉帕米、普罗帕酮以及胺碘酮等。

②房室交界性期前收缩：通常无须治疗，但起源点较低或出现过早可能会诱发室性快速心律失常，应予以控制。合并心力衰竭患者洋地黄治疗有一定作用。此外，β受体阻滞剂、Ⅰ类抗心律失常药及拮抗剂等也有一定疗效。

③室性期前收缩：首先应对患者室性期前收缩的类型、症状及其原有心脏病变做全面的了解，然后决定是否给予治疗、采取何种方法治疗以及治疗的终点。无器质性心脏病也无明显症状的室性期前收缩，不必使用抗心律失常药物治疗。无器质性心脏病，但室性期前收缩频发引起明显心悸症状影响工作及生活者，可酌情选用β受体阻滞剂、美西律、普罗帕酮、莫雷西嗪等。急性心肌梗死发病早期出现频发室性期前收缩（每min超过5次）、室性期前收缩落在前一个心搏的T波上（RonT）、多源性室性期前收缩、成对或连续出现的室性期前收缩均应治疗，宜首选静脉注射利多卡因，利多卡因无效者，可用普鲁卡因胺或胺碘酮。急性肺水肿或严重心衰并发室性期前收缩，治疗应针对改善血流动力学障碍，同时注意有无洋地黄中毒或电解质紊乱（低钾、低锌）。慢性心脏病患者并发室性期前收缩，尽管药物能有效减少室性期前收缩，但总病死率和猝死的风险反而增加。早期应用β受体阻滞剂对室性期前收缩疗效不显著，但能降低心肌梗死后猝死发生率。

（3）室性心动过速：

①无显著的血流动力学障碍，首先给予利多卡因50～100mg静脉注射，必要时每5min后重复注射1～2次，1h内不超过300mg，有效后以1～4mg/min的速度继续静脉滴注。静脉注射索他洛尔与普罗帕酮也十分有效，无效时可选胺碘酮静脉注射。

②有血流动力学障碍，如患者已发生低血压、休克、心绞痛、充血性心衰或脑血流灌注不足，应迅速施行直流电复律。

（4）心房颤动：心房颤动的治疗目标是减少血栓栓塞、消除或减轻症状、控制心室率和（或）恢复及维持窦性心律。

①抗凝治疗：心房颤动最常见、最严重的并发症是附壁血栓脱落造成重要器官的栓塞表现，特别是脑栓塞。目前主要对策是抗凝治疗。对于合并瓣膜病患者，需应用华法林抗凝。对于非瓣膜病患者，需应用房颤血栓危险度（CHA_2DS_2-V强直性脊柱炎C）评分对患者进行危险分层。若评分≥2分的患者应接受华法林治疗，使凝血酶原国际标准化比值（INR）维持在2.0～3.0。若不能检测INR导致无法使用经剂量调整的华法林时，可给予直接凝血酶抑制剂（达比加群酯）或口服Xa因子抑制剂（如利伐沙班、阿哌沙班）。若评分等于1分，可使用华法林或阿司匹林（每日100mg）治疗。评分为0分的患者无须抗凝治疗。心房颤动发作持续少于48h，复律前应使用肝素或低分子肝素。复律后是否使用抗凝药物取决于患者血栓风险大小。若大于48h或持续时间不明确，复律前华法林抗凝3周，复律后继续抗凝3～4周。或行食管超声心动图除外心房血栓再行复律，复律后至少用华法林抗凝4周。紧急复律治疗可选用静脉注射肝素或皮下注射低分子肝素抗凝。

②控制心室率：对于无器质性心脏病患者，目标心室率小于110次/分，合并器质性心脏病患者，根据具体情况决定目标心率。控制心室率药物包括β受体阻滞剂、非二氢吡啶类钙离子拮抗剂（不伴有失代偿期心力衰竭）、胺碘酮等。对于心房颤动伴快速心室率、

药物治疗无效者，可施行房室结阻滞消融术，并同时安置心室按需或双腔起搏器。对于心室率较慢，最长RR间歇大于5s或症状显著者，可考虑植入起搏器治疗。

③复律并维持窦性心律：复律治疗成功与否与心房颤动持续时间的长短、左心房大小和年龄有关。复律方法有药物转复、直流电同步复律及导管消融治疗。药物有胺碘酮、普罗帕酮、伊布利特等，若血流动力学不稳定，宜行电复律。心房颤动消融成功率仍不理想，复发率也偏高，仍列为二线治疗。此外，外科迷宫手术也可用于维持窦性心律，且具有较高成功率。

（5）房扑：抗凝策略同心房颤动，减少心室率的药物治疗包括β受体阻滞剂、非二氢吡啶类钙离子拮抗剂或洋地黄制剂。转复房扑药物包括IA（奎尼丁）或IC（普罗帕酮）或胺碘酮。直流电复律是终止房扑最有效的方法，食管调搏也是转复房扑的有效方法。射频消融可根治房扑，因房扑的药物疗效有限，对于症状明显或引起血流动力学不稳定的心房扑动，应选用射频消融治疗。

3.非药物治疗

（1）心脏电复律：适应证主要有急性快速异位心律失常及持续性心房颤动或心房扑动。

阵发性室性心动过速可引起明显血流动力学改变而影响循环功能，需积极处理。一般选用药物，如无效，就应尽早进行同步电复律。

心房颤动伴有下述情况可行同步电复律：

①病程在1年以内，既往窦性心律不低于60次/分。

②左房前后径小于50mm。

③心室率快，药物治疗无效。

④二尖瓣病变已矫治6周以上。

⑤甲状腺功能亢进已得到控制。持续性房扑用电复律效果好，50J电功率即可，转复成功率高。

阵发性室上性心动过速包括房性心动过速、交界性心动过速，经药物治疗无效时可用同步电复律。

同步直流电复律禁忌证：

①洋地黄中毒引起的心律失常。

②室上性心律失常伴完全性房室传导阻滞。

③病态窦房结综合征中的快速性心律失常。

④电复律后使用药物无法维持窦性心律，心房颤动复发不能耐受药物维持者。

⑤病情危急且不稳定者。

（2）导管消融术：心导管消融治疗是通过心导管将电能、激光、冷冻或射频电流引入心脏内以消融特定部位的心肌细胞借以隔断折返环路或消除病灶治疗心律失常的方法，主要用于治疗一些对药物治疗反应不佳的顽固性心律失常。射频消融创伤范围小，与周围正常组织界限分明，因而并发症较少，操作时无须麻醉。近年来，射频消融临床应用得到了迅速发展。目前临床应用射频消融根治室上性心动过速的成功率达95%以上，根治特发性室速的成功率达80%以上。射频消融治疗的发展，使心律失常的介入治疗进入了一个全新的时代。

目前射频消融治疗心律失常的适应证有：

①威胁患者生命的快速性心律失常，如预激综合征、高危旁路并发心室率极快的心房颤动、特发性室速等。

②频繁发作的房室结内折返性心动过速或房室折返性心动过速，药物治疗或预防无效，或药物治疗产生不可耐受的不良反应。

③药物不能控制心室率的快速房性心律失常，尤其是心脏逐渐增大或心力衰竭难以控制时。

④不适当窦速合并心动过速心肌病。

（3）外科治疗：外科治疗快速性心律失常的目的在于切除、隔置、离断参与心动过速生成、维持与传播的组织，保存或改善心脏功能。外科治疗心律失常由于创伤大、手术复杂、费用高昂，不可能常规地广泛应用于临床。特别是心脏介入治疗迅速发展的今天，心律失常外科手术治疗的领域已逐渐被射频消融治疗所取代。但是，外科手术对于某些介入治疗难以奏效的病例，仍可作为一种最后的选择。对于一些本来需要心脏外科手术的心律失常患者，两种手术可以同时进行，如先天性心脏病伴难以消融治疗的右侧旁路，冠状动脉旁路移植术和矫正瓣膜关闭不全或狭窄的手术等。此外，有些外科手术方法，为介入治疗奠定了理论基础，如心房射频消融根治心房颤动，就是根据心房迷宫手术发展而来。

（二）中医治疗

1.辨证论治

（1）心虚胆怯证

临床表现：心悸，善惊易恐，坐卧不安，失眠多梦，舌苔薄白，脉虚数或结代。

治法：镇惊定志，养心安神。

代表方剂：安神定志丸加减。可加酸枣仁、合欢皮养心安神；心气虚，加炙甘草、党参益气养心。

（2）心血不足证

临床表现：心悸短气，活动尤甚，眩晕乏力，面色无华，舌质淡，苔薄白，脉细弱。

治法：补血养心，益气安神。

代表方剂：归脾汤加减。气虚血少，血不养心，宜用炙甘草汤益气养血，滋阴复脉。

（3）阴虚火旺证

临床表现：心悸不宁，心烦少寐，头晕目眩，手足心热，耳鸣腰酸，舌质红，苔少，脉细数。

治法：滋阴清火，养心安神。

代表方剂：天王补心丹加减。心悸不安者，加生龙骨、生牡蛎、珍珠母以镇心安神；心火旺盛、心烦易怒、口苦、口舌生疮者，加连翘、莲子心、山栀子以清泻心火；兼五心烦热、梦遗腰酸者，可合用知柏地黄丸养阴清热。

（4）水饮凌心证

临床表现：心悸眩晕，胸闷痞满，渴不欲饮，小便短小，或下肢水肿，形寒肢冷，伴恶心，欲吐，流涎，舌淡胖，苔白滑，脉弦滑或沉细而滑。

治法：振奋心阳，化气行水，宁心安神。

代表方剂：苓桂术甘汤加减。兼见恶心、呕吐者，加半夏、陈皮、生姜；兼见肺气不宣者、咳喘、胸闷者，加杏仁、前胡、桔梗、葶苈子、五加皮、防己；兼见瘀血者，加当归、川芎、刘寄奴、泽兰、益母草。若见因心功能不全而致水肿、尿少、阵发性夜间呼吸困难或端坐呼吸者，当重用温阳利水之品，可用真武汤。

（5）痰火扰心证

临床表现：心悸时发时止，受惊易胸闷烦躁，失眠多梦，口干口苦，大便秘结，小便黄赤，舌红舌苔黄腻，脉弦滑。

治法：清热化痰，宁心安神。

代表方剂：黄连温胆汤加减。热象明显者，加黄芩、山栀清心泻火；痰热互结、大便秘结者，加生大黄；惊悸不安者，加珍珠母、生龙齿、生牡蛎镇心安神；火郁伤阴者，加生地黄、麦冬、玉竹养阴清热。

（6）心脉瘀阻证

临床表现：心悸不安，胸闷不舒，心痛时作，痛如针刺，或见唇甲青紫或有瘀斑，脉涩或结代。

治法：活血化瘀，理气通络。

代表方剂：桃仁红花煎加减。

（7）心阳不振证

临床表现：心悸不安，胸闷气短，动则尤甚，面色苍白，形寒肢冷，舌质淡白，脉虚弱或细。

治法：温补心阳，安神定悸。

代表方剂：参附汤合桂枝甘草龙骨牡蛎汤加减。兼有伤阴者，加麦冬、玉竹、五味子养阴生津。若心阳不振，以致心动过缓者，酌加蜜麻黄、补骨脂，重用桂枝。

2.常用中药制剂

（1）参松养心胶囊。功效：益气养阴，活血通络。适用于气阴两虚、心络瘀阻引起的冠心病室性期前收缩。口服每次2~4粒，每日3次。

（2）天王补心丹。功效：养阴清热。适用于阴虚火旺型心律失常。口服每次3g，每日3次。

（3）生脉注射液。功效：益气养阴。适用于气阴两虚患者。稀释后静脉滴注，每次40mL，每日1次。

（4）复方丹参滴丸。功效：活血化瘀，理气止痛。适用于气滞血瘀型心悸。口服或舌下含服，每次10粒，每日3次。

（5）稳心颗粒。功效：益气养阴，定悸复脉，活血化瘀。适用于气阴两虚兼心脉瘀阻所致的心悸。开水冲服，每次1袋，每日3次。

第二节　缓慢性心律失常

缓慢性心律失常是指有效心搏每min低于60次的各种心律失常。常见有窦性心动过缓、窦房传导阻滞、窦性停搏、房室传导阻滞、病态窦房结综合征等。其发生多与迷走神经张力过高、心肌病变、某些药物影响、高血钾等有关。缓慢性心律失常主要表现为心悸、疲劳虚弱、体力活动后气短、胸闷等，严重者可引起昏厥、抽搐，甚至危及生命。

缓慢性心律失常属中医"心悸""眩晕""胸痹""厥证"等范畴。

一、病因病理

（一）西医病因病理

1.病因

（1）缓慢性窦性心律失常。

①生理状况：窦性心动过缓，可见于健康人，尤其是运动员及强体力劳动者。老年人、睡眠状态、迷走神经张力增高也可出现窦性心动过缓。

②病理状况：器质性心脏病如冠心病、心肌炎、心肌病、急性心肌梗死、甲状腺功能减退、血钾过高、应用洋地黄及β受体阻滞剂等药物，均可引起缓慢性窦性心律失常。

（2）房室传导阻滞：常见病因有神经张力增高、颈动脉窦过敏、心肌炎、急性下壁及前壁心肌梗死、原因不明的希浦野系统纤维化、冠心病、高钾血症、应用洋地黄以及缺氧等。

（3）病态窦房结综合征：见于冠心病、原发性心肌病、风湿性心脏瓣膜病、高血压性心脏病、心肌炎、先天性心脏病、甲状腺功能减退、某些感染（布氏杆菌病、伤寒）等。

2.病理

众多病变过程，如淀粉样变性、纤维化与脂肪浸润、硬化与退行性变、甲状腺功能减退等，均可损害冲动在心脏传导系统的传导，使窦房结与心脏之间、心房与心室之间、心房内或心室内冲动减慢或阻滞，引起缓慢性心律失常。

（二）中医病因病机

本病与饮食失宜、七情内伤、劳倦内伤、久病失养、感受外邪、药物影响有关。

1.饮食失宜

饮食不节，饥饱失常，或过食肥甘厚味，饮酒过度，均可损伤脾胃，致脾失健运，气血生化之源不足，心脉失养。脾气虚弱，运化功能减弱，津液不布，水湿不化，聚而为痰，痰浊上扰心神则心神不宁，痹阻胸阳则心悸、胸闷。

2.七情内伤

忧郁思虑，暗耗心血；或气机郁结，脉络瘀滞，气血运行不畅，心失所养。

3.劳倦内伤

劳伤心脾，心气受损而心悸；房劳过度，伤及肾阳，温煦无力，心阳不振而致心悸。

4.久病失养

久病体虚，或失血过多，或思虑过度，劳伤心脾，致气血亏虚，心失所养而心悸；大病久病之后，阳气虚衰，不能温养心肺，故心悸不安；久病入络，心脉瘀阻，心神失养。

5.感受外邪

风寒湿邪搏于血脉，内犯于心，以致心脉痹阻，营血运行不畅，引起心悸怔忡；温病、疫病日久，邪毒灼伤营阴，心神失养，引起心悸。

本病病位在心，病机特点是本虚标实，本虚是气、血、阴、阳亏虚，以阳气不足为多，标实是痰浊、瘀血、气滞、水饮。

二、临床表现

窦性心动过缓，如心率>50次/分，一般无症状；心室率<50次/分，可出现头晕、乏力。窦房传导阻滞或房室传导阻滞时，部分患者可出现心悸、停搏感，严重者可出现胸闷、胸痛，阻滞次数多，间歇长者，可有黑蒙、昏厥等严重症状。一度房室传导阻滞通常无症状，听诊时第一心音强度减弱，二度房室传导阻滞可有心悸、乏力症状，也可无症状，听诊时二度Ⅰ型房室传导阻滞第一心音逐渐减弱并有心搏脱漏，二度Ⅱ型房室传导阻滞也有间歇性心搏脱漏，但第一心音强度恒定。三度房室传导阻滞的症状取决于心室率的快慢与伴随病变，症状包括疲倦、乏力、心绞痛、心衰、头晕、昏厥等，听诊时第一心音经常变化，第二心音可呈正常或反常分裂，间或听到响亮亢进的第一心音。所有的缓慢性心律失常均可导致患者出现与心动过缓有关的心、脑供血不足的症状，如发作性头晕、黑蒙、乏力等，严重者发生昏厥，甚至猝死。

三、诊断与鉴别诊断

（一）诊断

各种缓慢性心律失常主要依据临床表现结合心电图诊断。

1.窦性心动过缓

（1）窦性心律。

（2）频率小于60次/分。

（3）常伴有窦性心律不齐，严重过缓时可产生逸搏。

2.房室传导阻滞

（1）一度房室传导阻滞：窦性P波，每个P波后都有相应的QRS波群。PR间期延长，成年人若PR间期大于0.2s（老年人PR间期大于0.22s），或对两次检测结果进行比较，心率没有明显改变而PR间期延长超过0.04s，可诊断。

（2）二度房室传导阻滞：分有两种。①二度Ⅰ型：又称莫氏Ⅰ型，P波规律出现，PR间期逐渐延长，RR间隔相应地逐渐缩短，直到P波后无QRS波。PR间期又趋缩短，之后又延长，如此周而复始。②二度Ⅱ型：又称莫氏Ⅱ型，PR间期恒定（正常或延长），部分P波后无QRS波群。

（3）三度房室传导阻滞：①P波与QRS波群无固定关系。②心房速率快于心室率。③出现交界性逸搏心率（QRS形态正常，频率一般为40~60次/分）或室性逸搏心率（QRS波宽大畸形，频率一般为20~40次/分）。

3.病态窦房结综合征

（1）持续的窦性心动过缓，心率<50次分，且不宜用阿托品等药物纠正。

（2）窦性停搏或窦房传导阻滞。

（3）在显著窦性心动过缓基础上，常出现室上性快速心律失常（心房扑动、心房颤动等），又称慢-快综合征。

（4）若病变同时累及房室交界区，可出现房室传导障碍，或发生窦性停搏时，长时间不出现交界性逸搏，此即称为双结病变。

（二）鉴别诊断

1.生理性窦性心动过缓与病态窦房结综合征

运动试验如心率达到90次/分以上者，表示窦房结功能正常。如达不到90次分，可做阿托品试验，如阿托品试验仍达不到90次/分，则进一步做食道调搏试验，如窦房结恢复时间大于2.0s或窦房结传导时间大于0.147s者，则为病态窦房结综合征。

2.三度房室传导阻滞与干扰性房室脱节

三度房室传导阻滞心室率较心房率慢，且P波不能下传可发生于心动周期的任何时间，P波与QRS波群无固定关系；干扰性房室脱节心室率较心房率略快，同时P波紧靠QRS波群前后，房室脱节可出现心室夺获。

四、治疗

（一）西医治疗

1.一般治疗

针对病因治疗，如各种急性心肌炎、心肌缺血，停用有关药物，纠正酸中毒、电解质紊乱等。

2.药物治疗

（1）窦性心动过缓：如无心动过缓相关症状，一般无须治疗。如心率低于每min40次，引起心绞痛、心功能不全或中枢神经系统功能障碍时，应针对病因治疗，药物用阿托品、异丙肾上腺素、麻黄碱、沙丁胺醇等提高心室率。

（2）房室传导阻滞：一度房室传导阻滞与二度Ⅰ型房室传导阻滞心室率不太慢者，无须治疗。二度Ⅱ型房室传导阻滞与三度房室传导阻滞如心室率显著缓慢，伴有血流动力学障碍，甚至阿-斯综合征发作者，应给予起搏治疗。阿托品0.5～2mg静脉注射，适合阻滞位于房室结的患者。异丙肾上腺素1～4μg/min静脉滴注适用于任何部位的房室传导阻滞，将心室率控制在50～70次/分。急性心肌梗死时应慎重。

（3）病态窦房结综合征：若患者无心动过缓有关症状，不必治疗，定期随访。有症状患者，接受起搏治疗。

3.人工心脏起搏

人工心脏起搏是用人为的脉冲电流刺激心脏，以带动心搏的治疗方法。主要用于治疗缓慢性心律失常，也用于快速性心律失常治疗和诊断。

严重缓慢性心律失常，永久心脏起搏是唯一有效而可靠的治疗方法。

（1）永久心脏起搏的安置指征

①伴有临床症状的任何水平的完全或高度房室传导阻滞。

②束支-分支水平阻滞，间歇发生二度Ⅱ型房室传导阻滞且有症状者；在观察过程中虽无症状，但阻滞程度进展，H-V间期大于100ms者。

③病窦综合征或房室传导阻滞，心室率经常低于50次/分，有明显临床症状或间歇发生心室率<40次/分；虽无症状，但有长达3s的RR间隔。

④因颈动脉窦过敏引起的心率减慢，心率或RR间隔达到上述标准，伴有明显症状者。

⑤有窦房结功能障碍和（或）房室传导阻滞的患者，因其他情况必须采用具有减慢心率的药物治疗时，为保持适当的心室率，应植入起搏器。

（2）安置临时起搏器适应证

①高度或完全传导阻滞且逸搏心律过缓。

②操作过程中或急性心肌梗死、药物中毒、严重感染等危急情况下出现危及生命的缓慢性心律失常。

（二）中医治疗

1.辨证论治

（1）心阳不足证

临床表现：心悸气短，动则加剧，或突然晕倒，汗出倦怠，面色苍白或形寒肢冷，舌淡苔白，脉虚弱或沉细而迟。

治法：温补心阳，通脉定悸。

代表方剂：人参四逆汤合桂枝甘草龙骨牡蛎汤加减。有瘀血者，加丹参、赤芍、红花活血化瘀；兼水肿者，加泽泻、车前子、益母草活血利水；气虚者，加黄芪益气健脾。

（2）心肾阳虚证

临床表现：心悸气短，动则加剧，面色苍白，形寒肢冷，腰膝酸软，小便清长，下肢水肿，舌质淡胖，脉沉迟。

治法：温补心肾，温阳利水。

代表方剂：参附汤合真武汤加减。心血瘀阻者，加丹参、红花、益母草活血化瘀；气虚者，加黄芪、山药益气；阳虚为主、无水肿者，也可合用右归丸温补肾阳。

（3）气阴两虚证

临床表现：心悸气短，乏力，失眠多梦，自汗盗汗，五心烦热，舌质淡红少津，脉虚弱或结代。

治法：益气养阴，养心通脉。

代表方剂：炙甘草汤加减。阴虚明显者，加天门冬、黄精养阴生津；兼有痰湿者，加瓜蒌、半夏、竹茹、胆南星化痰除湿。

（4）痰浊阻滞证

临床表现：心悸气短，心胸痞闷胀满，痰多，食少腹胀，或有恶心，舌苔白腻或滑腻，脉弦滑。

治法：理气化痰，宁心通脉。

代表方剂：涤痰汤加减。兼瘀血者，加丹参、红花、水蛭活血化瘀；痰浊化热者，改用黄连温胆汤清热化痰。

（5）心脉痹阻证

临床表现：心悸，胸闷憋气，心痛时作，或形寒肢冷，舌质暗或有瘀点、瘀斑，脉虚或结代。

治法：活血化瘀，理气通络。

代表方剂：血府逐瘀汤加减。气滞明显者，加郁金、降香、枳实理气宽胸。

2.常用中药制剂

（1）心宝丸。功效：温阳通脉。适用于各种缓慢性心律失常、心功能不全患者。口服每次5～10粒，每日3次。

（2）血府逐瘀口服液。功效：活血化瘀。适用于心血瘀阻型心律失常者。口服每次10mL，每日3次。

（3）参附注射液。功效：温阳益气。适用于阳气亏虚型心律失常者。静脉滴注，每次40mL，每日1次。

（4）参仙升脉口服液。功效：温补心肾，活血化瘀。适用于阳虚脉迟。口服，每次20mL，每日2次。

第七章　原发性高血压

第一节　高血压的危险分层

一、高血压分级

早在1999年世界卫生组织/国际高血压联盟（WHO/ISH）高血压治疗指南（表7-1）中就制定了18岁以上成年人高血压诊断标准和分级，建议使用的血压标准是：未服用抗高血压药物的情况下，凡正常成年人收缩压应＜140mmHg（18.6kPa）、舒张压＜90mmHg（12kPa）。

表7-1　高血压分级

类别	收缩压（mmHg）	舒张压（mmHg）
理想血压	＜120	＜80
正常血压	＜130	＜85
正常高值	130～139	85～89
1级高血压	140～159	90～99
亚组：临界高血压	140～149	90～94
2级高血压	160～179	100～109
3级高血压	≥180	≥110
单纯收缩性高血压	≥140	＜90
亚组：临界高血压	140～149	＜90

然而，在2017年ACC/AHA美国高血压指南中重新定义了高血压诊断标准，降低了高血压的准入门槛。该指南中正常血压定义为＜120/80mmHg；收缩压在120～129mmHg，舒张压＜80mmHg为血压升高；血压在（130～139）/（80～89）mmHg为1级高血压；血

压≥140/90mmHg为2级高血压；血压≥180/120mmHg为高血压危象。在该版指南中取消了高血压前期（收缩压120～139mmHg或舒张压80～89mmHg）的概念。

于2018年9月20日，我国也发布了《中国高血压防治指南2018年修订版（征求意见稿）》，这次发布的新版指南结合我国国情，定义为：正常血压为收缩压<120mmHg和舒张压<80mmHg，正常高值血压为收缩压120～139mmHg和（或）舒张压80～89mmHg。以收缩压≥140mmHg和（或）舒张压≥90mmHg进行血压水平分类。以上分类适用于18岁以上任何年龄的成年人。将血压水平（120～139）/（80～89）mmHg定为正常高值血压。将高血压定义为：在未使用降压药物的情况下，非同日3次测量诊室血压，收缩压≥140mmHg和（或）舒张压≥90mmHg。收缩压≥140mmHg和舒张压<90mmHg为单纯收缩期高血压。如患者既往有高血压病史，目前正在使用降压药物，血压虽然<140/90mmHg，仍应诊断为高血压。根据血压升高水平，又进一步将高血压分为1级、2级和3级（表7-2）。动态血压监测的高血压诊断标准为：24h平均收缩压/舒张压≥130/80mmHg；白天收缩压/舒张压≥135/85mmHg；夜间收缩压/舒张压≥120/70mmHg。家庭血压监测的高血压诊断标准为≥135/85mmHg，与诊室血压的140/90mmHg相对应。

表7-2　血压水平分级

类别	收缩压（mmHg）	舒张压（mmHg）
正常血压	<120	<80
正常高值	120～139和（或）	80～89
高血压	≥140和（或）	≥90
1级高血压（轻度）	140～159和（或）	90～99
2级高血压（中度）	160～179和（或）	100～109
3级高血压（重度）	≥180和（或）	≥110
单纯收缩性高血压	≥140和（或）	<90

注：当收缩压和舒张压分属于不同级别时，以较高的分级为准

二、高血压风险分层

世界卫生组织将心血管病的绝对危险分成低、中、高、很高4组。按照危险因素、靶器官损伤及并存临床情况等合并作用将危险量化，危险由低到高，代表了高血压患者发生生命危险事件的程度。高血压患者常常合并其他心血管危险因素。因此，不能只根据血压水平对高血压患者进行诊断和治疗，必须对患者进行心血管综合风险的评估并分层。高血

压患者的心血管综合风险分层，有利于确定启动降压治疗的时机，优化降压治疗方案，确立更合适的血压控制目标和进行患者的综合管理。2018年，我国发布《中国高血压防治指南2018年修订版（征求意见稿）》，将高血压患者按心血管风险水平分为低危、中危、高危和很高危4个层次（表7-3），并细化了影响风险分层的内容（表7-4）。

表7-3　血压升高患者心血管风险水平分层

其他心血管危险因素和疾病史	血压（mmHg）			
	SBP130～139和（或）DBP85～89	SBP140～159和（或）DBP90～99	SBP160～179和（或）DBP100～109	SBP≥180和（或）DBP≥110
无		低危	中危	高危
1～2个其他危险因素	低危	中危	中/高危	很高危
≥3个其他危险因素，靶器官损害，或CKD3期，无并发症的糖尿病	中危/高危	高危	高危	很高危
临床并发症，或CKD≥4期，有并发症的糖尿病	高危/很高危	很高危	很高危	很高危

注：SBP为收缩压；DBP为舒张压；CKD为慢性肾病。

表7-4　影响高血压患者心血管预后的重要因素

心血管危险因素	靶器官损害	伴发临床疾病
·高血压（1～3级）	·左心室肥厚	·脑血管病 脑出血 缺血性脑卒中 短暂性脑缺血发作
·男性＞55岁；女性＞65岁	心电图：Sokolow-Lyon电压＞3.8mV或Cornell乘积＞244mV/ms	
·吸烟或被动吸烟		
·糖耐量受损（2h血糖7.8～11.0mmol/L）和（或）空腹血糖异常（6.1～6.9mmol/L）	超声心动图LVMI 男≥115g/m²，女≥95g/m²	·心脏疾病 心肌梗死史 心绞痛 冠状动脉血供重建 慢性心力衰竭 心房颤动
·血脂异常：TC≥5.2mmol/L（200mg/dL）或LDL-C≥3.4mmol/L（130mg/dL）或HDL-C＜1.0mmol/L（40mg/dL）	·颈动脉超声IMT≥0.9mm或动脉粥样斑块	
	颈-股动脉脉搏波速度≥12m/s（*选择使用）	

续表

心血管危险因素	靶器官损害	伴发临床疾病
·早发心血管病家族史（一级亲属发病年龄＜50岁）	·踝/臂血压指数＜0.9（*选择使用）	·肾病 糖尿病 肾病 肾功能受损 包括肾小球滤过率＜30mL/（min·1.73m²） 血肌酐升高：男性≥133μmol/L（1.5mg/dL），女性≥124μmol/L（1.4mg/dL），蛋白尿≥300mg/24h
·腹型肥胖：（腰围男性≥90cm，女性≥85cm）；或肥胖[BMI≥（28kg/m²）]	·估算的肾小球滤过率降低[30～59mL/（min·1.73m²）]；或血清肌酐轻度升高：男性115～133μmol/L（1.3～1.5mg/dL），女性107～124μmol/L（1.2～1.4mg/dL）	
·高同型半胱氨酸血症≥15μmol/L	·微量白蛋白尿：30～300mg/24h或白蛋白/肌酐比：≥30mg/g（3.5mg/mmol）	·外周血管疾病
		·视网膜病变出血或渗出，视盘水肿
		·糖尿病新诊断：空腹血糖≥7.0mmol/L（126mg/dL），餐后血糖≥11.1mmol/L（200mg/dL）已治疗但未控制：（HbA1c）≥6.5％

注：TC 为总胆固醇；LDL-C 为低密度脂蛋白胆固醇；HDL-C 为高密度脂蛋白胆固醇；LVMI 为左心室重量指数；IMT 为颈动脉内膜中层厚度；BMI 为体质指数；HbA1c 为糖化血红蛋白。

第二节　高血压的治疗目标

一、降压治疗目标

2017年，ACC/AHA美国高血压指南将＜130/80mmHg作为多数高血压患者的血压控制目标，包括稳定性冠心病、慢性心衰、慢性肾病、糖尿病等。对于一般健康状况良好的＞65岁患者，血压控制目标也为＜130/80mmHg。对于老年人，特别是高龄老年高血压患者采取更为宽松的血压管理策略。上述降压目标是基于美国国情，包括高血压的控制达标率、高血压人口数量等，同时基于美国的流行病学及循证医学证据而制定。

考虑到我国各地经济发展基础、卫生资源分配、医疗保险覆盖的巨大不均衡性，以及各地高血压的知晓率、治疗率和达标率均差异极大，我国发布的《中国高血压防治指南2018年修订版（征求意见稿）》中，一般患者血压目标需控制到140/90mmHg以下，在可耐受和可持续的条件下，其中部分有糖尿病、蛋白尿等的高危患者的血压可控制在130/80mmHg以下。虽然证据提示在一些特殊人群中更高或更低的血压目标，但这主要取决于患者对治疗的耐受性和治疗的复杂程度。高血压治疗的根本目标是降低高血压的心、脑、肾与血管并发症发生和死亡的总危险。

二、特殊人群高血压治疗目标

老年高血压治疗的主要目标是收缩压达标，共病和衰弱症患者应综合评估后，个体化确定血压起始治疗水平和治疗目标值。年龄在65～79岁的老年人，第一步血压应降至<150/90mmHg；如患者能耐受，目标血压<140/90mmHg。≥80岁的老年人血压应降至<150/90mmHg；患者如收缩压<130mmHg且耐受良好，可继续治疗而不必回调血压水平。双侧颈动脉狭窄程度>75%时，中枢血流灌注压下降，降压过度可能增加脑缺血风险，降压治疗应以避免脑缺血症状为原则，宜适当放宽血压目标值。体弱的高龄老年人降压时应注意监测血压，降压速度不宜过快，降压水平不宜过低。

根据2010年全国学生体质调研报告，我国中小学生的高血压患病率为14.5%，男生高于女生（16.1%vs12.9%）。儿童与青少年（指18岁以下人群，简称"儿童"）时期发生的高血压，以原发性高血压为主，多数表现为血压水平的轻度升高（1级高血压），通常没有不适感，无明显临床症状。原发性高血压的比例随着年龄升高，青春期前后发生的高血压多为原发性。我国制定出3～17岁男、女年龄别和身高别的血压参照标准（简称"表格标准"），根据每岁组不同身高水平对应的血压P_{50}、P_{90}、P_{95}和P_{99}值，以此判定儿童血压水平。以收缩压和（或）舒张压≥P_{95}为高血压；P_{90}～P_{95}或≥120/80mmHg为"正常高值血压"。为方便临床医师对个体高血压儿童的快速诊断，建议首先采用简化后的"公式标准"（表7-5）进行初步判断，其判定的结果与"表格标准"诊断儿童高血压的一致率接近95%。在原发性高血压儿童中，应将其血压降至P_{95}以下；当合并肾疾病、糖尿病或出现靶器官损害时，应将血压降至P_{90}以下，以减少对靶器官的损害，降低远期心血管病发病风险。

表7-5　中国3～17岁儿童青少年高血压筛查的简化公式标准

性别	收缩压（mmHg）	舒张压（mmHg）
男	100+2×年龄	65+年龄
女	100+1.5×年龄	65+年龄

注：本表基于"表格标准"中的P_{95}制定，用于快速筛查可疑的高血压儿童。

妊娠合并高血压的患病率占孕妇的5%～10%，其中70%是妊娠期出现的高血压，其余30%在妊娠前即存在高血压。妊娠高血压患者治疗的主要目的是保障母婴安全和妊娠分娩的顺利进行，减少并发症，降低病死率。建议血压≥150/100mmHg启动药物治疗，治疗目标为150/100mmHg以下。如无蛋白尿及其他靶器官损伤存在，也可考虑≥160/110mmHg启动药物治疗。应避免将血压降至<130/80mmHg，以免影响胎盘血流灌注。

对于高血压伴脑卒中的患者，病情稳定的患者，降压目标应达到<140/90mmHg。颅内大动脉粥样硬化性狭窄（狭窄率为70%～99%）导致的缺血性卒中或短暂性脑缺血发作（TIA）患者，推荐血压控制在140/90mmHg以下。低血流动力学因素导致的脑卒中或TIA，应权衡降压速度与幅度对患者耐受性及血流动力学影响。急性缺血性卒中准备溶栓者血压应控制在180/110mmHg以下。缺血性卒中后24h内血压升高的患者应谨慎处理，应先处理紧张焦虑、疼痛、恶心呕吐及颅内压升高等情况。收缩压>220mmHg，应积极使用静脉降压药物降低血压；患者收缩压>180mmHg，可使用静脉降压药物控制血压，160/90mmHg可作为参考的降压目标值。在降压治疗期间应严密观察血压的变化，每隔5～15min进行1次血压监测。

对于高血压伴冠心病的患者，血压<140/90mmHg作为合并冠心病的高血压患者的降压目标；如能耐受，可降至<130/80mmHg，应注意舒张压不宜降至60mmHg以下。高龄、存在冠状动脉严重狭窄病变的患者，血压不宜过低。

中国心衰患者合并高血压的比率为54.6%，高血压患者心衰的发生率为28.9%，长期和持续的高血压最终导致的心衰包括射血分数保留的心衰和射血分数降低的心衰。建议降压目标为<130/80mmHg，但尚缺乏证据支持。高血压合并左心室肥厚但尚未出现心衰的患者，可先将血压降至140/90mmHg以下；如患者能良好耐受，可进一步降低至<130/80mmHg，有利于预防发生心衰。

高血压和肾病密切相关，互为病因和加重因素。对于高血压伴肾病的患者，慢性肾病合并高血压患者收缩压≥140mmHg或舒张压≥90mmHg时开始药物降压治疗。降压治疗的靶目标在白蛋白尿<30mg/d时为<140/90mmHg，在白蛋白尿30～300mg/d或更高时为<130/80mmHg，60岁以上的患者可适当放宽降压目标。蛋白尿是慢性肾病患者肾功能减退及心血管疾病和心血管死亡的危险因素，中国指南中对存在蛋白尿的患者推荐更严格的

130/80mmHg以下的降压目标。

高血压常合并糖代谢异常，糖尿病合并高血压患者收缩压每下降10mmHg，糖尿病相关的任何并发症风险下降12%，死亡风险下降15%。终点事件发生率最低组的舒张压为82.6mmHg。建议糖尿病患者的降压目标为130/80mmHg，对于老年或伴严重冠心病患者，宜采取更宽松的降压目标值140/90mmHg。

外周动脉疾病是系统性动脉粥样硬化的常见表现。约50%外周动脉疾病患者存在高血压，并增加心血管事件和死亡风险。下肢外周动脉疾病伴高血压的患者血压应控制在<140/90mmHg。降压达标不仅可降低此类患者心脑血管事件的发生率，而且也能减缓病变的进程，降低患者的截肢率。降压过程中患肢血流可能有所下降，多数患者均可耐受。

第三节　高血压的非药物治疗

非药物治疗是高血压治疗的基础方法。高血压患者在药物治疗的同时采用非药物治疗措施，可以明确提高降压药物的疗效和防止并发症的发生。影响高血压患者的发病因素与精神过度紧张、肥胖、吸烟、酗酒、高钠饮食等不良生活方式有关。生活方式干预可以降低血压、预防或延迟高血压的发生、降低心血管病风险，而且生活方式干预简单易行、成本低，在高血压防治中有重要价值。生活方式干预应该连续贯穿高血压治疗全过程。

有研究表明，各种不良生活方式对高血压患病率的影响从大到小排序依次为食盐量、吸烟时间、饮酒量和时间、体重指数、肥胖时间、油腻食物有。研究表明，高钠低钾饮食、体质量超标或增长过快及持续饮酒是导致中国人群高血压发生的危险因素。

一、减少钠盐摄入，增加钾摄入

钠盐可显著升高血压及高血压的发病风险，适度减少钠盐摄入可有效降低血压。有研究显示，钠盐摄入量减为3g/d，可减少每年新发冠状动脉粥样硬化性心脏病60 000例，脑卒中32 000例，心肌梗死54 000例，盐敏感高血压患者可获益更多。钠盐摄入过多和（或）钾摄入不足，以及钾钠摄入比值较低是导致我国人群高血压发病的重要危险因素。

我国居民的膳食中75.8%的钠来自家庭烹饪用盐，其次为高盐调味品。随着饮食模式的改变，加工食品中的钠盐也将成为重要的钠盐摄入途径。为了预防高血压和降低高血压患者的血压，钠的摄入量减少至2 400mg/d（6g氯化钠）。所有高血压患者均应采取各种措施，限制钠盐摄入量。主要措施如下。

（1）减少烹调用盐及含钠高的调味品（包括味精、酱油）。

（2）避免或减少含钠盐量较高的加工食品，如咸菜、火腿、各类炒货和腌制品。

（3）建议在烹调时尽可能使用定量盐勺，以起到警示的作用。

增加膳食中钾摄入量可降低血压，每天补钾60mmol可使高血压患者的收缩压和舒张压分别下降4.4mmHg和2.5mmHg，并能减少患者血压达标所需要的服药量。此外，对高血压引发的心血管系统损伤也有保护作用。主要措施如下。

（1）增加富钾食物（新鲜蔬菜、水果和豆类）的摄入量。

（2）肾功能良好者可选择低钠富钾替代盐。不建议服用钾补充剂（包括药物）来降低血压。肾功能不全者补钾前应咨询医师。

二、立即戒烟

吸烟是导致心血管病和癌症的主要危险因素之一。被动吸烟显著增加心血管疾病风险。吸烟的主要危害是导致血管收缩，目前虽然对于吸烟与血压本身的关系仍有分歧，但鉴于吸烟对其他心血管疾病的危害，高血压患者应该戒烟。戒烟的益处十分肯定。因此，医师应强烈建议并督促高血压患者戒烟。询问每位患者每日吸烟数量及吸烟习惯等，并应用清晰、强烈、个性化方式建议其戒烟；评估吸烟者的戒烟意愿后，帮助吸烟者在1～2周的准备期后采用"突然停止法"开始戒烟；指导患者应用戒烟药物对抗戒断症状，如尼古丁贴片、尼古丁咀嚼胶（非处方药）、盐酸安非他酮缓释片和伐尼克兰；对戒烟成功者进行随访和监督，避免复吸。

三、限制饮酒或戒酒

过量饮酒显著增加高血压的发病风险，且其风险随着饮酒量的增加而增加，限制饮酒同样有利于控制血压。有研究显示，每周饮酒≥210g是罹患高血压的独立危险因素，中低量的饮酒也与血压升高直接相关，随着饮酒量的增加这一效果越发明显，减少饮酒则可降低血压，血压降低程度也与减少饮酒的程度相关。

建议高血压患者不饮酒。如饮酒，则应少量并选择低度酒，避免饮用高度烈性酒。每日乙醇（酒精）摄入量男性不超过25g，女性不超过15g；每周乙醇（酒精）摄入量男性不超过140g，女性不超过80g。白酒、葡萄酒、啤酒摄入量分别少于50mL、100mL、300mL。

四、减体重

肥胖者高血压患病率增高，可能与血容量及心排血量增加、血管反应性增高及高胰岛素血症引起的肾素-血管紧张素系统（R强直性脊柱炎）活性增高、肾上腺能活性增加、细胞膜离子转运功能缺陷等有关。因此，减肥不仅可降低血压，对控制糖尿病和冠心病均有裨益。Neter等研究结果显示，体重每下降5kg血压平均下降3.6～4.4mmHg。

推荐将体重维持在健康范围内（BMI 18.5～23.9kg/m²，男性腰围<90cm，女性腰围<85cm）。建议所有超重和肥胖患者减体重。控制体重，包括控制能量摄入、增加体力活动和行为干预。在膳食平衡基础上减少每日总热能摄入，控制高热能食物（高脂肪食物、含糖饮料和酒类等）的摄入，适当控制糖类的摄入；提倡进行规律的中等强度的有氧运动、减少久坐时间。对于综合生活方式干预减体重效果不理想者，推荐使用药物治疗或手术治疗。对于特殊人群，如哺乳期女性和老年人，应视具体情况采用个体化减体重措施。减体重计划应长期坚持，速度因人而异，建议将目标定为1年内体重减少初始体重的5%～10%。

五、合理膳食

合理膳食模式可降低人群高血压、心血管疾病的发病风险。建议高血压患者和有进展为高血压风险的正常血压者，饮食以水果、蔬菜、低脂奶制品、富含食用纤维的全谷物、植物来源的蛋白质为主，减少饱和脂肪和胆固醇摄入。

D强直性脊柱炎H饮食是由1997年美国的一项大型高血压防治计划（Dietary Approaches to Stop Hypertension，D强直性脊柱炎H）发展出来的，饮食富含新鲜蔬菜、水果、低脂（或脱脂）乳制品、禽肉、鱼、大豆和坚果，少糖、含糖饮料和红肉，其饱和脂肪和胆固醇水平低，富含钾、镁、钙等微量元素及优质蛋白质和纤维素。在高血压患者中，D强直性脊柱炎H饮食可分别降低收缩压11.4mmHg，舒张压5.5mmHg；一般人群可降低收缩压6.74mmHg，舒张压3.54mmHg。高血压患者控制热能摄入，血压降幅更大。依从D强直性脊柱炎H饮食能够有效降低冠心病和脑卒中风险。

脂肪是热能较高的食物，过食会导致肥胖，进而增加罹患高血压的危险，因此高血压患者必须限制脂肪的总摄入量，使其不超过每日热能供应的25%。食物中的脂肪分为动物脂肪和植物脂肪，前者含饱和脂肪酸较高，能升高血中胆固醇，促进动脉粥样硬化，增加高血压患者的心、脑及周围血管并发症；而后者主要含有不饱和脂肪酸，其中的亚油酸可转化为花生四烯酸，再合成前列腺素，从而发挥扩张血管降低血压的作用。所以高血压患者应少食动物脂肪，控制摄入肥肉、动物内脏、蛋黄等食物，并相应增加植物脂肪的摄入，使膳食中不饱和脂肪酸与饱和脂肪酸之比（P/S比值）≥1。

同时，还应该保持饮食中糖类及纤维素的占有比例。临床研究显示，饮食中糖类的比例不会使三酰甘油（TG）和高密度脂蛋白胆固醇（HDL-C）显著升高和降低，且体重、腰围和舒张压都明显降低。国内报道以糖类（谷、粮等）为主食的同时补充瓜果蔬菜等饮食纤维，再辅以鱼、肉、蛋、奶等副食的饮食结构较为均衡与科学，能改善高血压患者血清HDL-C水平，降低腰围指数。

第四节　高血压的药物治疗

高血压治疗的主要目标是血压达标，降压治疗的最终目的是最大限度地降低高血压患者心、脑血管病的发生率和病死率。降压治疗应该确立血压控制目标值。另外，高血压常常与其他心、脑血管病的危险因素合并存在，如高胆固醇血症、肥胖、糖尿病等，协同加重心血管疾病危险，治疗措施应该是综合性的。不同人群的降压目标不同，一般患者的降压目标为140/90mmHg以下，对于合并糖尿病或肾病等高危患者，应酌情降至更低。对所有患者，不管其他时段的血压是否高于正常值，均应注意清晨血压的监测。有研究显示，半数以上诊室血压达标的患者，其清晨血压并未达标。

由于患者的个体素质存在差异，同时，患者的病情也有各自的特点，因此在对高血压患者进行药物治疗时，第一原则就是针对性治疗。即从患者的实际病情和身体状态出发，结合患者个人意愿或长期承受能力，考虑成本、效益，而为患者制订适合其个体差异的用药方案。一般患者采用常规剂量，老年人及高龄老年人初始治疗时通常应采用较小的有效治疗剂量，根据需要，可考虑逐渐增加至足剂量。优先使用长效降压药物，以有效控制24h血压，更有效预防心脑血管并发症发生。对于血压≥160/100mmHg、高于目标血压20/10mmHg的高危患者，或单药治疗未达标的高血压患者应进行联合降压治疗，包括自由联合或单片A方制剂。

一、降压药物分类

（一）钙拮抗药（CCB）

钙拮抗药主要通过阻断血管平滑肌细胞上的钙离子通道从而降低人体细胞内钙离子的浓度，起到松弛患者平滑肌的作用，因而具有比较突出的扩张血管的作用，降压效果突出，主要包括二氢吡啶类CCB和非二氢吡啶类CCB。我国以往完成的较大样本的降压治疗临床试验证实以二氢吡啶类CCB为基础的降压治疗方案可显著降低高血压患者脑卒中风险。二氢吡啶类CCB可与其他4类药联合应用，尤其适用于老年高血压、单纯收缩期高血压、伴稳定型心绞痛、冠状动脉或颈动脉粥样硬化及周围血管病患者。常见不良反应包括反射性交感神经激活导致心搏加快、面部潮红、足踝部水肿、牙龈增生等。二氢吡啶类CCB没有绝对禁忌证，但心动过速与心力衰竭患者应慎用。急性冠状动脉综合征患者一般不推荐使用短效硝苯地平。

临床上常用的非二氢吡啶类CCB，也可用于降压治疗，常见不良反应包括抑制心脏收缩功能和传导功能，二度至三度房室传导阻滞。心衰患者禁忌使用，有时也会出现牙龈增生。因此，在使用非二氢吡啶类CCB前应详细询问病史，进行心电图检查，并在用药2～6周后复查。

（二）血管紧张素转换酶抑制药（ACEI）

这类药物可对患者血液循环及部分组织中的转换酶产生有效抑制，阻碍血管紧张素 I 向血管紧张素 II 的转化，从而达到降低血压水平的目的。此外，这类药物还能使患者体内缓激肽降解的速率降低，使患者体内缓激肽的含量不断增加，同样能达到扩张血管、降低血压的作用。使用血管紧张素转换酶抑制药，并不会加快患者的心率，且在一定程度上还能抑制血管重构，可使患者肾血流与肾小球的滤过率得到一定的增加。

大规模临床试验结果显示，此类药物对于高血压患者具有良好的靶器官保护和心血管终点事件预防作用。ACEI降压作用明确，对糖、脂代谢无不良影响。限盐或加用利尿药可增加ACEI的降压效应。尤其适用于伴慢性心力衰竭、心肌梗死后心功能不全、预防心房颤动、糖尿病肾病、非糖尿病肾病、代谢综合征、蛋白尿或微量白蛋白尿患者。最常见不良反应为干咳，多见于用药初期，症状较轻者可坚持服药，不能耐受者可改用ARB。其他不良反应有低血压、皮疹，偶见血管神经性水肿及味觉障碍。长期应用有可能导致血钾升高，应定期监测血钾和血肌酐水平。禁忌证为双侧肾动脉狭窄、高钾血症及妊娠女性。

（三）血管紧张素受体阻滞药（ARB）

作用机制是阻断血管紧张素 II 型受体而发挥降压作用，这类药物可有效地改善患者左心室肥厚症状，且具有重塑血管的作用，提升患者心脏的舒张功能。这类药物可有效抑制糖尿病肾病的恶性发展，保护肾的作用相对突出。临床试验研究显示，ARB可降低有心血管病史（冠心病、脑卒中、外周动脉病）的患者心血管并发症的发生率和高血压患者心血管事件风险，降低糖尿病或肾病患者的蛋白尿及微量白蛋白尿。ARB尤其适用于伴左心室肥厚、心力衰竭、糖尿病肾病、冠心病、代谢综合征、微量白蛋白尿或蛋白尿患者及不能耐受ACEI的患者，并可预防心房颤动。不良反应少见，偶有腹泻。长期应用可升高血钾，应注意监测血钾及肌酐水平变化。双侧肾动脉狭窄、妊娠女性、高钾血症者禁用。

（四）利尿药

利尿药物是临床常用的治疗高血压的药物，应用广泛。其作用机制是使患者血管内的液体和钠的含量降低，继而降低血容量，以此达到降血压的目的。用于控制血压的利尿药主要是噻嗪类利尿药，分为噻嗪型利尿药和噻嗪类利尿药两种，前者包括氢氯噻嗪和苄氟噻嗪等，后者包括氯噻酮和吲达帕胺等。在我国，常用的噻嗪样利尿药主要是氢氯噻嗪和吲达帕胺。PATS研究证实，吲达帕胺治疗可明显降低脑卒中再发风险。小剂量噻嗪型利尿药（如氢氯噻嗪6.25~25mg）对代谢影响很小，与其他降压药（尤其ACEI或ARB）合用可显著增加后者的降压作用。此类药物尤其适用于老年高血压、单纯收缩期高血压或伴心力衰竭患者，也是难治性高血压的基础药物之一。其不良反应与剂量密切相关，故通常应采用小剂量。噻嗪类利尿药可引起低血钾，长期应用者应定期监测血钾，并适量补钾。痛风患者禁用，对高尿酸血症及明显肾功能不全者慎用，后者如需使用利尿药，应使用襻利尿药，如呋塞米等。

保钾利尿药（如阿米洛利）、醛固酮受体拮抗药（如螺内酯等）也可用于控制难治性高血压。在利钠排尿的同时不增加钾的排出，与其他具有保钾作用的降压药（如ACEI或ARB）合用时需注意发生高钾血症的危险。螺内酯长期应用有可能导致男性乳房发育等不良反应。

（五）β受体阻滞药

β受体阻滞药的发现是20世纪药物治疗及药理学研究的主要代表性成果，其通过降低心排血量、拮抗突触前膜β受体及抑制肾素分泌等过程实现降压目的。高选择性β_1受体阻滞药对β_1受体有较高选择性，因阻断β_2受体而产生的不良反应较少，既可降低血压，也可保护靶器官、降低心血管事件风险。β受体阻滞药可以作为长期降压药使用，且不局限于单独用药。对于年轻的无症状高血压患者应当优先考虑使用β受体阻滞药，而当患者出现了心律失常、慢性心衰或冠心病时，也应当优先使用β受体阻滞药。长效二氢吡啶类钙拮抗药与β受体阻滞药的联合应用是当前较为有优势的联合降压药物治疗组合。常见的不良反应有疲乏、肢体冷感、激动不安、胃肠不适等，还可能影响糖、脂代谢。二度至三度房室传导阻滞、支气管哮喘患者禁用。慢性阻塞性肺疾病、运动员、周围血管病或糖耐量异常者慎用。糖脂代谢异常时一般不首选β受体阻滞药，必要时也可慎重选用高选择性β受体阻滞药。长期应用者突然停药可发生反跳现象，即原有的症状加重或出现新的表现，较常见有血压反跳性升高，伴头痛、焦虑等，称之为撤药综合征。

（六）α受体阻滞药

不作为高血压治疗的首选药，适用于高血压伴前列腺增生患者，也用于难治性高血压患者的治疗。开始给药应在入睡前，以预防体位性低血压发生，使用中注意测量坐、立位血压，最好使用控释制剂。体位性低血压者禁用。心衰者慎用。

（七）其他新兴和正在研发的药物

1.血管紧张素受体-脑啡肽酶双重阻滞药

这是临床治疗心脑血管疾病的新兴药物，对脑啡肽酶降解肽类有抑制作用，防止尿钠肽水平过低，起到扩张血管的作用，还能对肾的排钠和排水产生有益刺激，保护肾。目前，临床较为常用的药物为奥马曲拉。

2.新型血管紧张素受体拮抗药

这类药物对血管紧张素Ⅱ可发挥强力拮抗作用，对其与肾小球内的AT_1受体的结合产生抑制，且对多巴胺受体、肾上腺素受体等与心血管调节相关的系统无作用。临床常用的药物为替米沙坦。

3.内皮素受体拮抗药

内皮素效力的发挥，主要通过ETA及ETB受体介导所实现，可在血管平滑肌细胞上呈亚型分布，收缩血管的功能突出，还可对多种细胞的有丝分裂产生刺激，使醛固酮与血管紧张素的分泌增多，而抑制抗利尿激素的分泌。目前，此类药物较多，替唑生坦（Tezosentan）静脉注射，可有效降低肺水肿的发生，波生坦（Bosentan）可降低部分肺高压患者的肺动脉压并拮抗血管紧张素Ⅱ诱导的左心室纤维化，从而减少左心室扩张。

4.新一代选择性醛固酮受体拮抗药

依普利酮是第一种选择性醛固酮受体拮抗药，作用效果具有选择性，针对醛固酮受体发挥作用，相比于螺内酯，其对盐皮质激素有高出15～20倍的亲和力。相反，对雄激素及孕激素受体，其亲和力则又低于螺内酯数百倍，因此也显著降低了激素相关不良反应的发生概率。依普利酮逆转左心室肥厚、减轻肾小球超滤、减轻蛋白尿等作用突出，尤其适用于合并糖尿病的患者，对肾也能起到保护作用。

5.直接肾素抑制药

肾素抑制药可对血管紧张素Ⅰ向血管紧张素Ⅱ的转化产生阻断，使血浆肾素活性得以降低，从而能起到比较确切的降压效果，阿利克仑是临床应用较多的一种，可以降低利尿药等导致的血浆肾素升高，对靶器官有一定的保护作用。

6.内皮型一氧化氮合酶基因

内皮型一氧化氮合酶的活性如有所下降，会影响一氧化氮的生成，血压便会升高；导入内皮型一氧化氮合酶基因，可使患者血浆内的一氧化氮的含量上升，实现长期降压的效果，还能延缓高血压对各相关靶器官的损伤。

二、降压药的联合应用

联合应用降压药物已成为降压治疗的基本方法。为了达到目标血压水平，大部分高血压患者需要使用2种或2种以上降压药物。适应证为血压≥160/100mmHg，或高于目标血压20/10mmHg的高危人群，往往初始治疗即需要应用2种降压药物。如仍不能达到目标血压，可在原药基础上加量，或可能需要3种甚至4种以上降压药物。CHIEF研究表明，初始联合治疗对心血管中高危的中老年高血压患者有良好的降压作用，明显提高血压控制率。

（一）联合用药的益处

两药联合时，降压作用机制应具有互补性，同时具有相加的降压作用，并可互相抵消或减轻不良反应。

（二）联合用药方案

（1）ACEI或ARB+噻嗪类利尿药：ACEI和ARB可使血钾水平略有上升，能拮抗噻嗪类利尿药长期应用所致的低血钾等不良反应。ACEI或ARB+噻嗪类利尿药合用有协同作用，有利于改善降压效果。

（2）二氢吡啶类CCB+ACEI或ARB：CCB具有直接扩张动脉的作用，ACEI或ARB既扩张动脉，又扩张静脉，故两药合用有协同降压作用。二氢吡啶类CCB常见的不良反应为踝部水肿，可被ACEI或ARB减轻或抵消。CHIEF研究表明，小剂量长效二氢吡啶类CCB+ARB用于初始治疗高血压患者，可明显提高血压控制率。此外，ACEI或ARB也可部分阻断CCB所致反射性交感神经张力增加和心率加快的不良反应。

（3）二氢吡啶类CCB+噻嗪类利尿药：FEVER研究证实，二氢吡啶类CCB+噻嗪类利尿药治疗，可降低高血压患者脑卒中发生的风险。

（4）二氢吡啶类CCB+β受体阻滞药：CCB具有扩张血管和轻度增加心率的作用，恰好抵消β受体阻滞药的缩血管及减慢心率的作用。两药联合可使不良反应减轻。我国临床主要推荐应用的优化联合治疗方案是：二氢吡啶类CCB+ARB；二氢吡啶类CCB+ACEI；ARB+噻嗪类利尿药；ACEI+噻嗪类利尿药；二氢吡啶类CCB+噻嗪类利尿药；二氢吡啶类CCB+β受体阻滞药。

可以考虑使用的联合治疗方案是：利尿药+β受体阻滞药；二氢吡啶类CCB+保钾利尿药；噻嗪类利尿药+保钾利尿药。不常规推荐但必要时可慎用的联合治疗方案是：ACEI+β受体阻滞药；ARB+β受体阻滞药；中枢作用药+β受体阻滞药。

（5）多种药物的合用：①三药联合的方案，在上述各种两药联合方式中加上另一种降压药物便构成三药联合方案，其中二氢吡啶类CCB+ACEI（或ARB）+噻嗪类利尿药组成的联合方案最为常用。②4种药联合的方案，主要适用于难治性高血压患者，可以在上述三药联合基础上加用第4种药物，如β受体阻滞药、醛固酮受体拮抗药、氨苯蝶啶、可乐定或α受体阻滞药等。

单片复方制剂是常用的一组高血压联合治疗药物。通常由不同作用机制的2种或2种以上的降压药组成。与随机组方的降压联合治疗相比，其优点是使用方便，可改善治疗的依从性及疗效，是联合治疗的新趋势。应用时注意其相应组成成分的禁忌证或可能的不良反应。

目前，我国上市的新型的单片复方制剂主要包括：ACEI+噻嗪类利尿药，ARB+噻嗪类利尿药；二氢吡啶类CCB+ARB，二氢吡啶类CCB+ACEI，二氢吡啶类CCB+β受体阻滞药，噻嗪类利尿药+保钾利尿药等。

第五节　老年高血压

一、概述

高血压发病率随年龄的升高而逐渐升高，老年人高血压的患病率在45%以上。因此，老年患者更应重视并适当地进行高血压筛查及防治。老年高血压具有血压波动大，易发生体位性低血压，以收缩压升高为主，脉压大，并发症多，临床表现多样化，药物反应不一致，自主神经功能受损等特点。老年高血压不同于单纯的原发性高血压，多并发症导致患者的多重用药，药物相互作用，药物不良反应，依从性差等，均增加了老年高血压的防治难度。老年高血压患者存在多维健康风险，因此需要多样化的治疗策略来应对老年高血压的多种风险。基于精准医学的个体化治疗及多种干预措施联合应用可能成为治疗方案的制定趋势。

二、定义

《中国老年高血压诊治共识》将老年高血压定义为年龄≥60岁、血压持续或3次以上非同日坐位收缩压≥140mmHg和（或）舒张压≥90mmHg。若收缩压≥140mmHg，舒张压<90mmHg，定义为单纯收缩期高血压。

血压测量要点如下。

（1）测量血压前患者需静坐5min，一般测量坐位血压，将血压袖带与心脏保持同一水平。

（2）与诊室血压测量相比，非诊室血压监测（特别是家庭自测血压）有助于提高血压评估的准确性。

（3）首次就诊应测量双侧上臂血压。

（4）首次就诊或调整治疗方案后需测量卧立位血压，观察有无体位性低血压。

（5）家庭自测血压可测量2～3次取平均值。

（6）测量血压时测量脉率。

三、临床特点

（一）收缩压升高、脉压增大

老年患者以单纯收缩期高血压多见，超过1/2的老年高血压为单纯收缩期高血压，脉压能预测老年患者心脑血管事件发生的危险性，脉压与动脉硬化程度成正比。有研究表明，冠心病的发生与收缩压的关系密切，脑卒中、左心室肥厚、充血性心衰方面尤为明显。

（二）血压波动明显

血压的波动极易受季节、活动等因素的影响，剧烈活动、季节变化均可导致血压不易控制。

（三）易发生体位性低血压

老年人因神经调节功能差、动脉弹性下降、体质虚弱等原因而较易发生体位性低血压，患者表现站立位比平卧位时收缩压降低超过20mmHg，平均动脉压降低10%以上，且伴随视物模糊、头晕、乏力等症状。

（四）易出现假性高血压

假性高血压是指应用普通袖带法所测得的血压值大于经动脉穿刺直接测得的血压值。欧洲高血压治疗指南（2013年）指出：假性高血压是由于严重的动脉硬化妨碍了肱动脉的收缩，使测得的血压值假性升高，这在老年人中，尤其是在动脉硬化较严重的老年人中常见。

（五）并发症多，症状严重

老年高血压患者病史均较长，血管功能存在明显的障碍，伴有多个靶器官功能的损害及多种危险因素，故极易并发出现冠心病、脑卒中、心衰等疾病。

四、治疗

（一）治疗目标

老年高血压治疗的主要目标是保护靶器官，最大限度地降低心脑血管事件和死亡的风险。≥65岁老年人推荐血压控制目标<150/90mmHg，若能够耐受可降低至140/90mmHg以下。对于收缩压140～149mmHg的老年患者，可考虑使用降压药物治疗，在治疗过程中需监测血压变化及有无心、脑、肾灌注不足的临床表现。

对于高血压合并心、脑、肾等靶器官损害的老年患者，建议采取个体化、分级达标的治疗策略：首先将血压降低至<150/90mmHg，耐受良好者可降低至<140/90mmHg。对于年龄<80岁且一般状况好、能耐受降压的老年患者，可降至<130/80mmHg；≥80岁的患者，建议降至<150/90mmHg，如能耐受降压治疗，可降至<140/90mmHg。

对于有症状的颈动脉狭窄患者，降压治疗应慎重，不应过快过度降低血压，如能耐受可降至<140/90mmHg。过度降压不利于各重要脏器的血流灌注，增加了老年人昏厥、跌倒、骨折和死亡的风险。

对于伴有缺血性心脏病的老年高血压患者，在强调收缩压达标的同时应关注舒张压，舒张压<60mmHg时，应在密切监测下逐步达到收缩压目标。

（二）治疗策略

一般的降压治疗策略同样适用于老年高血压患者。但老年群体常合并冠心病、糖尿病等多种基础疾病，伴存多种危险因素，靶器官损害及并发症发生亦相对较多。因此，老年高血压患者的治疗策略不应仅针对特定的血压水平，更需根据患者的血压值及危险分层采取不同的处理，综合平衡降压治疗给老年患者带来的风险和益处。治疗老年高血压应遵循缓慢、平稳、安全有效、个体化降压的原则。刚开始服用药物时应遵循从小剂量开始，优先选择长效制剂或复方制剂，在平稳控制血压的同时，最大可能地降低对靶器官的损害。有研究表明，大部分高血压患者需同时联合服用多种降压药物，才能将血压降至正常范围，因此治疗老年高血压应依从联合用药的原则。在选择降压药物种类时，应综合考虑老年人的具体病情。治疗过程中需密切监测药物不良反应。

（三）治疗方法

1.非药物治疗

非药物治疗是高血压治疗的基本措施，消除不利于心理和身体健康的行为和习惯，目的是降低血压、控制其他心血管危险因素和并存的临床疾病状况。具体内容如下。

（1）合理膳食，减少钠盐的摄入：中国营养学会推荐每人每日食盐量不超过6g。

（2）适当减轻体重：建议体重指数（BMI）应控制在24kg/m²以下。高血压患者BMI减少10%则可使患者的胰岛素抵抗、糖尿病、高脂血症和左心室肥厚有所改善。

（3）适当补充钾和钙盐：鼓励摄入新鲜蔬菜、水果、脱脂牛奶，以及富含钾、钙、膳食纤维、不饱和脂肪酸的食物。

（4）减少膳食脂肪摄入：脂肪量应控制在总热能的25%以下，饱和脂肪酸的量应<7%。有研究证实，对于老年人，限制高脂饮食可预防高血压的发生，以及控制血压，使之平稳。

（5）限制饮酒：中国营养学会建议成年男性饮用乙醇（酒精）量<25g/d，相当于啤酒750mL，或葡萄酒250mL，或白酒75g；成年女性每日饮用乙醇（酒精）量<15g，相当于啤酒450mL，或葡萄酒150mL，或白酒50g。每日摄入乙醇（酒精）量>30g者，随饮酒量的增加血压显著升高。此外，研究证实，饮酒降低降压药物的疗效，高血压患者应严格限制饮酒量。

（6）运动：运动有利于减轻体重和改善胰岛素抵抗，提高心血管调节能力，降低血压。可根据年龄及身体状况选择适合的运动方式，如快步行走，一般每周3~5次，每次30~60min。

（7）其他：减轻精神压力，保持心理平衡。避免情绪波动。

注意事项：老年人（特别是高龄老年人）过于严格地控制饮食及限制食盐摄入可能导致营养障碍及电解质紊乱，应根据患者具体情况选择个体化的饮食治疗方案。过快、过度地减轻体重可导致患者体力不佳影响生活质量，甚至导致抵抗力降低而易患其他系统疾病。因此，应鼓励老年人适度减轻体重而非短期内过度降低体重。运动方式更应因人而异，需结合患者体质状况及并存疾病等情况制订适宜的运动方案。

2.药物治疗

（1）利尿药：利尿药以氯噻酮、氢氯噻嗪为主，价格较为低廉，且大部分患者耐受性较好，能够降低心血管事件发生率，成为高血压治疗的主要药物。临床上选择超过60岁的高血压患者作为研究对象，治疗前所有患者的血压均在160/90~240/120mmHg，分别采取氢氯噻嗪、氨苯蝶啶进行治疗，其中控制不佳者可增加甲基多巴，治疗后发现治疗组患者血压明显降低，随访5年中，与安慰剂组进行对比，治疗组心血管事件发生率明显降低。

（2）β受体阻滞剂：β受体阻滞剂属于传统降压药物，被应用于高血压治疗中已有数十年历史，但其降压效果存在较大争议。近几年临床上开展多项研究，均证明β受体阻滞剂在高血压患者治疗中具有重要意义，尤其是在合并心肌梗死、心绞痛患者的治疗中。另外研究中还发现，β受体阻滞剂可降低心血管疾病的发生率及病死率，保障患者身心安全。相关报道中，选择65岁以上患者作为老年组，另选择65岁以下患者作为对照组，均采取β受体阻滞剂进行治疗，治疗前老年组立位血压水平明显低于对照组，治疗后发现老年人立位血压与治疗前相比明显升高，可能与神经反射有关，因此β受体阻滞剂在老年患者中具有一定安全性。

（3）钙拮抗药：钙拮抗药属于临床上常见的降压药物，临床上经过多次试验发现钙拮抗药能够有效降低老年患者的血压水平，其治疗效果与利尿药相似，同时可应用于冠心病或者糖尿病患者中。既往研究表明，收缩压增高性高血压属于心血管事件中独立的危险因素，若采取以钙拮抗药为基础的治疗方式，能够直接减少患者收缩压水平，并降低心血管疾病的死亡率，保障患者生命安全。

（4）血管紧张素转换酶抑制药：ACEI药物具有降低老年患者产生心血管事件发生率的效果，与利尿药相似。相关报道中提出，与氢氯噻嗪进行对比，ACEI能够促进男性老年患者的心血管事件降低17%左右，对女性患者效果相同。临床选择年龄超过60岁，同时合并高度心血管事件发生危险的患者，按照随机数字法分为两组，分别采取安慰剂与雷米普利进行治疗，所有患者随访5年，结果发现雷米普利组心血管死亡率降低37%左右，脑卒中、心肌梗死发生率分别减少33%、23%左右。

（5）血管紧张素受体抑制药：ARB药物的降压效果与ACEI具有一定相似性，但用药后患者出现的不良反应较少。ARB药物主要通过切断血管紧张素Ⅱ受体，抑制血管紧张素的升压效果，最终发挥出降压目的。选择75岁以上老年高血压患者，分别采取利尿药与ARB药物，随访中发现患者出现的不良反应有头痛及头晕等，其中ARB组患者并未出现低钾血症或者高尿酸血症等，说明老年患者对其耐受性较好，可成为临床上一线降压药物。

第六节　妊娠高血压

妊娠高血压是指妊娠期首次出现血压≥140/90mmHg，并于产后12周内恢复正常，是女性在妊娠期出现血压升高的一种疾病，在我国发病率为9.4%～10.4%，国外为

7%～12%。本命名强调育龄女性发生高血压、蛋白尿症状与妊娠之间的因果关系。多数病例在妊娠期出现一过性高血压、蛋白尿症状，分娩后即随之消失。该病严重影响母婴健康，是孕产妇和围生儿发病率及死亡率的主要原因。

一、妊娠高血压的临床表现

妊娠高血压疾病根据不同的临床表现可分为子痫前期（轻度和中度）、子痫、慢性高血压并发子痫前期及妊娠合并慢性高血压，其相应的临床表现见表7-6。

表7-6　妊娠高血压的临床表现

分类	临床表现
子痫前期	
轻度	孕20周后出现血压≥140/90mmHg；尿蛋白≥0.3g/24h，或随机尿蛋白（+）；可伴上腹部不适、头痛等症状
中度	血压≥160/110mmHg；尿蛋白≥2.0g/24h，或随机尿蛋白（++）；血肌酐>106μmol/L；血小板<100×10⁹/L；血清乳酸脱氢酶及转氨酶升高；伴持续性头痛或其他脑神经或视神经障碍；伴持续性上腹不适
子痫	子痫前期孕妇抽搐不能用其他原因解释
慢性高血压并发子痫前期	高血压孕妇20周前无尿蛋白，若出现尿蛋白≥0.3g/24h；高血压孕妇20周后突然尿蛋白增加或血压进一步升高或血小板<100×10⁹/L
妊娠合并慢性高血压	孕前或孕20周前舒张压≥90mmHg（除外滋养细胞疾病），妊娠期无明显加重；或孕20周后首次诊断高血压并持续到产后12周以后

子痫发作前可有不断加重的重度子痫前期，但子痫也可有血压升高不显著、无蛋白尿或水肿。通常产前子痫较多，约25%子痫发生于产后48h。

重度子痫前期是妊娠20周后出现高血压、蛋白尿且伴随以下至少1种临床症状或体征。

（1）收缩压≥160～180mmHg或舒张压≥110mmHg。

（2）24h尿蛋白>5g，或随机尿蛋白（+++）以上。

（3）中枢神经系统功能障碍。

（4）精神状态改变和严重头痛（频发，常规镇痛药不能缓解）。

（5）脑血管意外。

（6）视物模糊，眼底点状出血。

（7）肝细胞功能障碍，肝细胞损伤，血清转氨酶升高至少2倍。

（8）上腹部或右上象限痛等肝包膜肿胀症状，肝包膜下出血或肝破裂。

（9）少尿，24h尿量<500mL。

（10）肺水肿，心力衰竭。

（11）血小板<100×10⁹/L。

（12）凝血功能障碍。

（13）微血管病性溶血（血乳酸脱氢酶升高）。

（14）胎儿生长受限，羊水过少，胎盘早剥等。

子痫进展迅速，前驱症状短暂，表现为抽搐、面部充血、口吐白沫、深昏迷，随之深部肌肉僵硬，快速发展成典型的全身肌张力升高、阵挛惊厥、有节律的肌肉收缩和紧张，持续1~2min，发作过程无呼吸动作；此后抽搐停止，呼吸恢复，但患者仍昏迷，最后意识恢复，但伴随困惑、易激惹、烦躁等症状。

二、妊娠高血压的诊断

妊娠期患者在20孕周时，根据其病史、临床表现、体征及辅助检查即可做出诊断。

（一）病史

患者有本病的高危因素及上述临床表现，应特别注意有无头痛、视力改变及上腹部不适等症状。

（二）高血压

持续血压升高至收缩压≥140mmHg，或舒张压≥90mmHg。舒张压不随患者情绪变化而剧烈变化是妊娠高血压诊断和评估预后的一个重要指标。若间隔≥6h的2次测量舒张压≥90mmHg，可诊断高血压。为确保测量准确性，在测量患者血压时，最好采用水银式血压仪器予以测量，每次测量后休息10~15min后再行测量，共计测量3次，取其平均值，如有条件可进一步测量患者动态血压情况。此外，袖带应环绕上臂周长至少3/4，否则测量值偏高；若上臂直径超过30cm，应使用加宽袖带。

（三）蛋白尿

24h内尿蛋白总量≥300mg或相隔6h的2次随机尿液检查中尿蛋白浓度为30mg/L（定性为+）。蛋白尿在24h内有明显波动，应留取24h尿做定量检查，需注意避免阴道分泌物或羊水污染尿液。

（四）水肿

体重异常增加是许多患者的首发症状，孕妇体重突然增加每周≥0.9kg或4周≥2.7kg

是子痫前期的信号。水肿的特点是自踝部逐渐向上延伸，属于凹陷性水肿，经休息后不缓解。

（五）辅助检查

1.血常规和凝血功能

判断有无血液浓缩及凝血功能障碍。

2.肝、肾功能

肝功能受损可致转氨酶升高，可出现低蛋白血症及白/球比值倒置；肾功能受损：血尿素氮、肌酐、尿酸升高，电解质紊乱，肌酐升高与病情严重程度平行。尿酸在慢性高血压患者升高不明显，因此可用于本病与慢性高血压的鉴别。重度子痫前期与子痫应测定电解质与二氧化碳结合力，以早期发现酸中毒并予以纠正。

3.尿液检查

尿比重≥1.020说明尿液浓缩，尿蛋白（+）示尿蛋白300mg/24h；尿蛋白（++++）示尿蛋白5g/24h。针对重度子痫前期患者尿蛋白检查应每日进行1次。

4.眼底检查

视网膜小动脉的痉挛程度反映全身小血管痉挛程度，可反映本病的严重程度。通常眼底检查可见视网膜小动脉痉挛，视网膜水肿、絮状渗出或出血，严重时发生视网膜剥离。患者可出现视物模糊、失明。

5.其他

心电图、超声心动图、胎盘功能、胎儿成熟度检查、脑血流图检查等，视病情而定。

三、妊娠高血压的鉴别诊断

子痫前期应与慢性肾炎合并妊娠鉴别，子痫应与癫痫、脑炎、脑肿瘤、脑血管畸形破裂出血、糖尿病高渗性昏迷、低血糖昏迷等相鉴别。

四、妊娠高血压的治疗策略

妊娠高血压尚无确切的治疗方案，对早期妊娠的患者，一般从休息、饮食管理、体重控制等方面对其进行预防。

目前，解痉、降压、扩容、利尿、镇静类药物是治疗妊娠期高血压的主要药物。预防子痫的发生、减少并发症、降低母子死亡率是治疗妊娠高血压的首要目标。在用药选择上，不仅要关注使用何种降压药物，还要关注药物是否对胎儿的发育及新生儿的成长产生危险，因此妊娠高血压的用药选择与原发性高血压有诸多不同。

（一）非药物治疗

非药物治疗妊娠高血压疾病措施十分重要，是部分轻度妊娠高血压患者首选治疗措施，也是药物治疗措施的基石。

1.饮食管理

原发高血压患者在饮食上控制严格，但妊娠高血压患者对营养要求较高，应该加强对患者的饮食指导，摄取足量的蛋白质、糖类、维生素及矿物质，并补充足够的热能，以保障妊娠高血压患者的每日所需。

2.体重管理

妊娠过程中，一般BMI≤25kg/m²者，体重增加≤16kg；25kg/m²＜BMI≤30kg/m²者，体重增加≤11kg；BMI＞30kg/m²者，体重增加≤7kg。若监测患者体重增加超过标准范围，应及时指导患者控制体重，降低体重增加速度。

3.睡眠管理

妊娠期患者对睡眠要求较高，每日睡眠时间不应短于10h，深度睡眠时间不应短于5h，且在睡眠期间，患者应尽量保持左侧位，避免出现压迫现象。

（二）药物治疗

1.轻中度妊娠高血压的治疗

轻中度妊娠高血压是指患者收缩压≤160mmHg、舒张压≤110mmHg，此类患者主要采用非药物治疗手段，以防止药物对患者及胎儿造成影响。针对部分非药物难以控制血压的患者，可采用甲基多巴及拉贝洛尔予以药物干预。目前临床中常用硝苯地平，但用药过程中一旦出现不良反应须立即停药并到医院救治。在使用药物控制血压的同时，需重视药物对胎儿造成的影响，不建议在临床治疗中采用肌内注射硫酸镁控制轻中度妊娠高血压患者血压波动，因为硫酸镁会在一定程度上导致患者呼吸次数及尿量减少等问题，这是由硫酸镁药物毒性所造成的。一旦出现上述不良反应，可采用10%葡萄糖酸钙进行静脉推注，以缓解硫酸镁造成的神经抑制问题。

2.重度妊娠高血压的治疗

重度妊娠高血压是指患者收缩压＞160mmHg、舒张压＞110mmHg，该患者及其胎儿死亡率较高，也是造成患者颅内出血的主要原因。治疗重度妊娠高血压药物主要包括以下几种。

（1）β受体阻滞药：主要用于血压值极高的患者，能明显降低患者早产比例。但患者对β受体阻滞药的敏感性有所差异，需针对患者实际情况予以分析和研究，在降低药物不良反应发生率的基础之上调整用药剂量。拉贝洛尔是临床中最常见的β受体阻断药，滞全性较高，但临床调查显示，该药物在大剂量应用时有可能造成围生儿低血糖问题，因此在用药时需对药量加以控制。

（2）钙拮抗药：此类药物与β受体阻滞药有所不同，这一药物控制患者血压速度相对较慢，但其安全性水平一般较高，因此主要用于部分病情相对较轻的患者。短效钙拮抗药仍具有一定的不良反应发生率，可采用维拉帕米及硝苯地平（拜新同）等长效药物。另外，部分研究结果表明，尼莫地平亦能够科学合理地控制患者血压，并具有预防子痫及先兆子痫发生的作用。

（3）利尿药：利尿药是临床中治疗高血压的最常见药物，但因妊娠期患者情况较为特殊，故在临床应用中有其特殊性。一般认为，可在减少剂量、加强监测情况下进行适当应用，可与其他药物联合应用，以免患者出现利尿药物不良反应。另外，针对部分对于盐敏感的妊娠高血压患者，可采用利尿药物来控制患者血压及体内盐分水平，但在此类患者出现血压危象时，需停止给予患者利尿药物，防止患者胎盘血流量过大。

（4）血管扩张药物：血管扩张药在临床中的应用较为广泛，尤其是肼苯哒嗪能够有效降低患者的血压，对胎儿造成的影响极小，临床安全性较高。肼屈嗪（肼苯哒嗪）主要针对舒张压过高的患者效果较好，但对收缩压改善效果不理想。硝普钠作为瞬时起效药物，具有较大的毒性，一般在临床中当患者出现血压危象，且其他药物无法起到治疗效果时，才可谨慎应用。

针对重度妊娠高血压患者，应根据患者孕周情况加以个体化分析和治疗，病情较重的患者应住院治疗，以防患者在治疗中出现各项不良反应及并发症情况。治疗的同时，需注意避免血压下降过快及低血压情况，否则极易出现子宫缺血，从而导致胎儿窘迫。目前研究认为，针对重度妊娠期高血压致先兆子痫的患者，在临床中可合理应用硫酸镁，但在注射过程之中应针对患者血压值、神经反射加以监测，并记录患者治疗过程中尿量，防止出现不良反应。

妊娠高血压子痫患者在治疗中需注意，子痫是因患者胎盘血液灌注不足而导致的症状，因此即便合理降低血压，仍然无法改善患者子痫症状，在治疗中可采用拉贝洛尔及硝普钠进行治疗，如出现肺水肿，可酌情给予硝酸甘油。口服药物可采用硝苯地平片剂，服用过程需严密监测各项药物不良反应。子痫是造成妊娠高血压患者颅内出血的首要原因，因此在治疗时需避免患者抽搐发病，必要时可终止妊娠。临床中有应用β受体阻滞药联合钙拮抗药，以期提升降压治疗效果，但目前研究证实该方案对于子痫症状改善无明显意义，仍需进一步研究及调查。

3.哺乳期高血压的治疗

哺乳期在用药方面应予以注意，降压药物均可通过乳汁分泌，但药物在乳汁中浓度很低，对胎儿造成的影响较小，卡托普利、依那普利和喹那普利药物的安全性评价较高，血液中浓度仅为1%～2%，可给予应用。

4.妊娠高血压终止妊娠

高血压患者终止妊娠的指征如下。

（1）重度先兆子痫治疗超过48h仍未见明显疗效的患者。

（2）超过34孕周的重度子痫患者。

（3）未超过34孕周但伴有子痫症状，且胎儿发育成熟的患者。针对终止妊娠的患者可先经阴道试产后再行剖宫产，具体终止妊娠方式酌患者病情加以选择。

第七节　难治性高血压

一、难治性高血压概述

在改善生活方式的基础上，应用了合理可耐受的足量≥3种降压药物（包括1种利尿药）治疗＞1个月血压仍未达标，或服用≥4种降压药物血压才能有效控制的高血压，称为难治性高血压（RH），其中后者称为可控制难治性高血压（CRH）。

目前关于难治性高血压的患病率，在国内尚未有准确的流行病学数据。对美国《国家健康与营养调查》的数据进行分析，发现2003—2008年难治性高血压的患病率为8.9%；在1998—2008年，所有降压治疗人群中难治性高血压的患病率由15.9%（1998—2004年）升至28%（2005—2008年）。随着人口老龄化及肥胖、睡眠呼吸暂停低通气综合征、慢性肾病等疾病的增多，难治性高血压成为越来越常见的临床问题。

二、难治性高血压的诊断与鉴别

（一）难治性高血压的诊断方法

《难治性高血压诊断治疗中国专家共识》指出，诊断难治性高血压时，最为基础的是诊室血压测量。坐位、非同日测量3次以上血压，血压未达标时，建议同时测量双侧上臂血压，当两侧血压相差20mmHg以上时，建议增加双侧下肢血压的测量。此外，建议新诊断的高血压患者连续2周、血压波动明显的患者连续3～7d，早晚2次（早在晨起服药前测定，晚在晨起服药后至少12h或睡前测定）进行家庭自测血压，每次测量3遍，计算最接近的2次血压的平均值，血压≥135/85mmHg可诊断为高血压。为了了解全天血压的波动及增高的程度，排除白大衣效应及其他假性高血压，可进一步进行24h动态血压监测，监测结果中高血压的诊断标准为：全天（24h）>130/80mmHg，白昼>135/85mmHg，夜间>120/70mmHg，全天24h监测的有效次数在85%以上为有效检测。条件允许还需要评估动脉僵硬度，因为真正的难治性高血压存在血管重构。目前，测量动脉僵硬度的非侵入性手段是测定颈-股脉搏波速度，代表动脉节段的体表距离/脉搏波传导时间。脉压也是评估动脉僵硬度的可靠指标。动脉节段的体表距离/脉搏波传导时间>10m/s，24h脉压≥63mmHg，或者中心静脉压≥55mmHg表明血管重构。

（二）鉴别排除假性难治性高血压

在进行上述规范准确的测量之余，还应注意鉴别影响血压控制不良的原因，进一步排除假性难治性高血压，并针对特定原因采取相应的解决措施。

关于影响血压控制不良的原因，需要特别注意的主要有以下几点。

（1）血压测量方法不正确是假性难治性高血压的常见原因，如患者背部没有支撑可使舒张压升高，双下肢交叉可使收缩压升高。

（2）生活方式因素：是否存在高盐摄入、过度焦虑、大量吸烟、重度肥胖、慢性疼痛等。

（3）是否服用影响血压的药物：如甘草、非甾体抗炎药、口服避孕药物、类固醇药物、环孢素、促红细胞生成素、麻黄碱等。

（4）治疗依从性：需分析患者是否持续遵医嘱服药。

（5）是否存在高血压药物治疗不充分：如药物用量不足或未使用利尿药或联合方案不正确等。

（6）其他：寻找继发性高血压的线索。

（三）难治性高血压中继发性高血压的鉴别

1.继发性高血压临床特点

血压水平较高；多种降压药物联合治疗血压仍然难以控制；针对病因的治疗可以使血压得到明显控制甚至恢复正常。因此，鉴别出继发性高血压并针对病因采取相应的药物、器具和手术等治疗策略是控制难治性高血压的关键环节之一，以提高降压治疗的有效性和治愈率，有效改善预后。对所有难治性高血压均应该注意从病史、症状、体征及常规实验室检查中排查继发性高血压，警惕继发性高血压的可能性。

2.难治性高血压中常见的继发性高血压的种类

睡眠呼吸暂停综合征，原发性醛固酮增多症，肾实质性高血压，肾血管性高血压，嗜铬细胞瘤等。同时，应警惕精神心理因素所导致的难以控制的高血压。

3.常用于继发性高血压鉴别的基本检查内容

血常规、尿常规、血电解质、血肌酐、血糖、血脂、24h尿钠、24h尿钾，以及颈动脉超声、心脏超声、肾超声和眼底检查等，记录身高、体重，计算BMI，按照MDRD公式计算估算的肾小球滤过率（eGFR）等。

对怀疑有继发性高血压的患者，应基于其特殊的临床表现和相应的实验室检查提供的基本线索，围绕着疑似病因进行相应的专科检查，避免漏诊、误诊的同时，也要避免盲目进行过度检查。

4.专科检查的主要内容

肾上腺CT检查，肾动脉超声和CT检查，醛固酮抑制或激发试验，血浆醛固酮、肾素及其比值的测定，血、尿儿茶酚胺测定及[131]I间位碘苄胍（MIBG）闪烁扫描示踪，睡眠呼吸监测，皮质醇节律和地塞米松抑制试验。必要时对患者进行精神心理评估。

三、难治性高血压的治疗

（一）一般治疗

主要是矫治不良生活方式。主要治疗措施如下。

（1）减轻体重。

（2）摄入酒精应适度，建议大多数男性每日不超过2杯（红酒<300mL，啤酒600mL左右），女性或较低体重的人减半。

（3）限盐，建议食盐量<6g/d。

（4）高纤维、低脂饮食。

（5）增加体力活动，每天进行50%最大耗氧量强度的有氧运动至少30min，且每周尽量多的天数进行体力活动。另外，同时应当注意心理调适，减轻精神压力，保持心理平衡。

（二）药物治疗

1.药物治疗原则

在纠正不良生活方式的同时要注意降压药物的合理使用。药物选用的原则包括：停用干扰血压的药物；正确地使用利尿药。同时注意合理联合用药（包括单片固定复方制剂），以达到最大降压效果和最小不良反应。在药物治疗中应尽量应用长效制剂，以有效控制夜间血压、晨峰血压及清晨高血压，提供24h的持续降压效果；另外，必须遵循个体化原则，根据患者具体情况和耐受性，选择适合患者的降压药物。

2.药物治疗方法

需要联合≥3种不同降压机制的药物,应选择长效或固定复方制剂以减少给药次数和片数。酌情将全天用药一次或分成早、晚服用,以控制全天血压。可能影响降压效果的药物如下。

(1)非麻醉性镇痛药(包括非甾体类抗炎药、选择性环氧合酶-2抑制药)。

(2)拟交感胺类药物(可卡因、去充血药、减肥药盐酸西布曲明等)。

(3)兴奋药。

(4)过量乙醇(酒精)。

(5)口服避孕药。

(6)糖皮质激素。

(7)环孢素。

(8)促红细胞生成素。

(9)天然甘草。

(10)中药成分(麻黄)等。

对于上述药物应避免使用或将其减至最低剂量。

3.治疗药物的选择及原则

对于高肾素及高交感活性(以心率及血浆肾素活性作为基本判断标准)的患者以肾素-血管紧张素系统阻断药(R强直性脊柱炎I)[血管紧张素转换酶抑制药(ACEI)或血管紧张素受体拮抗药(ARB)]和β受体阻滞药为主。对于容量增高(高盐饮食、北方老年人群或以24h尿钠排泄作为基本判断指标)及循环RA强直性脊柱炎低下的患者,以钙拮抗药和利尿药为主;其中,对于摄盐量大的患者,在强调严格限盐的同时适当增加噻嗪类利尿药的用量。对于eGFR≤30mL/(min·1.73m²)的患者应采用袢利尿药,非透析的肾功能不全的患者由于R强直性脊柱炎I的使用或剂量受限,应增加钙拮抗药的剂量,甚至将二氢吡啶类与非二氢吡啶类钙拮抗药合用。对于肥胖患者应增加R强直性脊柱炎I的剂量。以收缩压升高为主的老年患者钙拮抗药应加量。

通常的三药联合方案推荐A(ACEI或者ARB)+C(CCB)+D(噻嗪类利尿药)。血压仍不能达标时可以考虑加用螺内酯(需要评估肾功能和潜在高血钾的风险),或联合β受体阻滞药、α/β受体阻滞药或α受体阻滞药。血压仍不能达标时,可乐定、利血平等中枢神经抑制药物可作为联合方案的第5种降压药物的选择。

使用降压药物时,应遵循以下原则:

(1)难治性高血压的基本药物治疗应以R强直性脊柱炎I(ARB或ACEI)联合钙拮抗药再联合噻嗪类利尿药的三联治疗方案为主。因为此种联合方案存在机制上的合理性,符合一般高血压患者的治疗。在此基础上如血压仍不能达标,可依据患者的临床特点联合其他的降压药物(包括β受体阻滞药、α/β受体阻滞药或α受体阻滞药及醛固酮拮抗药等)。

（2）在三联的治疗方案中，药物剂量应为常规或双倍的可耐受剂量。

（3）在多药联合治疗的方案中，建议寻求疗效叠加、不良反应少、依从性高的方案，可由有经验的专科医师协助选择。

4.治疗依从性评估

药物调整阶段每2~4周随诊1次，通过与患者和其家属交谈了解服药种类、数量、频率和时间，并根据每次处方的药量和患者取药的频率计算服药依从性。应当耐心听取患者对用药方案的意见并予以有针对性地调整，可以有效提高治疗依从性。服用β受体阻滞药者测心率、服用α受体阻滞药者测量立位时血压变化、服用利尿药者观察血尿酸、血钾的变化等均有助于判断服药的依从性情况。

5.药物疗效及安全性评估

除诊室血压外，需结合家庭自测血压和ABPM评估降压疗效。根据患者服药频率和时间确定家庭自测血压的次数和时间。对于血压波动性大的患者，应嘱咐患者在每次服药前、清晨、午前、傍晚、睡前测量血压并记录结果，并于就诊时携带。当诊室血压与家庭自测血压不符、血压波动明显、需要了解夜间血压情况和全天血压平稳情况时，推荐进行24~48hABPM。

安全性方面，需了解患者的任何不适，尤其是体位性头晕、黑蒙；询问患者对治疗药物的耐受情况和不良反应。肾功能受损且应用R强直性脊柱炎I、醛固酮拮抗药、合并袢利尿药治疗的患者，必须定期测血钾和血肌酐，计算eGFR。

6.其他特殊治疗措施

由于难治性高血压患者心血管风险明显增加，控制血压是治疗的重要环节和目标。对于部分进行规范合理的强化治疗干预后血压控制仍不满意的难治性高血压患者，肾动脉交感神经射频消融术（RDN）、颈动脉压力感受器刺激、微血管减压术等有望成为药物之外新的治疗方法。

RDN是一种有创介入性治疗，通过插入肾动脉的射频导管释放能量，透过肾动脉的内、中膜，选择性毁坏外膜的部分肾交感神经纤维，从而达到降低肾交感神经活性的目的。Symplicity HTN-1、Symplicity HTN-2、GSR等研究表明，RDN具有长期稳定的降压效果，且并发症发生率低，术后降压药物使用的数量有所减少（但一些患者仍需要多种降压药物控制血压）。但Symplicity HTN-3研究发现，RDN组和对照组的诊室血压和动态血压降低幅度比较，差异无统计学意义。目前在临床上仍未将RDN推荐为难治性高血压的常规治疗方法。对于存在交感神经过度激活的继发性高血压，如胰岛素抵抗、OSAHS、室性心律失常、慢性肾病等，以及真性顽固性高血压，RDN可能具有一定疗效。

另外，颈动脉压力感受器刺激法和微血管减压术对于特定类型的难治性高血压患者可能具有一定作用，但仍需要进一步研究及证据支持其有效性和安全性。

第八章 糖尿病及其并发症

第一节 糖尿病

一、概述

（一）西医认识

糖尿病是由胰岛素分泌和（或）利用缺陷引起的以慢性高血糖为特征的代谢性疾病。长期碳水化合物以及脂肪、蛋白质代谢紊乱可引起多系统损害，导致眼、肾、神经、心脏、血管等组织器官慢性进行性病变、功能减退及衰竭，病情严重或应激时可发生急性严重代谢紊乱，如糖尿病酮症酸中毒、高渗高血糖综合征。近40年来，我国糖尿病患病率呈快速增长趋势，1980年我国成年人糖尿病患病率为0.67%，2007年达9.7%，2013年高达10.9%。

（二）中医认识

中医学中与糖尿病有关的病证有"脾瘅""食亦""宣疾""消渴""消瘅""三消""消肾"等。"消渴""消瘅""脾瘅""食亦"均出自《内经》，如"有病口甘者……名曰脾瘅……此人必数食甘美而多肥也，肥者令人内热，甘者令人中满，故其气上溢，转为消渴""怒则气上逆，胸中蓄积，血气逆留，腕皮充肌，血脉不行，转而为热，热则消肌肤，故为消瘅""大肠移热于胃，善食而瘦入，又谓之食亦"，均强调了内热这一病机。《金匮要略》立有专篇对消渴的证治进行阐述，认为胃热肾虚是导致消渴的主要病机，载有白虎加人参汤、肾气丸等方剂，至今仍广泛应用。《小品方》载"消渴者，宣疾也"，明确提出了"宣疾"即为消渴。《诸病源候论》提出"先行一百二十步，多者千步，然后食之"，强调了运动疗法对治疗本病的意义，同时对本病的并发症亦有记载，认为"其病变多发痈疽"。《太平圣惠方》记载"夫三消者，一名消渴，二名消中，三名消肾"，明确提出"三消"之说。《宣明论方》言消渴"可变为雀目或内障"，补充了对本

135

病眼部并发症的认识。《三消论》是阐述“三消燥热学说”的专著，认为消渴皆归咎于“热燥太甚”，得出“三消者，燥热一也”的结论，提出消渴的治疗应“补肾水阴寒之虚，而泻心火阳热之实，除肠胃燥热之甚，济人身津液之衰，使道路散而不结，津液生而不枯，气血利而不涩，则病日已”，较为全面地总结了本病的治法，并提出“夫消渴者，多变聋盲、疮癣、痤痱之类”，完善了对本病并发症的认识。《丹溪心法》提出消渴治以“养肺、降火、生血”为主，经丹溪学派的充实，后世逐渐形成了以养阴为主的治疗理论。《证治要诀》提出“三消得之气之实，血之虚，久久不治，气尽虚，则无能为力矣”。

二、西医诊断

目前，国际通用的诊断标准是1999年WHO专家咨询委员会制定的糖尿病诊断标准。

（1）典型糖尿病症状（多尿、多饮、多食及不能解释的体重下降），并且随机（餐后任何时间）血浆葡萄糖≥11.1mmol/L（200mg/dL）。

（2）空腹（禁热量摄入至少8h）血浆葡萄糖水平≥7.0mmol/L（126mg/dL）。

（3）葡萄糖（75g脱水葡萄糖）耐量试验（OGTT）中2h的血浆葡萄糖水平≥11.1mmol/L（200mg/dL）。

以上三点满足任意一点即可。

注：在无引起急性代谢失代偿的高血糖情况下，应在另1日重复上述指标中任何一项，以明确糖尿病的诊断，不推荐做第三次OGTT。

三、病因病机

（一）病因

1.饮食失节

长期过食肥甘、醇酒厚味，损伤脾胃，可致脾胃运化失司，积热内蕴，化燥伤津，消谷耗液，导致消渴。《素问·奇病论》曰：“此肥美之所发也，此人必数食甘美而多肥也，肥者令人内热，甘者令人中满，故其气上溢，转为消渴。”《千金要方》云：“饮啖无度，咀嚼鲊酱不择酸咸，积年长夜，酣兴不解，遂使三焦猛热，五脏干燥，木石犹且焦枯，在人何能不渴。”说明饮食失节与消渴的发病有密切关系。

2.禀赋不足

先天禀赋不足，五脏虚弱，特别是肾脏素虚，阴虚体质，是消渴病的重要内在因素。《灵枢·五变》云“五脏皆柔弱者，善病消瘅”即为此理。

3.情志失调

精神刺激或长期郁怒，五志过极，则气机郁结，郁久化火，火热炽盛，可上灼肺津，中灼胃液，下耗肾阴而致消渴。《灵枢·五变》曰："怒则气上逆，胸中蓄积，血气逆流……转而为热，热则消肌肤，故为消瘅。"《临证指南医案》言："心境愁郁，内火自燃乃消症大病。"这些都说明五志过极，郁热伤津是引发本病的重要因素。

4.劳欲过度

房事不节，劳欲太过，则肾精亏损，虚火内生，阴虚火旺，消灼津液而发为消渴。《千金要方》云："凡人生放恣者众，盛壮之时，不自慎惜，快情纵欲，极意房中，渐至年长，肾气虚竭……此皆由房事不节所致也。"《外台秘要》言："房事过度，致令肾气虚耗，下焦生热，热则肾燥，燥则渴。"说明房事过度，肾虚精竭，与消渴的发病有一定关系。

5.过服温燥药物

意欲长寿或恣情纵欲，长期服用温燥壮阳药物，或久病误服温燥之品，致使燥热内生，阴津亏损，发为消渴。

（二）病机

消渴多由饮食失节、中满内热或先天禀赋不足、素体阴虚内热，加之情志不遂、劳欲过度或过服温燥药物所致。疾病之初，或因多食少动而致脾胃运化失常，进而形成以食郁为先导的"气、血、痰、火、湿、食"六郁；或因脏腑功能不足，肺之主气、肝之疏泄、脾之运化、肾之纳气等功能失调，则食入易郁、遇事易郁，此为郁态阶段，此时临床表现不典型，伴随血糖升高，可能仅有乏力、脘痞满闷或情志不畅等症状，随着疾病的发展，郁而化热，郁态逐渐发展为热态；或体实而热盛，或体虚而热伏，此时临床表现以口干多饮、多食易饥、大便秘结、急躁易怒等为主。当疾病进一步发展，火热伤阴耗气，热态逐渐转为虚态。初多为气阴两伤，进而阴损及阳、阴阳两虚，此时常常余热未清而正气已虚。临床表现既有郁热阶段时的症状，又逐渐显露出虚象。当疾病发展至末期，或食入不消而郁滞生湿化浊，或火热炼液为痰，或脏腑功能不足津液不得正化而成浊。病久入络，痰浊火热损伤脉络，脉络受损、血行不畅而生瘀血，此时则进入痰浊瘀血等病理产物内生、郁热未除、脏腑功能不足等虚实夹杂、以脉络受损为特征的损态阶段。此时病情复杂，变证丛生，各种并发症相继出现。

综上所述，本病可分为郁、热、虚、损四个阶段。随着疾病由郁至损的发展，呈现由实转虚的趋势。根据疾病所处阶段不同，早期病性以里、实、热为主，随着疾病进展，则寒热虚实错杂。本病症靶主要为乏力、口干、易饥等，标靶则为高血糖。

四、辨治思路

（一）辨证要点

1.症状分类辨证要点

（1）肥胖与消瘦：若其人体形肥胖而兼有胸脘满闷、胁肋胀满或情志不畅者多为气机郁滞，病在中焦脾胃、肝胆，同时常合并肢体困重、大便黏腻、舌苔厚腻、脉象弦滑者，为湿浊内蕴；若肥胖而兼有口渴引饮、口苦易怒、消谷善饥、大便秘结、舌红苔黄、脉数有力者，多属内热炽盛，病在肺、肝、胃肠；若肥胖而兼有乏力气短、多汗恶风、纳呆便溏、舌质淡胖、脉弱无力等症，多属气虚，病在肺、脾；若其人体形消瘦，兼见颧红口干、视物模糊、眩晕耳鸣、急躁易怒、潮热盗汗、五心烦热、腰膝酸软、舌红少苔、脉虚细弦等症，多为阴虚内热，病在肝肾。

（2）口渴：凡是能够引起全身或局部津液减少的因素均可导致口渴。若渴喜冷饮，兼面赤汗出，舌红苔燥者属里热炽盛；若渴不多饮，兼颧红盗汗，舌红少津或少苔者属阴虚内热；若渴不多饮，兼身热不扬，头身困重，苔黄腻者属湿热内蕴；若渴喜热饮，饮水不多，或饮入即吐者为水饮内停；若口干但欲漱水不欲咽，兼舌暗或有瘀点瘀斑者，属瘀血阻滞。

（3）易饥：易饥总因胃中有火，腐熟太过所致。若消谷善饥，食欲旺盛，大便干结者，属胃火炽盛；若消谷善饥，而反大便溏泄者，属胃强脾弱；若饥不欲食者，属胃阴不足。

（4）多尿：肾主水，司二便；膀胱者，州都之官，津液藏焉，气化则能出矣。故排尿异常多与二者相关。若小便频数，气味臊臭或短赤而急者，属热迫膀胱；若小便清长，或频或不频，量多气淡者属肾阳不足。

2.疾病转归辨证要点

糖尿病的发展演变是一个动态过程，大致可分为郁、热、虚、损4个阶段。

郁态阶段代表疾病早期，糖尿病前期多属于此阶段。多数肥胖糖尿病患者因过食少动形成以食郁为先，继而导致六郁的病情演变过程。暴饮暴食，谷气壅滞中焦，胃纳太过，脾运不及，导致土壅木郁，肝气郁滞，疏泄不畅，脾胃升降受阻。临床多表现为腹型肥胖，多食，脘腹胀满，不耐疲劳。消瘦糖尿病患者因脏腑柔弱，机体调节能力差，遇事常容易抑郁，内则饮食易积，外则邪气易干，全身气机涩滞不畅。临床表现为消瘦，情绪波动明显，易抑郁。

热态阶段代表疾病进展。肥胖糖尿病患者在中满的基础上化生内热，常涉及多脏腑，表现为一派火热之象，如肝热、胃热、肠热、肺热、血热、痰热等，临床以肝胃郁热最为常见。亦有因脾虚运化无力，土郁日久化热，形成脾虚胃热，波及肝木，形成肝热，连及血分以致血热，火伏气分，还可灼伤肺金，临床可见情绪急躁易怒，心烦，口渴多饮，饥饿多食，舌红面赤等。糖尿病早、中期多处于热的阶段，肥胖者病性以实为主，消瘦糖尿病患者在实热的基础上兼有本虚。治疗以清热泻火为根本，伴食郁、气郁、火郁等表现者，治疗以清郁开郁为主。郁热阶段的病理基础是胰岛素抵抗，胰岛 β 细胞轻微损伤，表现为 β 细胞数量增加，丧失分化作用，但胰岛mRNA水平基本保持正常，对葡萄糖诱导的急性时相胰岛素分泌消失，但对其他刺激物诱导的分泌反应仍存在。

虚态阶段代表疾病进展，前一阶段火热未除，脏腑功能持续亢进，耗散脏腑元气，则脏腑经络等组织器官功能活动无力，气血津液生成及代谢障碍，加之火热灼津，燥热伤阴，故气阴两伤为始，进而阴损及阳，阴阳两虚，同时痰浊、瘀血等病理产物积聚内生。如《证治要诀》曰："三消得之气之实，血之虚也，久久不治，气尽虚则无能为力矣。"此阶段以虚为主，兼有标实，既有气虚、阴虚、阳虚，又常有火热未清，还可夹瘀、夹湿、夹痰等。阴虚多与肺燥胃热并见，由脾运不健渐致脾气亏虚，水饮失运，聚而生湿，水谷精微不归正化，注于脉中成痰成浊，痰、热、湿、瘀既是病理产物，也是促使疾病进一步发展的重要原因，古代所论消渴即属虚的阶段，消渴阴虚燥热之病机亦与此阶段病机本质一致。此阶段病理特点为胰岛 β 细胞损伤加重，表现为 β 细胞肥大、脱颗粒，胰岛素储备下降，胰岛mRNA水平下降，对精氨酸等非糖刺激物的分泌反应亦受损。

损态阶段代表疾病的终末阶段，糖尿病后期诸虚渐重，或因虚极而脏腑受损，或因久病入络，络瘀脉损而成，此期根本在于络（微血管）损和脉（大血管）损，以此为基础导致脏腑器官的损伤。《证治要诀》云："三消久之，精血既亏，或目无视，或手足偏废无风疾，非非风。"《圣济总录》曰："消渴病久，肾气受伤，肾主水，肾气虚衰，气化失常，开阖不利，能为水肿。"此期火热之势已渐消退，虚损之象进一步加重，多以气血精津亏损，脏腑功能衰败立论。此期多见阴阳两虚，各种并发症相继出现。病理上，胰岛素抵抗较前一阶段减轻，β 细胞损伤愈加严重，表现为胰岛形态结构改变，有胰淀粉酶样蛋白沉积、糖原和脂滴，胰岛纤维化，β 细胞凋亡速度加快，胰岛功能衰竭。

郁、热、虚、损概括了糖尿病在时间和空间上的动态演变过程，代表了疾病发展的早、中、后及末期，无论肥胖型糖尿病或消瘦型糖尿病，其自然发展过程均将经历郁、热、虚、损的演变。把握糖尿病的整体发展脉络，对于认识、理解疾病，判断预后，并根据病情发展演变予以正确治疗有重要的临床指导意义。

（二）鉴别诊断

1.病证类别

消瘅与脾瘅：消瘅与脾瘅是糖尿病的两种类型。起病即消瘦，病程始末均不出现肥胖的消瘦型糖尿病为消瘅；起病即肥胖，以肥胖为主要特征的肥胖型糖尿病为脾瘅。《灵枢·五变》曰："人之善病消瘅者，何以候之？少俞答曰：五脏皆柔弱者，善病消瘅……此人薄皮肤，而目坚固以深者，长衡直扬，其心刚，刚则多怒，怒则气上逆，胸中蓄积，血气逆流，髋皮充肌，血脉不行，转而为热，热则消肌肤，故为消瘅。"从《内经》论述可知，先天禀赋薄弱是消瘅发病的先决条件，情志郁怒是促使其发病的重要因素，化热是其主要病机，消瘦是其基本特征。消瘅的核心病机是脾虚胃热，其病位主要在脾肾，治疗以清热生津为主，兼顾补益脾肾。《素问·奇病论》云："帝曰：有病口甘者，病名为何？何以得之？岐伯曰：此五气之溢也，名曰脾瘅。夫五味入口，藏于胃，脾为之行其精气，津液在脾，故令人口甘也。此肥美之所发也，此人必数食甘美而多肥也。肥者令人内热，甘者令人中满，故其气上溢，转为消渴。"因此，过食肥甘是脾瘅的始动因素，肥胖是其基本特征。脾瘅的核心病机是中满内热，其病位主要在胃肠，治疗以消导除满，苦寒清热为法。

2.鉴别诊断

（1）口渴症：本症是指口渴饮水的症状，可出现于多种疾病过程中，以外感热病之实热证为多见，与本病的口渴有相似之处。但此类口渴多随所患疾病而出现相应症状，无多尿、多食、消瘦及尿甜等表现，一般可以区别。

（2）瘿病：瘿病证属气郁痰结、阴虚火旺者，常见多食易饥、消瘦等症状，与本病之多食、消瘦相似。但瘿病还有心悸、多汗、眼突、颈部一侧或两侧肿大等表现，无明显的多饮、多尿症状及血糖偏高倾向，两者一般不难区分。

（三）治疗原则

糖尿病多因禀赋异常、过食肥甘、多坐少动以及精神因素而成，病因复杂，变证多端。辨证当明确郁、热、虚、损等不同阶段的特点。本病初始多六郁相兼为病，宜辛开苦降，行气化痰。中土壅滞者治以行气导滞，肝郁气滞者治以疏肝解郁，脾虚痰湿者治以健脾化痰。郁久化热，肝胃郁热者，宜开郁清胃；热盛者宜苦酸制甜，根据肺热、肠热、胃热诸证辨证治之。燥热伤阴，壮火食气终致气血阴阳俱虚者，则须益气养血，滋阴补阳润燥。脉损、络损诸证更宜及早、全程治络，应根据不同病情选用辛香疏络、辛润通络、活血通络诸法，有利于提高临床疗效。

五、辨证论治

（一）郁态阶段

1.中土（脾胃）壅滞证

症状：腹型肥胖，脘腹胀满，嗳气、矢气频频，嗳气、矢气后胀满缓解，大便量多，舌质淡红，舌体胖大，苔白厚，脉滑。

治法：行气导滞。

方药：厚朴三物汤（《金匮要略》）加减。厚朴、大黄、枳实。

加减：胸闷脘痞、痰涎量多者，加半夏、陈皮、橘红；腹胀甚、大便秘结者，加槟榔、牵牛子、莱菔子。

2.肝郁气滞证

症状：情绪抑郁，喜太息，遇事易紧张，胁肋胀满，舌淡苔薄白，脉弦。

治法：疏肝解郁。

方药：四逆散（《伤寒论》）加减。柴胡、枳实、白芍、炙甘草。

加减：纳呆者，加焦三仙；易怒者，加牡丹皮、赤芍；眠差者，加炒酸枣仁、五味子。

3.脾虚痰湿证

症状：形体肥胖，腹部增大，或见倦怠乏力，纳呆便溏，口淡无味或黏腻，舌质淡有齿痕，苔薄白或腻，脉濡缓。

治法：健脾化痰。

方药：六君子汤（《校注妇人良方》）加减。党参、白术、茯苓、甘草、陈皮、半夏、荷叶、佩兰。

加减：倦怠乏力者，加黄芪；食欲不振者，加焦三仙；口黏腻者，加薏苡仁、白蔻仁。

（二）热态阶段

1.肝胃郁热证

症状：脘腹痞满，胸胁胀闷，面色红赤，形体偏胖，腹部胀大，心烦易怒，口干口苦，大便干，小便色黄，舌质红，苔黄，脉弦数。

治法：开郁清热。

方药：大柴胡汤（《伤寒论》）加减。柴胡、黄芩、半夏、枳实、白芍、大黄、生姜。

加减：舌苔厚腻者，加化橘红、陈皮、茯苓；舌苔黄腻、脘痞者，加五谷虫、红曲、生山楂；舌暗、舌底脉络瘀者，加水蛭粉、桃仁。

2.痰热互结证

症状：形体肥胖，腹部胀大，胸闷脘痞，口干口渴，喜冷饮，饮水量多，心烦口苦，大便干结，小便色黄，舌质红，舌体胖，苔黄腻，脉弦滑。

治法：清热化痰。

方药：小陷胸汤（《伤寒论》）加减。黄连、半夏、全瓜蒌、枳实。

加减：口渴喜饮者，加生牡蛎；腹部胀满者，加炒莱菔子、槟榔；不寐或少寐者，加竹茹、陈皮。

3.肺胃热盛证

症状：口大渴，喜冷饮，饮水量多，易饥多食，汗出多，小便多，面色红赤，舌红，苔薄黄，脉洪大。

治法：清热泻火。

方药：白虎汤（《伤寒论》）加减或桑白皮汤（《古今医统》）合玉女煎（《景岳全书》）加减。石膏、知母、生甘草、桑白皮、黄芩、天冬、麦冬、南沙参。

加减：心烦者，加黄连；大便干结者，加大黄；乏力、汗出多者，加西洋参、乌梅、桑叶。

4.胃肠实热证

症状：脘腹胀满，痞塞不适，大便秘结难行，口干口苦，或有口臭，口渴喜冷饮，饮水量多，多食易饥，舌红，苔黄，脉数有力，右关明显。

治法：清泄实热。

方药：大黄黄连泻心汤（《伤寒论》）加减或小承气汤（《伤寒论》）加减。大黄、黄连、枳实、石膏、葛根、玄明粉。

加减：口渴甚者，加天花粉、生牡蛎；大便干结不行者，加枳壳、厚朴，并加大黄、玄明粉用量；大便干结如球状者，加当归、首乌、生地黄黄；口舌生疮、心胸烦热或齿、鼻出血者，加黄芩、黄柏、栀子、蒲公英。

5.肠道湿热证

症状：脘腹痞满，大便黏腻不爽，或臭秽难闻，小便色黄，口干不渴，或有口臭，舌红，舌体胖大，或边有齿痕，苔黄腻，脉滑数。

治法：清利湿热。

方药：葛根芩连汤（《伤寒论》）加减。葛根、黄连、黄芩、炙甘草。

加减：苔厚腐腻者，去炙甘草，加苍术；纳食不香、脘腹胀闷、四肢沉重者，加苍术、藿香、佩兰、炒薏苡仁；小便不畅、尿急尿痛者，加黄柏、桂枝、知母；肢体酸重者，加秦皮、威灵仙、防己。

6.热毒炽盛证

症状：口渴引饮，心胸烦热，体生疥疮、痈、疽或皮肤瘙痒，便干溲黄，舌红苔黄。

治法：清热解毒。

方药：三黄汤（《千金翼方》）合五味消毒饮（《医宗今鉴》）加减。黄连、黄芩、生大黄、金银花、紫花地丁、连翘、黄芩、栀子、鱼腥草。

加减：心中懊恼而烦、卧寐不安者，加栀子；皮肤瘙痒甚者，加苦参、地肤子、白鲜皮；痈、疽、疮、疖焮热红肿甚者，加牡丹皮、赤芍、蒲公英。

7.热盛伤津证

症状：口大渴，喜冷饮，饮水量多，汗多，乏力，易饥多食，尿频量多，口苦，溲赤便秘，舌干红，苔黄燥，脉洪大而虚。

治法：清热益气生津。

方药：白虎加人参汤（《伤寒论》）或消渴方（《丹溪心法》）加减。石膏、知母、太子参、天花粉、生地黄黄、黄连、葛根、麦冬、藕汁。

加减：口干渴甚者，加生牡蛎；便秘者，加玄参、麦冬；口渴喜冷、易饥多食、溲赤便秘等热象重者，加黄连、黄芩，易太子参为西洋参；大汗出，乏力甚者，加浮小麦、乌梅、白芍。

（三）虚态阶段

1.阴虚火旺证

症状：五心烦热，急躁易怒，口干口渴，时时汗出，少寐多梦，小便短赤，大便干，舌红赤，少苔，脉虚细数。

治法：滋阴降火。

方药：知柏地黄丸（《景岳全书》）加减。知母、黄柏、生地黄黄、山茱萸、山药、牡丹皮。

加减：失眠甚者，加夜交藤、炒酸枣仁；火热重者，加黄连、乌梅；大便秘结者，加玄参、当归。

2.气阴两虚证

症状：消瘦，疲乏无力，易汗出，口干口苦，心悸失眠，舌红少津，苔薄白干或少苔，脉虚细数。

治法：益气养阴清热。

方药：干姜黄芩黄连人参汤（《伤寒论》）加减。西洋参、干姜、黄芩、黄连。

加减：口苦、大汗、舌红脉数等热象较著者，加栀子、黄柏；口干渴、舌干少苔等阴虚之象明显者，加石斛、天花粉、生牡蛎；乏力、自汗等气虚症状明显者，加黄芪。

3.脾虚胃滞证

症状：心下痞满，呕恶纳呆，水谷不消，便溏，或肠鸣下利，干呕呃逆，舌淡胖苔腻，舌下络瘀，脉弦滑无力。

治法：辛开苦降，运脾消滞。

方药：半夏泻心汤（《伤寒论》）加减。半夏、黄芩、黄连、党参、干姜、炙甘草。

加减：腹泻甚者，易干姜为生姜；呕吐者，加苏叶、苏梗、旋覆花等；便秘者，加槟榔、枳实、大黄；舌下络脉迂曲者，加水蛭粉、生大黄。

4.上热下寒证

症状：心烦口苦，胃脘灼热，或呕吐下利，手足及下肢冷甚，舌红，苔根部腐腻，舌下络脉瘀闭。

治法：清上温下。

方药：乌梅丸（《伤寒论》）加减。乌梅、黄连、黄柏、干姜、蜀椒、附子、当归、肉桂、党参。

加减：下利、下肢冷等下寒甚者，重用肉桂；心烦口苦、胃脘灼热等上热明显者，重用黄连、黄芩；乏力、自汗者，重用党参，加黄芪；舌下络脉迂曲者，加水蛭粉、桃仁、生大黄。

（四）损态阶段

1.肝肾阴虚证

症状：小便频数，浑浊如膏，视物模糊，腰膝酸软，眩晕耳鸣，五心烦热，低热颧红，口干咽燥，多梦遗精，皮肤干燥，雀目，或眼前感觉有蚊蝇飞舞，或失明，皮肤瘙痒，舌红少苔，脉细数。

治法：滋补肝肾。

方药：杞菊地黄丸（《医级》）加减。枸杞子、菊花、熟地黄黄、山茱萸、山药、茯苓、牡丹皮、泽泻、女贞子、墨旱莲。

加减：视物模糊者，加茺蔚子、桑葚；头晕者，加桑叶、天麻。

2.阴阳两虚证

症状：小便频数，夜尿增多，浑浊如脂如膏，甚至饮一溲一，五心烦热，口干咽燥，神疲，耳轮干枯，面色黧黑；腰膝酸软无力，畏寒肢凉，四肢欠温，阳痿，下肢水肿，甚则全身皆肿，舌质淡，苔白而干，脉沉细无力。

治法：滋阴补阳。

方药：肾气丸（《金匮要略》）加减。制附子、桂枝、熟地黄黄、山茱萸、山药、泽泻、茯苓、牡丹皮。

加减：腰膝酸软无力，畏寒肢凉，四肢欠温，阳痿，舌质淡，苔白等以肾阳虚为主者，选右归饮加减；五心烦热，口干咽燥，耳轮干枯，苔干，脉沉细等以肾阴虚为主者，选左归饮加减。

3.脾肾阳虚证

症状：腰膝酸冷，夜尿频，畏寒身冷，小便清长或小便不利，大便稀溏，或见水肿，舌淡胖大，脉沉细。

治法：温补脾肾。

方药：附子理中丸（《伤寒论》）加减。制附子、干姜、人参、炒白术、炙甘草。

加减：喘憋欲脱者，加山茱萸、肉桂，易人参为红参；水肿明显者，加茯苓、泽泻利水消肿；水肿兼尿中有大量泡沫者，加金樱子、芡实。

除以上证型外，痰、湿、浊、瘀是本病常见的兼证，尤其是在损态阶段，气血阴阳不足、痰湿浊瘀并见的本虚标实之态是本病病情复杂、变证繁多的主要原因。治疗时需注意扶正不可忽视祛邪，针对痰、湿、浊、瘀不同可治以化痰、燥湿、降浊、化瘀。

4.兼痰

症状：嗜食肥甘，形体肥胖，呕恶眩晕，恶心口黏，头重嗜睡，食油腻则加重，舌体胖大，苔白厚腻，脉滑。

治法：行气化痰。

方药：二陈汤（《太平惠民和剂局方》）加减。半夏、陈皮、茯苓、炙甘草、生姜、大枣。

5.兼湿

症状：头重昏蒙，四肢沉重，遇阴雨天加重，倦怠嗜卧，脘腹胀满，食少纳呆，大便溏泄或黏滞不爽，小便不利，舌胖大，边齿痕，苔腻，脉弦滑。

治法：燥湿健脾。

方药：平胃散（《太平惠民和剂局方》）加减。苍术、厚朴、陈皮、甘草、茯苓。

6.兼浊

症状：腹部肥胖，实验室检查血脂或血尿酸升高，或伴脂肪肝，舌胖大，苔腐腻，脉滑。

治法：消膏降浊。

方药：消膏降浊方加减。红曲、五谷虫、生山楂、西红花、威灵仙。

7.兼瘀

症状：肢体麻木或疼痛，胸闷刺痛，或中风偏瘫，语言謇涩，或眼底出血，或下肢紫暗，唇舌紫暗，舌有瘀斑或舌下青筋暴露，苔薄白，脉弦涩。

治法：活血化瘀。

方药：抵当汤（《伤寒论》）加减。桃仁、红花、川芎、当归、生地黄黄、白芍、酒大黄、水蛭。

六、西医治疗

高血糖的药物治疗多基于导致人类血糖升高的两个主要病理生理改变胰岛素抵抗和胰岛素分泌受损。

（一）口服降糖药物

根据作用效果的不同，口服降糖药物可以分为促胰岛素分泌剂（磺脲类、格列奈类、二肽基肽酶-4抑制剂）和非促胰岛素分泌剂（双胍类、噻唑烷二酮类、α-糖苷酶抑制剂）。

没有单独使用就能使血糖得到永久控制的口服药物。因此，随着糖尿病病程的进展，对外源性的血糖控制手段的依赖性逐渐增大。有效控制高血糖往往需要多种口服药物联合治疗或口服药物与注射剂（如胰高血糖素样肽-1受体激动剂、胰岛素）的联合治疗。

1.二甲双胍

目前，我国临床上使用的双胍类药物只有二甲双胍。许多国家和国际组织制定的糖尿病指南中都推荐二甲双胍作为2型糖尿病患者控制高血糖的一线用药和联合用药中的基础用药。

①对于单纯饮食及体育运动不能有效控制的2型糖尿病，本品为首选治疗药物。

②对于1型糖尿病或2型糖尿病，本品与胰岛素合用，可增加胰岛素的降血糖作用，减少胰岛素用量，防止低血糖发生。

使用方法：二甲双胍从小剂量开始使用，根据患者情况，逐渐增加剂量。成年人最大推荐剂量为每日1.8g。通常起始剂量为0.25g，每日2次，餐前服用。约1周后，如病情控制不满意，可加量至每日3次，每次0.25g，逐渐加至每日1.8g，分次服用。

2.磺脲类药物

目前，在我国上市的磺脲类药物主要为格列本脲、格列齐特、格列吡嗪和格列喹酮。磺脲类药物剂量和作用时间见表8-1。

表8-1　磺脲类药物剂量和作用时间

药物	每片剂量/（mg/d）	剂量范围/mg	每日服用次数	半衰期/h	持续作用时间/h
格列本脲	2.5	2.5~15	1~3（餐前）	10~16	16~24
格列齐特	80	80~320	1~3（餐前）	10~12	12~24
格列吡嗪	5	5~30	1~3（餐前）	3~6	8~12
格列喹酮	30	30~80	1~3（餐前）	1~2	2~3
格列美脲	1、2	1~6	1（早餐前）	5~8	24

使用磺脲类药物时应从小剂量开始，每1～2周加量1次，逐渐达到预期降糖目标。用药超过最大剂量并不能产生更好的作用，却可能使患者面临不良反应的危险。有肾功能轻度不全的患者，宜选择格列喹酮。

3.噻唑烷二酮类

噻唑烷二酮类常被称为胰岛素增敏剂。此类药物包括罗格列酮与吡格列酮。该类药物与二甲双胍联合使用的二联或三联治疗方案常用于控制高血糖。临床试验显示，噻唑烷二酮类可以使HbA1c下降1.0%～1.5%。

罗格列酮起始剂量为4mg，每日1次或2次。如空腹血糖控制不理想，可加量至每日8mg或与二甲双胍联用，与进食无关。罗格列酮最大推荐剂量为每日8mg。吡格列酮一次15mg，口服，每日1次。每日最高剂量为45mg。

4.格列奈类药物

格列奈类药物为非磺脲类促胰岛素分泌剂。我国上市的格列奈类药物有瑞格列奈、那格列奈和米格列奈。该类药物常用于与二甲双胍联合使用的二联或三联治疗方案中。

瑞格列奈主要用于通过饮食控制、减轻体重或运动锻炼不能有效控制其高血糖的2型糖尿病（非胰岛素依赖型）患者。瑞格列奈可与二甲双胍并用，二者协同的功效比各自单独使用时更能有效地控制血糖。

瑞格列奈应在餐前服用，通常在餐前15min，也可在餐前0～30min服用。在口服本品30min内即出现胰岛素分泌效应。

那格列奈通常于餐前服用，常用的剂量为120mg，可单独应用，也可与二甲双胍联合应用。

5.α-糖苷酶抑制剂

国内上市的α-糖苷酶抑制剂有阿卡波糖、伏格列波糖和米格列醇。该类药物可单独应用或用于与二甲双胍联合使用的二联或三联治疗方案中。

阿卡波糖配合饮食控制，用于：①2型糖尿病。②降低糖耐量减低者的餐后血糖。伏格列波糖用于改善糖尿病患者餐后高血糖。

α-糖苷酶抑制剂可以单独使用或与磺脲类、二甲双胍、胰岛素联用。阿卡波糖片每次50mg，每日3次。以后可根据血糖逐渐增加到每次100mg，每日3次。米格列醇片一次25mg，一日3次；维持剂量为一次50mg，一日3次。伏格列波糖片每次0.2mg，每天3次。α-糖苷酶抑制剂应在开始进餐时口服。药师应指导患者每餐第一口饭时嚼服药片。

6.钠葡萄糖共转运体2抑制剂

2017年以来，国内外先后上市的钠葡萄糖共转运体2（sodium-dependent glucose cotransporter2，SGLT2）抑制剂分别有达格列净、恩格列净和卡格列净。

单药或与二甲双胍或磺脲类药物联合使用治疗2型糖尿病。在具有心血管高危风险的

2型糖尿病患者中应用SGLT2抑制剂恩格列净或卡格列净的临床研究结果均显示，两种药物可使主要心血管不良事件和肾脏事件复合终点发生发展的风险显著下降，心衰住院率显著下降。SGLT2抑制剂用于中度肾功能不全的患者时可以减量。在重度肾功能不全患者中SGLT2抑制剂因降糖效果显著下降而不建议使用。

（二）胰岛素

胰岛素是在葡萄糖或其他刺激（如氨基酸、自由脂肪酸、胃泌素、副交感神经的刺激、β肾上腺的刺激）下胰岛B细胞分泌的一种激素。

1.胰岛素的分类

根据来源和化学结构的不同，胰岛素可分为动物胰岛素、人胰岛素和胰岛素类似物。根据作用特点的差异，胰岛素又可分为超短效胰岛素类似物、常规（短效）胰岛素、中效胰岛素、长效胰岛素（包括长效胰岛素类似物）和预混胰岛素（包括预混胰岛素类似物）。临床上不同胰岛素的最重要区别在于它们作用开始和持续的时间。临床常用胰岛素的药代动力学特点及使用注意事项见表8-2。患者对胰岛素的反应可能受到多种因素的影响，比如胰岛素六聚体的形成、胰岛素结合抗体的出现、剂量、锻炼、注射方式、注射部位的按摩、周围温度以及混合使用胰岛素的相互影响。

表8-2 临床常用胰岛素的药代动力学特点及使用注意事项

通用名	商品名	给药时间	起效	高峰	持续	有效期	储存说明
精蛋白生物合成年人胰岛素注射液	诺和灵N		1.5h	4~12h	最多24h	30个月	笔芯：使用中的本品可以在室温（最高30℃）最长保存6周 瓶装：使用中的本品可以在室温（最高25℃）最长保存4周
生物合成年人胰岛素注射液	诺和灵R		0.5h	1.5~3.5h	7~8h	30个月	
精蛋白生物合成年人胰岛素注射液（预混30R）	诺和灵30R	注射后30min内必须进食有碳水化合物的正餐或加餐	0.5h	2~8b	最多24h	30个月	
精蛋白生物合成年人胰岛素注射液（预混50R）	诺和灵50R		0.5h	2~8h	最多24h	30个月	

续表

通用名	商品名	给药时间	起效	高峰	持续	有效期	储存说明
门冬胰岛素注射液	诺和锐	餐前0~10min或紧邻餐前注射。必要时，可在餐后立即给药	10~20min	1~3h	3~5h	30个月	笔芯：使用中的本品可以在室温（最高30℃）最长保存4周
门冬胰岛素30注射液	诺和锐30	餐前0~10min或紧邻餐前注射。必要时，可在餐后立即给药	10~20min	1~4h	24h	24个月	
地特胰岛素注射液	诺和平		3~4h	3~14h	24h	24个月	笔芯：使用中的本品可以在室温（不超过30℃）保存6周
精蛋白锌重组人胰岛素注射液	优泌林N		1h	8~10h（纸质版时间为4~10h）	18~24h（纸质版时间为16~18h）	24个月	笔芯和瓶装：一经使用，在不高于25℃的条件下可保存28d
重组人胰岛素注射液	优泌林R	注射后30min内必须进食有碳水化合物的正餐或加餐	0.5h	2~4h	6~8h	24个月	
精蛋白锌重组人胰岛素混合注射液	优泌林70/30		0.5h	2~12h	18~24h（纸质版时间为16~18h）	36个月	
赖脯胰岛素注射液	优泌乐	餐前15min内注射	0.25h	30~70min	2~5h	36个月	一经使用，在不高于30℃的条件下可保存28d
精蛋白锌重组赖脯胰岛素混合注射液（25R）	优泌乐25	餐前及时注射。必要时，也可在餐后立即注射	0.25h	30~70min	18~24h	36个月	一经使用，在不高于30℃的条件下可保存28d

续表

通用名	商品名	给药时间	起效	高峰	持续	有效期	储存说明
精蛋白锌重组赖脯胰岛素混合注射液（50R）	优泌乐50	餐前及时注射。必要时，也可在餐后立即注射	0.25h	30～70min	18～24h		一经使用，在不高于30℃的条件下可保存28d
甘精胰岛素注射液（笔芯/预填充）	来得时		2～3h	无峰	长达30h	36个月	开封的注射液装置其储藏温度不能高于25℃。正在使用的注射装置请勿储藏在冰箱内。有效期为4周
常规重组人胰岛素注射液	甘舒霖R	三餐前15min使用	0.5h	1～3h	4～8h	24个月	笔芯：如果最近要使用的药品无法冷藏，则应尽量放于阴凉处，避免光照和受热。使用中的药品可室温保存1个月
低精蛋白重组人胰岛素注射液	甘舒霖N		缓慢起效	6～9h	24h	24个月	
30/70混合重组人胰岛素注射液	甘舒霖30R	早、晚餐前1h左右	0.5h	2～8h	24h	30个月	
50/50混合重组人胰岛素注射液	甘舒霖50R	早、晚餐前1h左右	0.5h	2～8h	24h	24个月	存放在胰岛素注射笔中的笔芯不要贮藏在冰箱内，患者可在避免阳光直射或剧冷剧热的条件下随身携带1个月

注：尚未开封使用的胰岛素注射液应储存于2～8℃的冰箱内，避光保存

（1）速效胰岛素：此类胰岛素是由基因重组技术生产的人胰岛素类似物。常用品种有赖脯胰岛素注射液与门冬胰岛素注射液。与胰岛素相比，赖脯胰岛素快速起效；与常规人胰岛素相比，其最大的优点是快速吸收、迅速起效，能更好地降低餐后血糖，避免低血糖事件的发生。本品通常在饭前10～15min皮下注射。

（2）短效胰岛素：此类胰岛素为短效胰岛素制剂，可与基础胰岛素制剂合并使用。注射短效胰岛素后30min内必须进食含糖类的正餐或加餐。常用短效胰岛素品种有生物合成年人胰岛素。

（3）中效胰岛素：此类胰岛素为中效胰岛素制剂，其使用剂量因人而异，根据病情而定。在强化胰岛素治疗中，本品可用作基础胰岛素[晚上和（或）早上注射]与短效胰岛素混合餐前使用，也可单独使用。常用中效胰岛素品种有精蛋白生物合成年人胰岛素注射液。此类胰岛素皮下注射后吸收缓慢且均匀，不得静脉给药。本品皮下注射的起效和持续时间存在较大的个体差异。一般注射后1.5h内起效。最大浓度时间为4~12h，持续时间为24h。

（4）预混胰岛素：此类胰岛素为双时相低精蛋白锌胰岛素制剂，包含一定比例的短效中性可溶性人胰岛素及中效低精蛋白锌人胰岛素。预混胰岛素在皮下注射的起效和持续时间存在较大个体差异，一般注射后0.5h起效，2~8h达高峰，作用持续时间约24h。当需要同时使用短效胰岛素和中效胰岛素时，通常给予预混胰岛素一天1次或一天2次。剂量因人而异。本品只能皮下注射，绝不能用于静脉注射。注射后30min内必须进食含糖类的正餐或加餐。

（5）长效胰岛素：此类胰岛素是可溶性的长效基础胰岛素类似物，其作用平缓且持续时间长。常用品种为地特胰岛素注射液与甘精胰岛素注射液。长效胰岛素每日注射1次或2次，依剂量不同，最长作用持续时间可达24h。与口服降糖药联合治疗时，推荐使用地特胰岛素，其初始治疗方案为每日1次给药。长效胰岛素可能导致重度低血糖，故本品绝不能静脉注射。

2.临床应用

胰岛素治疗适应证：1型糖尿病、糖尿病急性并发症（糖尿病酮症酸中毒，糖尿病高渗昏迷）、围术期、妊娠、孕前准备、合并严重感染、合并严重肝肾功能不全以及口服降糖药失效。实际上，使用胰岛素最多的人群为2型糖尿病患者，越来越多的指南指出，当口服降糖药物治疗3个月HbA1c仍不能达标时，就应该启动胰岛素的治疗。

（1）胰岛素的起始治疗中基础胰岛素的使用：2型糖尿病患者口服药物治疗3个月HbA1c仍不能达标时，可在原有口服药的基础上加用基础胰岛素治疗。基础胰岛素包括中效人胰岛素和长效胰岛素类似物。当仅使用基础胰岛素治疗时，不必停用促胰岛素分泌剂。如3个月后空腹血糖控制理想但HbA1c不达标，应考虑调整胰岛素治疗方案。

（2）起始治疗中预混胰岛素的使用：预混胰岛素包括预混人胰岛素和预混胰岛素类似物。根据患者的血糖水平，可选择每日1~2次的注射方案。当使用每日2次注射的方案时，应停用促胰岛素分泌剂。

（3）胰岛素的强化治疗方案：多次皮下注射胰岛素在上述胰岛素起始治疗的基础上经过充分的剂量调整，如患者的血糖水平仍未达标或出现反复的低血糖，需进一步优化治疗方案。可以采用餐时+基础胰岛素或每日3次预混胰岛素类似物进行胰岛素强化治疗。使用方法如下。

①餐时+基础胰岛素：根据睡前和三餐前血糖的水平分别调整睡前和三餐前的胰岛素用量，每3~5d调整1次，根据血糖水平每次调整的剂量为1~4U，直到血糖达标。开始使用餐时胰岛素+基础胰岛素方案时，可在基础胰岛素的基础上采用仅在一餐前（如主餐）加用餐时胰岛素的方案。之后根据血糖的控制情况决定是否在其他餐前加用餐时胰岛素。

②每日3次预混胰岛素类似物：根据睡前和三餐前血糖水平进行胰岛素剂量调整，每3~5d调整1次，直到血糖达标。

持续皮下胰岛素输注（continuous subcutaneous insulin infusion，CSII）是胰岛素强化治疗的一种形式，需要使用胰岛素泵来实施治疗。经CSII给入的胰岛素在体内的药动学特征更接近生理性胰岛素分泌模式。与多次皮下注射胰岛素的强化胰岛素治疗方法相比，CSII治疗与低血糖发生的风险减少相关。在胰岛素泵中只能使用短效胰岛素或速效胰岛素类似物。

（三）胰高血糖素样肽-1（GLP-1）类似物

自艾塞那肽上市以来，已有包括利拉鲁肽等多个人胰高血糖素样肽-1（GLP-1）类似物在美国、欧洲国家及中国上市，这些药物因具有低血糖风险低、降低体重等优势而占有一定市场。

艾塞那肽可以降低2型糖尿病患者的餐后血糖浓度。艾塞那肽的起始剂量为每次5μg，每日2次，在早餐和晚餐前60min内或每天的2顿主餐前使用；给药间隔约6h或更长，皮下注射。不应在餐后注射本品。根据临床应答，在治疗1个月后剂量可增加至每次10μg，每日2次。

对于接受二甲双胍、一种磺酰脲类、二甲双胍合用一种磺酰脲类治疗后血糖仍控制不佳的2型糖尿病患者推荐使用艾塞那肽。在二甲双胍治疗的基础上加用本品时，可继续使用二甲双胍的目前剂量。在磺酰脲类治疗基础上加用本品，应该考虑降低磺酰脲类的剂量，以降低低血糖发生的风险。

利拉鲁肽的起始剂量为每天0.6mg。至少1周后，其剂量应增加至1.2mg。预计一些患者在将利拉鲁肽剂量从1.2mg增至1.8mg时可以获益，根据临床应答情况，为了进一步改善降糖效果，在至少1周后可将剂量增至1.8mg。利拉鲁肽每日剂量不超过1.8mg。本品每日注射1次，且可在任意时间注射，无须根据进餐时间给药。本品经皮下注射给药，不可静脉或肌内注射。本品可与二甲双胍联合治疗，而无须改变二甲双胍的剂量。当本品与磺脲类药物联用时，应当考虑减少磺脲类药物的剂量，以降低低血糖的风险。

第二节　糖尿病酮症酸中毒

一、概述

（一）西医认识

糖尿病酮症酸中毒（diabetic keto acidosis，DKA）是以高血糖、酮症和酸中毒为主要表现，胰岛素不足和拮抗胰岛素激素过多共同作用所致的严重的代谢紊乱综合征，为最常见的糖尿病急危重症，属于临床多发病、常见病。有时也因症状不典型，易被忽视或漏诊。糖尿病酮症酸中毒分为以下几个阶段。

（1）早期尿酮排出增多称为酮尿症，血酮升高称为酮血症，二者统称酮症。

（2）早期酸性产物增多，消耗体内碱储备，初期血pH可正常，属代偿性酮症酸中毒，晚期血pH下降，为失代偿性酮症酸中毒。

（3）当病情进一步发展，出现意识障碍，称为糖尿病酮症酸中毒昏迷。

流行病学显示，我国18岁以上成年人糖尿病患病率高达11.6%，总数超过1亿人；DKA占糖尿病急性并发症的70%以上，为75岁以上老年人和儿童的常见死亡原因。临床上在西医学补液、降糖、纠酸及对症支持治疗的基础上联合中医药治疗DKA，疗效确切，中西医结合治疗具有显著降低死亡率，缩短病程，减少住院费用等多方面优势。

（二）中医认识

中医学无与"糖尿病酮症酸中毒"完全对应的病名，但DKA本质上仍属于中医学"消渴"及"消渴急症"的范畴，是消渴阴津极度消耗而出现的危重证候，是在消渴的基本病因病机的基础上，或外感邪毒，或情志失调，或饮食不节，或失治误治导致的"消渴"变证、坏证。中医学认为，消渴病机乃阴虚为本，燥热为标，阴虚无力制阳，则阳气躁动而生内热，上燔肺金而烦渴多饮，中灼脾胃则胃热消谷善饥，而病本在肾，因肾为先天之本，为水脏，主一身水液阴精。《灵枢·五变》指出"五脏皆柔弱者，善病消瘅"，认为五脏柔弱是消渴病的内在病因。《素问·通评虚实论》云："凡治消瘅、仆击、偏枯、痿厥、气满发逆，甘肥贵人，则膏粱之疾也。"明确指出消渴病与嗜食肥甘厚味有关。又如《素问·脏气法时论》载："脾病者，身重善肌肉痿。"《灵枢·本脏》曰："脾脆，则善病消瘅易伤。"《慎斋遗书·渴》言:"盖多食不饱,饮多不止渴,脾阴不足也。"提出脾胃虚弱是消渴发病的重要因素。《临证指南医案·三消》中载"三消一证,虽有上、中、下之分,其实不越阴亏阳亢,津涸热淫而已"。《医学衷中参西录》言:"消渴之证,古有上、中、下之分,谓其证皆起于中焦而极及于上下。"经历代医家继承发展,形成了今天对消渴分"上消、中消、下消"的认识。而《金匮要略·消渴小便不利淋病脉证并治》记载"厥阴之为病,消渴气上撞心,心中疼热,饥而不欲食,食食则吐蚘,下之,利不止",高度概括了"消渴急症"的主要表现为恶心、呕吐、气急、胸腹疼痛等症,符合DKA的特点。若以恶心、呕吐为主要表现者,可归为中医学"呕吐"证治;以意识障碍、昏迷等为主要表现者,可归为中医学"神昏"范畴。

二、西医诊断

早期诊断是决定治疗成败的关键,临床上对于原因不明的恶心、呕吐、酸中毒、失水、休克、昏迷的患者,呼吸有酮味(烂苹果味)、血压低而尿量偏多者,均应考虑酮症酸中毒的可能。需立即监测血糖,通过血气分析、肾功能、电解质、血酮体等检查以排除或诊断本病。具体诊断标准为:血糖>13.9mmol/L伴酮尿或酮血症,血pH<7.3和(或)血碳酸氢根<18mmol/L即可诊断为DKA。DKA确诊后,还应根据酸中毒的严重程度分度(表8-3)。

表8-3 不同程度DKA的诊断标准

	轻度	中度	重度
pH	<7.3	<7.25	<7.0
碳酸氢根	<18mmol/L	<15mmol/L	<10mmol/L
精神状态	清醒	清醒/嗜睡	木僵/昏迷

患者除原有"三多一少"症状加重外,还常表现为恶心呕吐,食欲减退,呼吸深快,且呼气有烂苹果味,疲乏无力,头痛,烦躁,嗜睡等。随着病情的加重,体液严重丢失,可出现少尿、皮肤黏膜干燥、血压下降、心率增快、四肢湿冷等休克表现,晚期可出现不同程度的意识障碍,甚至昏迷。临床上需特别注意的是,少数患者表现为剧烈腹痛,出现腹肌紧张甚至板状腹,酷似急腹症,常易误诊。另外,因DKA常因急性感染所诱发,但感染的症状和体征易被DKA的症状体征所掩盖,临床上应仔细识别是否存在感染,积极寻找感染灶。

三、病因病机

（一）病因

1.外感邪毒

素体亏虚，感受外邪，或正邪交争，邪气入里化热，火热内生，煎灼津液，邪毒弥漫，充斥三焦，三焦气化失常，津液生化无源，均可导致消渴急症的发生。

2.饮食不节

素体阴虚，燥热内生，加之嗜食肥甘，饮酒无度，肥甘助湿生热，酒性湿热，阻碍中焦气机，胃气不降，浊气犯胃，故恶心呕吐；中焦气机不畅，不通则痛，故腹中绞痛；湿热蕴火，灼伤肺津，肺津亏耗，肺失敛降，故气急喘促等。

3.情志失调

肾阴不足，肝失滋养，肝火素盛，一遇忧思恼怒，肝气不疏，肝郁化火，上犯肺金可喘促气急，呼吸不畅，中犯脾胃可呕吐呃逆，下耗肾水可小便短少，肝火冲心犯脑，神无所主，可见昏迷、躁狂等。

4.失治误治

失治误治，过用寒凉或妄投补火助阳之品，寒凉败胃，津液大伤，滥用辛热，阴精内耗，津液劫夺，阴不制阳，火热骤起，可见口大渴、汗大出、气急、烦躁、尿少、脉细肢冷等阴竭阳脱之象。

（二）病机

DKA病机以阴虚燥热，火毒浊瘀内生为主。消渴之病已成，加之复感外邪、饮食不节、失治误治、情志失调等因素使病情恶化，燥热内盛，浊毒内生，耗伤气血津液，加之气虚推动无力，浊邪秽毒内蓄，瘀血内生，凝滞三焦，三焦气化失常，清阳当升不升，浊阴本降不降，气血瘀滞，浊毒内盛，导致DKA的发生。

综上所述，本病病性总属本虚标实之证，本虚以阴虚为本，五脏阴虚，津液大亏；标实为火热内生，以痰浊、湿毒、瘀血为标。病靶以肺、胃、肾及神窍为主；在肺者呼吸不利，呼多吸少，喘促气急；在胃者恶心呕吐，呕后不舒，饮食不进，腹痛如绞；在肾者小便短少，尿浑色黄；在清窍者或烦躁妄动，或昏聩不语；临床上，以上症状可单独出现，也可兼见。本病为消渴急症，病来迅速，病势进展较快，常为津液大亏，火毒妄动，浊毒内起，故起病突然，病情危重，多在短时间内出现内闭外脱，甚至亡阴亡阳、阴阳离决之象而危及生命。DKA早期以阴液大伤，火热、痰瘀、浊毒内生为主；中期以阴亏不复，邪毒弥漫三焦为主；晚期以邪毒久踞，阴损及阳，正不胜邪，阴阳两虚，时时欲脱为主。

四、辨治思路

DKA属内科急危重症、消渴急症。应中西医结合治疗，切不可仅局限于中医治疗，而忽略了西医基础治疗。西医基础治疗包括迅速大量补液，静脉应用胰岛素迅速控制血糖，根据血pH和二氧化碳结合力决定是否补碱纠酸，纠正电解质紊乱，保护胃黏膜、防治应激性溃疡，积极逆转诱发因素，合理使用抗生素以预防和控制感染，防止出现并发症；持续监测血糖、血酮体、尿酮体、血生化等以客观评估治疗效果（具体可参见《中国高血糖危象诊断与治疗指南》）。在上述基础治疗的同时，积极应用中医药疗法，发挥中医辨证论治和整体观念的传统优势，以提高抢救成功率，迅速缓解症状，减少胰岛素用量，缩短病程，降低治疗费用。

（一）辨证要点

本病基本病机为本虚，阴虚为本，五脏阴虚，津液大亏；标实为火热内生，以痰浊、湿毒、瘀血为标。

1.症状分类辨证要点

（1）上消急症：病位在肺，以呼吸不利、喘促气急、呼吸有烂苹果味为主要表现者，多属肺热津伤，津液输布失常。

（2）中消急症：病位在脾胃，以恶心呕吐、水米不进、胃痛腹痛为主要表现者，多属浊毒内生，湿热中阻，中焦气机不利。

（3）下消急症：病位在肾，以尿少，甚至尿闭，伴见脉数急、皮肤干瘪、触之灼热、眼窝深陷等为主要表现，为肾水大亏，元阴耗竭，阴竭欲脱之象。

另外，临床上还应注意分清脏腑，DKA前期病在肺脾，表现为阴津不足，当注意养护脾肺之阴；早期病变在肺胃，表现为燥热伤及肺胃，热盛明显，当清肺泻胃；病情进一步恶化涉及心肾，常表现为邪陷心包，热入血分，治当芳香开窍、清热凉营；邪毒日久，病及肝肾，为真阴耗竭，邪入肝经，阴虚动风，甚则出现亡阴亡阳之危候，此时当回阴救阳固脱。还应仔细甄别虚实的关系，病之始表现为气阴两虚，其标为燥热之实，继而为邪毒、瘀浊久踞，伤及真阴真阳，故其病理过程是由虚至实，虚实夹杂，日久阴阳俱虚，在治疗中要始终注意顾护阴津。

2.疾病转归辨证要点

（1）消渴急症之顺证：消渴急症经治疗后，饮食逐渐恢复，呼吸平稳，脉静身和，二便如常，神清语利者为顺。

（2）消渴急症之逆证：消渴急症经治疗后，仍呼吸不利，呼多吸少，甚至喘促不能平卧，大汗淋漓，水饮不进，药食难入，昏愦不醒，脉急无力，甚则散大无根，属病情恶化，为消渴逆证。

（二）鉴别诊断

1.病证类别

本病属消渴急症，病情复杂，症状多样，可根据主症的不同，分别辨证论治。辨病与辨证相结合，辨证主要应分清燥火伤肺、浊毒内阻、浊毒闭窍、邪毒内陷及阴竭阳脱等侧重不同。

2.鉴别诊断

（1）与瘿病急症相鉴别：瘿病常伴有多食易饥、消瘦等表现，与消渴相似，瘿病在诱因的作用下，可突发恶心、呕吐、心悸、多汗、呼吸不利，甚至谵妄昏迷等。但瘿病多有突眼，颈部一侧或两侧肿大等病史，无明显多尿、多饮等表现，临床上可见甲状腺功能异常，而血糖、血酮体可正常，二者不难鉴别。

（2）与口渴相鉴别：口渴症可素有饮水多，或饮不解渴等表现，可在壮热、吐泻等诱因下，出现口大渴，甚至烦躁、神昏等急性表现，与本病类似，但口渴症平素多无多食易饥、消瘦等表现，且血糖、酮体等多正常，故可以鉴别。

（3）与中风相鉴别：糖尿病酮症酸中毒如果出现昏迷时可与中风相似，且糖尿病患者易并发中风，临床需注意鉴别。医师需提高警惕，注意监测血糖、血酮体，详细询问病史，侧重神经系统有无局灶体征、病理征和脑膜刺激征，以判断是否伴发中风，必要时完善影像学检查以明确。

（三）治疗原则

以大补阴液、泻火解毒、祛浊化瘀为治疗总则。在此基础上，偏于上消肺火炽盛者，以润肺滋阴、清热解毒为主；偏于中消湿热中阻者，以利湿清热、和胃降浊为主；偏于下消肾阴亏耗者，以滋阴固肾为主。而热毒闭窍，火热扰心者，又当醒神开窍、清心泻火。且消渴急症中，浊毒、瘀血贯穿始终，在大补阴液的基础上，可酌加芳香化浊、活血化瘀之品，以达络脉通则经脉和，经脉和则水精四布，五经并行，水津布散，脏腑、四肢、百骸均得濡养之功效。

五、辨证论治

（一）上消急症——肺热内盛证

症状：口渴、多饮、小便增多等症状较平素加重，伴见呼吸不利、喘促、气急，呼吸有异味，身热面赤，痰多色黄，咯吐不利，舌红苔黄，脉弦数。

治法：滋阴润肺，泻火解毒。

方药：白虎加人参汤（《金匮要略》）加减。石膏、粳米、知母、甘草、人参。

加减：肺热盛者，可加黄芩、栀子泻火解毒；阴伤重者，可合增液汤以大补阴液；咳嗽、气急、喘促、痰多者，可加百部、鱼腥草、陈皮、清半夏、川贝母等止咳化痰、润肺平喘之品。

（二）中消急证——湿热中阻证

症状：口渴、小便增多等症状较平素加重，伴见恶心、呕吐，欲饮水而不得，时时欲呕，吐后不舒，或呃呃连声，大便黏腻不爽，舌红苔黄腻或垢苔，脉滑数。

治法：化湿清热，降逆化浊。

方药：黄连温胆汤（《六因条辨》）加减。半夏、陈皮、枳实、竹茹、黄连、茯苓、甘草、大枣。

加减：注意用药时应少量频服，切不可强饮，防止拒药而加重恶心、呕吐。恶心、呕吐严重者，可酌加旋覆花以降逆止呕；大便黏腻不爽者，可加葛根、黄芩，合方中黄连、甘草取葛根芩连汤之意。

（三）下消急症——肾精亏耗证

症状：口渴严重，水饮不进，身热肤燥，小便短少，甚则尿闭，倦怠嗜卧，时时欲脱，舌红苔少或光红无苔，脉细数无力。

治法：滋阴固肾。

方药：生脉散（《千金要方》）合肾气丸（《金匮要略》）加减。前方中有人参、麦冬、五味子；后方中有地黄、山药、山茱萸、茯苓、牡丹皮、泽泻、桂枝、附子。

加减：可在原方中加入葛根、黄精、玄参、生地黄等滋阴生津之品。若见倦怠嗜睡、阴液大亏者，可选用参麦注射液静脉注射以直入脉中，大补阴液。

（四）浊瘀闭窍证

症状：昏愦不语，气息不调，甚至呼吸间断，或惊痫抽搐，气粗息涌，舌红绛，苔少或燥，脉微欲绝。

治法：醒神开窍，祛瘀化浊。

方药：菖蒲郁金汤（《温病全书》）合安宫牛黄丸（《温病条辨》）加减。前方中有石菖蒲、炒栀子、竹叶、牡丹皮、郁金、连翘、灯芯草、木通、淡竹沥、玉枢丹，后方中有牛黄、郁金、犀角、黄连、朱砂、冰片、珍珠、栀子、雄黄、黄芩、麝香、金箔衣。

加减：若热极生风，当加用柔肝、息风止痉药物，如白芍、羚羊角、钩藤等。若火热炽盛，渐入营血，在叶天士卫气营血理论指导下，"入营犹可透热转气"，故药中可加入银花、连翘、竹叶。

（五）阴脱阳亡证

症状：患者高热，汗多而黏，渴喜冷饮，口干唇焦，皮肤干瘪，或面色苍白，自汗不止，四肢厥逆，呼吸低微，舌暗淡无津，脉微细欲绝。

治法：救阴固脱，回阳救逆。

方药：中药汤剂缓不济急，应立即给予参麦注射液或参附注射液快速静脉注射。

六、西医治疗

（一）轻症病例

对于轻度脱水、代偿性酸中毒又能正常进食的患者，可口服多量盐水或静脉滴注生理盐水，积极治疗诱因；同时，可用短效胰岛素20U皮下注射，并根据血糖情况调整胰岛素用量，血糖及酮症酸中毒可能在短时间内控制。

（二）重症病例

1.住院急救

准备重病特护治疗单：记录心电图和液体出入量等。在抢救过程中，血糖、血钾、血气分析、尿糖和尿酮应每2~4h测定一次，重症初期一般宜1~2h测定一次。

2.胰岛素治疗

糖尿病酮症酸中毒时，胰岛素绝对缺乏，故补充胰岛素是纠正糖尿病酮症酸中毒的关键。短效胰岛素持续静脉滴注，常用剂量每h4~6U（平均5U）或0.1U/kg；病情严重者，可在持续静脉滴注胰岛素之前，静脉推注胰岛素10~20U，若2h后血糖无明显下降，胰岛素剂量可以加倍；出现低血糖反应时，减慢输液速度或生理盐水加量；血糖下降至13.9mmol/L以下时，改为5%葡萄糖或糖盐水按葡萄糖/胰岛素比例（2~4）g：1U加入胰岛素，尿酮转阴后可过渡到平时治疗；当血糖下降至8.3mmol/L时，如不能进食，继续静脉滴注葡萄糖液，按每4~5g糖加1U胰岛素滴入。

注意：中国胰岛素泵治疗指南中提出，酮症酸中毒患者不宜应用胰岛素泵治疗。

3.补充液体

补液原则为"先盐后糖、先晶后胶、见尿补钾"。

（1）补液种类：首先补给生理盐水；然后补充5%葡萄糖或糖盐水。

（2）补液速度：补液总量按原体重的10%估计，先快后慢。无心肾功能障碍者，第

1～2h内可补充生理盐水1000～2000mL，以后可根据血压、心率、尿量、周围循环状况决定输液量和输液速度，第一个24h输液总量在3000～5000mL；低血压和休克者可输入胶体溶液，同时抗休克治疗；当血糖降至13.9mmol/L以下时，应开始给予5%葡萄糖生理盐水溶液静脉滴注；对于老年人或心功能不全患者，应在中心静脉压监护下调整输液速度及输液量；鼓励清醒者饮水，也可插胃管从胃肠道补液，补液持续至病情稳定且能进食。绝大多数伴有低血压的糖尿病酮症酸中毒患者输入等渗盐水1000～2000mL后血压上升。如果血压仍低于12.0/8.00kPa（90/60mmHg），可给予血浆或其他胶体溶液100～200mL，可有明显改善；如果效果仍差，可静脉给予糖皮质激素（如地塞米松10mg或氢化可的松100mg），甚至可适当予以血管活性药物，并注意在用糖皮质激素后应适当增加胰岛素的剂量。

4.补钾

因脱水，最初血钾水平可高于正常，则应在补液基础上观察1～2h后再决定是否补钾；严重肾功能不全者，每h排尿量30mL以下者切忌补钾。严重低钾者应立即补钾，当血清钾升至3.3mmol/L时，开始胰岛素治疗；治疗开始前，如血钾低或者正常，在胰岛素及补液治疗的同时补钾（一般补充氯化钾，如患者有严重的低磷血症且不能口服补磷，可合并补充磷酸钾），通常于每500mL补钾液中加10%氯化钾溶液10～15mL静脉滴注，24h总量3.0～6.0g；以后在血钾测定及心电图严密监测下调整剂量，逐步纠正低血钾，待患者能进食后，改为口服补钾。

5.纠正酸中毒

（1）当血pH＞7.1时，不补碱性药物，随代谢紊乱的酸中毒可纠正。

（2）当血pH为6.9～7.1时，适度补碱，用50mmol碳酸氢钠（5%碳酸氢钠84mL）稀释于200mL注射用水中静脉滴注。

（3）当血pH＜6.9时，用100mmol碳酸氢钠加400mL注射用水以200mL/h速度静脉滴注，每2h监测静脉血pH一次（比动脉血低0.03），直至pH为7.2时停止补碱。

6.其他治疗

（1）去除糖尿病酮症酸中毒的诱因同时治疗感染、外伤、卒中和心肌梗死等糖尿病酮症酸中毒的诱因。

（2）补磷糖尿病酮症酸中毒常并发低血磷，因不引起临床症状，故一般可不予治疗；若治疗开始测定即有明显低磷，可酌情补充磷酸钾缓冲剂，治疗过程中需注意低血钙及低血镁的发生。

（3）抗感染有感染者，选用合适的抗生素。有少数患者可以体温正常或低温，特别是昏迷者，不论有无感染的证据，均应采用适当的抗生素以预防和治疗感染。

（4）经补液扩容治疗后仍有休克者，可给予输血或血浆。

（5）昏迷伴腹胀者，可作胃肠减压，防止吸入性肺炎。

（6）有尿潴留者，给予导尿。

（7）积极防治糖尿病酮症的并发症，如心衰、深部血管栓塞、脑水肿等。

7.治疗不当时可能出现的并发症

（1）低血糖和低钾血症是治疗过程中常见的并发症，严格按照治疗原则进行治疗，两者均可以避免；治疗中也可出现低磷血症，患者可以进食和饮水后，应立即予以口服补磷，而补磷治疗后，还可能出现低钙血症，因此在补磷治疗前需了解血钙水平；还可出现高氯血症以及高氯性酸中毒，DKA时氯离子丢失较钠离子少，而补液治疗，钠离子与氯离子比例相同，可使氯离子相对过多，出现高氯血症，高氯血症在临床上通常无严重后果，但可表现为治疗后阴离子间隙恢复正常，而碳酸氢根（HCO_3^-）仍持续降低。

（2）糖尿病酮症酸中毒治疗中还可出现肺水肿和（或）呼吸窘迫，常见于老年人，原因可能是补液速度过快、左心室功能不全或毛细血管渗漏综合征。因此，动态监测氧饱和度、液体出入量甚至有创性血流动力学检查均十分必要。

（3）脑水肿是比较少见的并发症，多见于儿童。在糖尿病酮症酸中毒纠正过程中补碱后二氧化碳透过血−脑脊液屏障比HCO_3^-快，二氧化碳与水结合后形成碳酸，使脑细胞发生酸中毒。同时，补碱过多，可使脑细胞内外渗透压失衡而引起脑水肿。就诊时二氧化碳分压较低和血尿素氮水平高，治疗时血钠上升缓慢，需要补充碳酸氢钠治疗的患者均有出现脑水肿的危险。一旦发生脑水肿，治疗上仍采用高渗性脱水。多数研究显示，患者脑水肿的发生与补液速度或血糖降低速度无明显相关性。

（4）静脉血栓形成和肺栓塞是少见的并发症，脱水和电解质紊乱使血液处高凝状态，老年或肥胖患者，需考虑预防性抗凝治疗。

（三）临床转归与并发症

糖尿病酮症酸中毒的预后如何关键在于及时诊断和正确处理。早期积极、正确的抢救已使糖尿病酮症酸中毒的病死率明显降低，但老年人及全身情况差的患者病死率仍很高。死亡的主要原因为糖尿病所并发的脑卒中、心肌梗死、休克、严重感染和多脏器功能衰竭等。妊娠并糖尿病酮症酸中毒时，患者病死率较单纯糖尿病酮症酸中毒要高。妊娠期反复发作糖尿病酮症酸中毒是导致胎儿死亡或胎儿宫内发育迟滞的重要原因之一。

第三节 低血糖症

一、概述

（一）西医认识

低血糖症（hypoglycemia）不是一种独立的疾病，而是由多种原因引起的血葡萄糖（简称血糖）浓度过低产生一种以交感神经兴奋（如心悸、焦虑、出汗、饥饿感等）和（或）中枢神经症状（如神志改变、认知障碍、抽搐和昏迷）为表现的临床综合征。在正常情况下，人体血糖的来源和去路保持动态平衡，维持在一定的范围内，当该平衡被破坏时可致高血糖或低血糖。对非糖尿病患者来说，低血糖症的诊断标准为血糖<2.8mmol/L，而接受药物治疗的糖尿病患者只要血糖水平≤3.9mmol/L就属低血糖症。糖尿病患者在治疗过程中可能发生血糖过低现象。临床上因糖尿病患者常伴有自主神经功能障碍，影响机体对低血糖的反馈调节能力，增加了发生严重低血糖的风险。同时，低血糖也可能诱发或加重患者自主神经功能障碍，形成恶性循环。因为低血糖可导致身体不适甚至危及生命，也是糖尿病患者血糖达标的主要障碍，应该引起特别注意。临床上以前者多见，后者除了在糖尿病的治疗过程中常见外，其他均属少见。因此，确诊低血糖之前还应弄清导致低血糖的确切病因。临床发生急性低血糖时，患者常出现饥饿感、乏力、心悸、汗出、手抖、谵语、意识模糊甚至昏迷等表现，如不及时抢救可导致死亡。

（二）中医认识

中医古代文献并无"低血糖症"的相关记载，根据其临床表现当属中医学"厥证""虚劳""眩晕""脱汗""昏迷"等范畴。《内经》中即有关于"厥"的论述：第一种以暴死为厥，即突然昏倒，不省人事，如《素问·厥论》指出"厥……或令人暴不知人，或至半日，远至一日乃知人者"，《素问·大奇论》亦认为"暴厥者，不知与人言"。第二种以四末逆冷为厥，即肢体和手足逆冷。如《素问·厥论》有"阳气衰于下，则为寒厥……寒厥之为寒也，必从五指而上于膝"的论述，指明厥证发作时的症状。

二、西医诊断

对非糖尿病患者来说，低血糖症的诊断标准为血糖<2.8mmol/L，而接受药物治疗的糖尿病患者只要血糖≤3.9mmol/L就属于低血糖。糖尿病患者常伴有自主神经功能障碍，影响机体对低血糖的反馈调节能力，增加了严重低血糖的风险。同时，低血糖也可能诱发或加重患者自主神经功能障碍，形成恶性循环。临床低血糖的表现与血糖水平及血糖的下降速度有关，可表现为交感神经兴奋（如心悸、焦虑、出汗、饥饿感等）和中枢神经症状（如神志改变、认知障碍、抽搐和昏迷）。但老年患者发生低血糖时常可表现为行为异常或其他非典型症状，夜间低血糖常因难以发现而得不到及时处理，有些患者屡发低血糖后，可表现为无先兆症状的低血糖昏迷。

三、病因病机

（一）病因

1.药毒所伤

用药不当，过伤脏腑，运化不及，清窍失养，致使血糖骤降，发为本症。

2.饮食不节

嗜酒或暴饮暴食，伤及脾胃，清气不升，痰热浊气不降，上蒙清窍，发作本症，出现嗜睡神昏。

3.情志所伤

情志不遂，肝气郁结，横犯脾胃，脾胃受损，运化失常，气血不能上荣，心神失养，致发本病。

4.劳欲过度

劳累过度或房事不节，损伤脾胃肝肾，五脏失养，或因胃大部切除术后正气受损，伤及脾胃，致使脾气不升，胃气不降，心神失养，发为本症，重则虚脱、动风、亡阴亡阳。

5.久病重病

久病重病，阴津亏损，或燥邪久羁，伤阴耗气，气随液耗，阳随阴消，阴液耗伤，阳无所附，而见冷汗、心悸、肢冷、震颤、肤色苍白。

（二）病机

低血糖症作为一种临床综合征，可见于糖尿病发生和发展的全过程（包括糖尿病前期）。糖尿病前期、早期出现低血糖多为实证，可因热郁、气郁所致。糖尿病的中、后期出现低血糖多因病久虚损，脏腑亏虚，对精微物质的运化布散失常所致。因此，该病在临床多虚实并见，与糖尿病本身的病程有关。临床常由用药不当，脏腑受损，运化不及，饮食不节，中焦受阻，清浊升降失常，情志所伤，肝脾受损，气血不荣，劳欲过度，五脏受损，心神失养，久病伤阴，阴损及阳，致阴阳两亏等因素导致。低血糖症的病性常与其病程有关，初病多实，久病多虚，虚实可互为因果，共同促进病情的发展。病态常见郁热、虚损、暴脱之象。病靶主要在于脾胃，关乎心、肝、肾。脾胃为后天之本，气血生化之源，脾胃功能失调则运化布散精微物质失常，五脏功能紊乱，机体失于濡养致血糖骤降，发作本症。其病势发展常经历药毒、情志、饮食、劳欲、久病等损及脾胃，脾胃失运，积滞内蕴，蕴而化热，消谷耗液，致使精微损耗过度，故使血糖骤降，神明失养，嗜睡神昏。胃主受纳，脾主运化，胃虚谷气不充，则饥饿时发作；脾虚无以生化气血，运化精微，则五脏失充。若心血不足，则面色苍白，心悸脉速，甚则元神失主而出现精神错乱；若肝血不足，虚风内动，则四肢麻木或震颤，甚则抽搐；久病则气阴更加耗伤，导致正气暴脱，阳不敛阴，汗液大泄，气随汗脱，阴阳俱亡。

四、辨治思路

（一）辨证要点

1.症状分类辨证要点

（1）饥饿感：根据糖尿病的临床特点，可以将其分为胖与瘦两种基本类型，肥胖型糖尿病属于中医学"脾瘅"范畴，消瘦型糖尿病属于中医学"消瘅"范畴。肥胖型糖尿病由于饮食不节，过食肥甘厚味，导致中焦壅滞，肝脾失调，膏浊内生，阻滞气机，郁而化热，热则消谷耗液，平时症见多食易饥、口渴、尿多、形体消瘦、大便干、苔黄、脉滑实有力。低血糖发作时表现为延时进餐后或下一次餐前较快出现饥饿感，如不及时补充食物则出现饥饿感明显、心悸、焦虑、出汗等，可用开郁清热法治疗，方用大柴胡汤、白虎汤、小陷胸汤、葛根芩连汤、大黄黄连泻心汤等。消瘦型糖尿病由于素体形瘦多火，或久病重病，阴津亏损，燥热内生，平时症见胃部隐痛，饥不欲食，口燥咽干，大便干结，或腹部不舒，或干呕呃逆，舌红少津，脉细数等。低血糖症发作时则类似气脱及中气下陷，用生脉散合补中益气汤效果较好。

（2）心慌汗出：多见于气郁质的患者，由于长期情志不畅、气机郁滞而形成的以性格内向不稳定、忧郁脆弱、敏感多疑为主要表现的体质状态。多见于中青年患者，性格多孤僻内向，易多愁善感，气量较狭小，急躁易怒、易激惹，情绪波动较大，平时症见心烦易怒、神疲乏力、头晕汗出、善饥欲食、食则饱胀、舌淡苔白、脉弦细。低血糖发作时则心慌汗出，恐惧易惊，有濒危感，治当疏肝解郁、健脾益肾，方用逍遥散合右归丸加减。

2.疾病转归辨证要点

糖尿病的发展演变是一个动态过程，大致可分为郁、热、虚、损4个阶段。低血糖症作为糖尿病发展演变过程中常见的临床综合征，在上述4个阶段均可见到，也可分为郁（气、热）、热（实、虚）、虚（脾、肾）、损（脾、胰）4个阶段。热郁、气郁主要见于糖尿病前期和早期，多数肥胖糖尿病患者饮食过度，谷气壅滞中焦，胃纳太过，脾运不及，导致土壅木郁，肝气郁滞，疏泄失职，脾胃升降受阻，郁而化热。临床多表现为腹型肥胖、多食、脘腹胀满、不耐疲劳、情绪焦躁易怒。消瘦糖尿病患者因脏腑柔弱，机体调节能力差，遇事常容易抑郁，内则饮食易积，积而化热。临床表现为消瘦、饥不欲食、情绪波动明显、易抑郁。

随着病情的进展，郁而化热，出现典型热证的表现。肥胖糖尿病患者中满内热，常涉及多脏腑，表现为一派火热之象，如肝热、胃热、肠热、肺热等，临床以肝胃郁热最为常见。亦有因脾虚运化无力，土郁日久化热，形成脾虚胃热者，临床可见情绪抑郁、心烦、神疲乏力、饥不欲食等。一般而言，肥胖型糖尿病患者病性以实热为主，也可见虚热，消瘦型糖尿病患者在实热的基础上多兼有本虚。

虚证阶段乃郁热阶段积热未除，燥热伤阴，阴伤及气，阴损及阳，故常以气阴两伤为始，进而阴损及阳，阴阳两虚，同时痰浊瘀血等病理产物积聚内生。古代所论消渴即属虚的阶段，消渴病机"阴虚燥热"亦与此阶段病机本质一致，病位多在脾肾，而见中气不足、肾阳不足、肾阴亏虚等证。

损证阶段常代表糖尿病后期，诸虚渐重，而致脏腑受损，或因久病入络，络瘀脉损而成，此期根本在于络（微血管）损和脉（大血管）损，以此为基础导致多脏腑器官的损伤，脏腑受损既无力维系气血的正常运行，也会影响水谷精微在体内的运行布散，易导致低血糖症。

因此，把握低血糖症在糖尿病整体病程中的发生与发展，对于认识、理解疾病，判断预后，并根据病情发展演变予以正确治疗有重要的临床指导意义。

（二）鉴别诊断

1.病证类别

本病属消渴病急症，常突然发作，症状多样，可根据主证的不同，分别归属中医学"厥证""虚劳""眩晕""脱汗""昏迷"等病。治疗上应辨病与辨证相结合，需要区分低血糖发作时和低血糖发作后。

2.鉴别诊断

以厥证为例，当与中风、痫证、昏迷相鉴别。

（1）与中风相鉴别：低血糖如果出现昏迷可与中风类似，且糖尿病患者易并发中风，临床需注意鉴别。中风患者平素常有肝阳亢盛，中脏腑者表现为突然昏仆，昏迷时间较长，苏醒后有偏瘫、口眼㖞斜及失语等后遗症。厥证可发生于任何年龄，昏迷时间较短，及时救治后短时间即可复醒，醒后无后遗症，但血厥实证病重者可发展为中风。

（2）与痫证相鉴别：痫证常有先天因素，以青少年为多见。病情重者表现为突然昏仆，不省人事，但发作时间短暂，且发作时常伴有号叫、抽搐、口吐涎沫、两目上视、小便失禁等，常反复发作，每次症状均类似，苏醒后可如常人。厥证之昏倒，仅表现为四肢厥冷，无号叫、抽搐、口吐涎沫、两目上视、小便失禁等。

（3）与昏迷相鉴别：昏迷为多种疾病发展到一定阶段时出现的危重证候。一般来说，发生较为缓慢，有一个昏迷前的临床过程，先轻后重，由烦躁、嗜睡、谵语渐次发展而至。一旦昏迷，持续时间一般较长，较难恢复，苏醒后原发病仍然存在。厥证之昏迷，常为突然发生，昏迷时间较短，且多有情志刺激、饮食不节、劳倦过度等诱因，一般可在短时间内苏醒，一如常人。

（三）治疗原则

西医治疗参照《中国2型糖尿病防治指南（2017版）》，糖尿病患者血糖≤3.9mmol/L，即需要补充葡萄糖或含糖食物以纠正低血糖。低血糖纠正后，应积极寻找病因，如因为胰岛素或降糖药物过量，要加以调整。如由他病（如胰岛β细胞瘤或胰外肿瘤、酒精性、功能性）所致者，应积极治疗原发病，消除致病因素以减轻或防止低血糖症的发作。

严重的低血糖需要根据患者的意识和血糖情况给予相应的治疗和监护。

低血糖症在进食含糖饮食或静脉注射高糖后大多数可以迅速缓解，因此关于低血糖症的中医药临床研究和实验研究相对较少。中医药治疗主要着眼于未病先防、既病防变，采取措施防止血糖的波动，预防和减少低血糖症的发生。

五、辨证论治

（一）中焦郁热证（见于低血糖发作时）

症状：患者形体肥胖，多食易饥，口渴，多尿，大便干，舌红苔黄，脉滑实有力。低血糖发作时表现为延时进餐后或下一次餐前较快出现饥饿感，如不及时补充食物则出现饥饿感明显、心悸、焦虑、出汗等。

治法：开郁清热，疏肝理脾。

方药：大柴胡汤（《伤寒论》）。柴胡、枳实、黄芩、半夏、白芍、大黄。

加减：发生于酒食不节之后者，可加枳棋子、葛根、葛花等解酒化浊。

（二）脾虚气陷证（见于低血糖发作时）

症状：患者头痛焦虑，头晕乏力，心悸胸闷，汗出无力，大汗淋漓，恶心呕吐，恐惧瘫软，偶有濒死感，舌红苔黄，脉细弱。

治法：益气固脱，补气升陷。

方药：升陷汤（《医学衷中参西录》）或补中益气汤（《脾胃论》）加减。黄芪、炒白术、陈皮、升麻、柴胡、党参、当归、炙甘草。

加减：兼有湿热、多汗、嗜睡、神昏、谵语、舌红苔黄腻、脉滑数者，可合用菖蒲郁金汤。

（三）暴脱亡阳证（见于低血糖发作时）

症状：突发心悸，大汗不止，汗出如油，声短息微，面色苍白，四肢厥冷，或不省人事，舌淡少津，脉虚大无力或微细欲绝。

治法：益气回阳，敛阴固脱。

方药：参附龙牡汤（《方剂学》）合生脉散（《千金要方》）加减。人参、附子、龙骨、牡蛎、麦冬、五味子。

加减：汗多不止者，加白芍、浮小麦；心悸甚者，加柏子仁、龙齿养心镇静安神；神昏嗜睡、苔黄腻、脉沉滑者，加石菖蒲、郁金、竹沥等清热化浊开窍。

（四）阴液耗竭证（见于低血糖发作时）

症状：汗多气促，四肢厥冷，手足震颤，心悸眩晕，咽干舌燥，神疲欲寐，舌质淡红，苔黄或少苔甚或无苔，脉虚细数。

治法：益阴复阳，救逆固脱。

方药：六味地黄汤（《小儿药证直诀》）合增液汤（《温病条辨》）加减。熟地黄黄、山茱萸、山药、牡丹皮、泽泻、茯苓、玄参、麦冬、生地黄黄。

加减：盗汗者，可加糯稻根或麻黄根收敛止汗；心悸失眠者，加远志、生龙骨、生牡蛎安神定志；腰膝酸软者，可加枸杞子、杜仲补益肝肾。

（五）心脾两虚证（见于低血糖发作后）

症状：乏力自汗，或食后脘腹胀满，嗳气频频，恶心呕吐，头晕心悸，面色苍白，手抖，便溏，舌淡边有齿痕，苔薄，脉虚弱。

治法：益气健脾，养心安神。

方药：归脾汤（《济生方》）加减。党参、白术、黄芪、当归、炙甘草、茯神、远志、酸枣仁、木香、龙眼肉、生姜、大枣。

加减：兼阴虚烦热者，加生地黄黄、玄参、知母、天冬以滋阴清热；心情抑郁、急躁易怒者，合用逍遥散疏肝健脾。

（六）气阴两虚证（见于低血糖发作后）

症状：眩晕昏仆，面色苍白，神疲气短，汗出如洗，呼吸微弱，舌红少苔，脉细数。

治法：益气养阴生津。

方药：生脉散（《千金要方》）加减。人参、麦冬、五味子。

加减：汗出不止者，加煅龙骨、煅牡蛎、浮小麦以敛汗；心悸者，加远志、酸枣仁、柏子仁等养心安神；食欲不振者，加陈皮、茯苓、白术健脾和胃。

（七）肝郁脾虚证（见于低血糖发作后）

症状：心烦易怒，头晕昏仆，神疲乏力，汗出指颤，口唇无华，善饥欲食，食则饱胀，舌淡苔白，脉弦细。

治法：疏肝理气，健脾和胃。

方药：逍遥散（《太平惠民和剂局方》）加减。当归、白芍、柴胡、茯苓、白术、甘草、生姜、薄荷。

加减：胁肋胀满者，合金铃子散；头胀痛者，加石决明、夏枯草；饥饿甚者，加石膏、知母。

六、西医治疗

（一）急性低血糖症的处理

1.糖应用

对于急重症的低血糖伴昏迷者，为避免病情进行性变化，必须快速静脉注射50%葡萄糖液50~100mL，必要时重复1~2次，直至患者神志清醒后，继之10%葡萄糖液静脉滴注，使血糖维持在8.3~11.1mmol/L（150~200mg/dL），观察12~48h，以利脑细胞的恢复和防止再度昏迷。如不具上述条件时，对低血糖昏迷者，又不宜饮糖水而引起窒息，此时可用蜂蜜或果酱等涂抹在患者的牙齿、黏膜，或鼻饲糖水亦是措施之一。

2.胰高糖素应用

可在发病后和50%葡萄糖液同时应用，一般剂量0.5~1.0mg，可皮下注射或肌内注射，多在10~30min神志恢复，必要时重复应用。

3.肾上腺素应用

当严重低血糖伴休克者，又不具备上述条件时，可中小剂量应用，但高血压患者慎用。

4.甘露醇应用

经过上述处理后血糖已恢复，但仍昏迷时间超过30min者，为低血糖昏迷可能伴有脑水肿，可考虑静脉滴注20%甘露醇40g，20min内输完。

5.肾上腺皮质激素应用

经高糖治疗后，血糖虽已维持在8.3～11.1mmol/L，但已达15～30min神志仍未清醒者，为使大脑不受损害，可应用肾上腺皮质激素100～200mg（或地塞米松10mg）酌情4～8h1次，共2～3次。

（二）轻度低血糖或慢性低血糖症的处理

当患者目前正在口服降血糖药或胰岛素治疗期间，凡出现心悸、多汗、软弱、饥饿或头晕等或体征，已意识到为低血糖症表现者，立即给予饼干、糖块或糖水饮料等（含糖10～20g），同时监测血糖水平，一般在10～20min可恢复，以维持一定血糖水平，如病情不易缓解者，也可用50%葡萄糖液静脉注射或10%葡萄糖液静脉滴注。

第九章 甲状腺疾病

第一节 甲状腺功能亢进症

一、概述

（一）西医认识

甲状腺功能亢进症（hyperthyroidism）是指血液循环中甲状腺激素过多，作用于全身组织器官，造成机体的神经、循环、消化等系统兴奋性增高、代谢亢进为主要表现的一组临床综合征。主要包括弥漫性毒性甲状腺肿（Graves病）、结节性毒性甲状腺肿、甲状腺自主高功能腺瘤。

Graves病是甲状腺功能亢进症中最常见的类型，占全部甲状腺功能亢进症的80%～85%，为本节主要讨论的内容。该病可见于各年龄段，20～40岁多发，男女受累比例为1：（4～6），每年新发患者数有逐渐增加的趋势。目前认为，本病是在遗传易感的基础上，由于碘摄入过量、感染、自身免疫、精神创伤等应激因素而诱发的一种自身免疫性甲状腺疾病。

（二）中医认识

甲状腺功能亢进症属于中医学"瘿病""瘿气""瘿瘤""心悸""颤证""汗证"等范畴，其主要临床表现为急躁易怒、怕热多汗、多食善饥、消瘦、疲倦乏力、心悸气短、甲状腺肿、手抖、排便次数增加等症状。

瘿病首见于《诸病源候论》，"瘿者，由忧恚气结所生，亦曰饮沙水，沙随气入于脉，搏颈下而成之。初作与瘿核相似，而当颈下也，皮宽不急，垂捶捶然是也"。《证治汇补》曰："有阴气内虚，虚火妄动，心悸体瘦，五心烦热，面赤唇燥，左脉微弱，或虚大无力者是也。"指出阴虚可以出现甲状腺功能亢进症的典型临床表现。《济生方》言："夫瘿瘤者，多由喜怒不节，忧思过度，而成斯疾焉。"认为情绪波动，过度忧思会导致甲状腺功能亢进症的发生。《圣济总录》载："妇人多有之，缘忧患有甚于男子也。"首次提出女性多受情志因素影响而导致该病的患者率高于男性。《诸病源候论》曰："诸山水黑土中，出泉流者，不可久居，常食令人作瘿病动气增患。"《外科正宗》提出"夫人生瘿瘤之症，非阴阳正气结肿，乃五脏瘀血、浊气、痰滞而成"。指出饮食、环境失宜，或气血运行不调，气滞、痰凝、瘀血结于颈前可发生本病。

《证治准绳》的藻药散、《医宗金鉴》的四海舒郁丸、《医学心悟》的消瘰丸均为治疗本病的常用方剂，要慎用海藻、昆布、海螵蛸等含碘量较高的药物。黄药子性凉，有化痰、消肿、凉血之功，对于痰瘀互结及肝火旺盛证可结合临床使用，另其有小毒，长期服用对肝脏损害较大，必须慎用，剂量一般不超过10g。《诸病源候论》最早提出瘿病分为三种，其中"有气瘿，可具针之"，指出甲状腺功能亢进可采用针灸治疗，如《针灸甲乙经》曰："瘿瘤，气舍主之。"《针灸集成》曰："灸法治瘿，灸天突……又灸肩髃。"天突具有理气化痰的功效，而肩髃可通经活络，采用灸法可使气机通畅，增强温经活血的功效。《三国志·魏书》记载贾逵"发愤生瘿，后所病稍大，自启愿欲令医割之"，指出外科手术可作为治疗甲状腺功能亢进症的手段。《丹溪心法》曰："瘿气，必须断厚味。"指出应当控制摄入过多含碘量高的食物以预防甲状腺功能亢进症。

二、西医诊断

（一）诊断依据

典型Graves病根据高代谢症状和体征，以及甲状腺弥漫性肿大，血清总甲状腺激素（TT_4）、游离甲状腺激素（FT_4）增高，促甲状腺激素（TSH）减低等指标变化容易诊断。Graves病患者有突眼者占50%左右，5%患者伴有胫前黏液性水肿，可有促甲状腺素受体抗体（TRAb）、甲状腺过氧化物酶抗体（TPOAb）、甲状腺球蛋白抗体（TgAb）阳性。

（二）临床表现

1.甲状腺毒症表现

（1）高代谢综合征：患者常有怕热多汗，皮肤温暖而潮湿，体重下降，多食善饥，神疲乏力等表现。

（2）神经精神症状：常表现为兴奋多动，话多，性情急躁易激动，失眠，甚至躁狂或焦虑抑郁，表情淡漠，手、舌震颤，腱反射活跃。

（3）心血管系统：可有心悸、胸闷、气短，多数有心动过速，休息和睡眠时心率仍明显增快。严重者可发生Graves性心脏病，常见心尖区第一心音亢进。有时出现心律失常，尤以房性期前收缩和心房颤动多见，部分患者有心脏增大，甚至心衰。此外还有收缩压上升和舒张压下降，导致脉压差增大，有时出现周围血管征。

（4）消化系统：表现为肠蠕动加快，大便频数，重者腹泻，但无黏液和脓血，转氨酶升高，偶有黄疸。

（5）血液系统：白细胞减少，淋巴细胞相对增加，可伴发血小板减少性紫癜。

（6）生殖系统：女性月经减少或闭经，男性可有阳痿或乳房发育。

（7）运动系统：肌肉软弱无力，甚至发生甲状腺功能亢进症性肌病或重症肌无力。

2.甲状腺肿大

大多数患者有轻度至中度弥漫性、对称性甲状腺肿大，质软、无压痛，两侧上下极可听到收缩期吹风样动脉血管杂音，有时能扪及震颤。

3.突眼

大部分Graves病患者有眼部受累，25%～50%的病例出现眼征，此为重要而较特异的体征之一。

（1）单纯性突眼：又称良性突眼，约占Graves病患者的50%。常见眼球突出，睑裂增大，少瞬目。上视时前额皮肤不能皱起，俯视时眼睑不能随眼球下落，双眼看近物时眼球辐辏不良。

（2）浸润性突眼：又称恶性突眼。眼球突出明显，伴有眼睑肿胀肥厚，结膜充血、水肿。球后组织体积增大，并有眼外肌受累，眼肌麻痹，眼球活动度小，复视，瞬目少，眼睑不能完全闭合。角膜易发生炎症、溃疡。

三、病因病机

（一）病因

1.情志内伤

患者长期情志不畅，情绪骤变，久而伤肝，致肝失条达，气机郁滞，疏泄失司，津液失布，凝结成痰，碍血运行，气滞痰凝血瘀，壅结颈前，发生本病。

2.饮食和水土失宜

长期饮食失调，或久居偏远山区，一则影响脾胃的运化功能，脾失健运，水湿不运，聚而生痰；二则影响气血的正常运行，气郁血滞，痰气瘀结于颈前而发本病。

3.体质因素

素体阴虚，或肝郁化火伤阴，或产后气阴俱亏，或女子发育、哺乳期间出现气郁化火，肝火亢盛，易患本病。

4.失治误治

过用伤阴药物，而致肝肾受损，阴液亏耗，阴虚阳亢而形成本病。甲状腺功能减退症治疗不规范，用药过度则成药物性甲状腺功能亢进症等。如过用含碘量高的中药、长期使用治疗心律失常或慢性咽炎的高碘药物等，均可导致本病。

（二）病机

甲状腺功能亢进症的病机为情志内伤、饮食和水土失宜、体质因素、失治误治等引起肝失疏泄、郁久化火。

本病可按照郁、热、虚、损4个阶段加以动态说明。郁证阶段代表疾病早期，主要表现为长期情志失调或突发精神刺激，导致肝失疏泄，郁而气滞，而肝经走行"循喉咙之后"，故可引起甲状腺功能亢进症。热证阶段代表疾病的进展期，肝郁不解，久之化火，急躁易怒，怕热多汗；肝火上炎，横逆犯胃，引起胃热，腐熟食物而易饥饿多食；肝火扰心，出现心悸失眠，肝火乘脾，形成肝旺脾虚，脾虚固摄失司，导致排便次数增加。虚证阶段亦代表疾病进一步发展，肝火未除，火热煎灼脏腑之阴，导致阴精亏损而消瘦，阴虚风动可出现手抖，阴虚不足不能载气，出现气阴两虚，表现为气短、疲倦乏力等。损证阶段代表疾病的终末期，甲状腺功能亢进症诸虚渐重，或久病入络，瘀血阻滞，或脾虚生湿，运化无权，津液停滞可为痰，痰瘀结于颈部成瘿病，又肝开窍于目，痰瘀积于眼部可导致突眼。

中医药治疗本病具有一定效果，可以明显缓解甲状腺功能亢进症的临床症状，但容易反复发作。患者情志不遂，郁怒伤肝，致气机不畅，病在气分，气之温煦推动之力减弱而致痰凝血瘀，产生甲状腺肿大、突眼、月经失调。肝乘脾土，致使脾胃的运化机能减退，渐至阳亏。脾为后天之本，不能运化水谷精微于肝，肝体阴而用阳，肝不得养，阳无以用，则进一步加重肝失疏泄，久之肝郁化火，横逆犯胃，上扰心脑，出现高代谢综合征。火炼液为痰，结聚于颈前，火耗气伤阴，表现为气阴两虚、肝肾阴虚之象。

综上所述，甲状腺功能亢进症可分为郁、热、虚、损4个阶段。本病属虚实夹杂，早、中期以肝郁、肝火等实证为主，晚期以肝肾阴虚、气阴两虚、痰瘀互结等虚证为主。本病的病靶分为标靶和症靶，标靶为调节甲状腺激素，症靶随着所处阶段不同而有异，早、中期症靶可为体重减轻、多食善饥、心悸等，晚期则随其疾病进展而有不同症靶，如严重突眼、昏迷等。

四、辨证论治

（一）肝郁气滞证

症状：甲状腺肿大，质软，随情绪波动而消长，急躁易怒，焦虑，失眠，眼干目胀，乳房胀痛，月经不调，舌质红，苔薄黄，脉弦。

治法：疏肝理气，消瘿散结。

方药：柴胡疏肝散（《景岳全书》）加减。柴胡、白芍、沙参、郁金、枳壳、龟甲、夏枯草等。

加减：胸胁胀痛者，加香附、合欢皮；气郁化火、症见口苦口干、烦躁易怒、舌红苔黄者，加栀子、牡丹皮、赤芍、黄芩。

（二）肝火犯胃证

症状：甲状腺肿大，质稍硬，目睛突出，形体消瘦，燥热自汗，消谷善饥，烦渴多饮，急躁易怒，手抖，便溏或便秘，月经量多，舌质红，苔黄，脉弦数。

治法：清肝泻火，散结消瘿。

方药：玉女煎（《景岳全书》）加减。生石膏、知母、玉竹、生地黄、麦冬等。

加减：肝火旺盛、烦躁易怒、脉弦数者，可加龙胆草、黄芩、柴胡等；眼睛突出者，加夏枯草、荆芥、决明子；火郁伤阴、阴虚火旺而见烦热、多汗、消瘦乏力、舌红少苔、脉细数等症者，可用二冬汤合消瘰丸（《医学心悟》）加减。

（三）肝肾阴虚证

症状：甲状腺肿大，质软或稍硬，头晕目眩，心悸，失眠，目胀干涩，口干颧红，腰酸乏力，便秘，月经量少，舌质红，苔薄黄，脉弦细。治法：滋养肝肾，消瘿散结。

方药：一贯煎（《续名医类案》）加减。生地黄、地骨皮、女贞子、墨旱莲、女贞子、何首乌、夏枯草、生甘草等。

加减：虚风内动、手指及舌体颤抖者，加钩藤、白蒺藜、鳖甲、白芍、龙骨；脾胃运化失调致大便稀薄、便次增加者，加白术、薏苡仁、怀山药；肾阴亏虚而见耳鸣、腰膝酸软者，酌加龟甲、桑寄生、怀牛膝、女贞子等。

（四）气阴两虚证

症状：甲状腺轻、中度肿大，质软，心悸气短，倦怠乏力，肢体无力，汗多，纳差，腹泻便溏，月经量少，苔薄白，脉细或细数无力。

治法：益气养阴，消瘿散结。

方药：生脉散（《医学启源》）加减。黄芪、党参、墨旱莲、麦冬、丹参、五味子等。

加减：心悸心慌、气短乏力明显者，可加大党参、黄芪用量以益气；偏于阴虚者，可加生地黄黄、白芍以养阴；腹泻便溏明显者，可加茯苓、白术健脾益气。

（五）痰瘀互结证

症状：甲状腺肿大，质软或硬，或有结节，目睛突出，胸闷，纳差，情绪低落，舌质暗，苔薄白，脉弦或涩。

治法：理气活血，化痰消瘿。

方药：海藻玉壶汤（《外科正宗》）合血府逐瘀汤（《医林改错》）加减。海藻、昆布、半夏、陈皮、连翘、贝母、当归、川芎、桃仁、红花、赤芍等。

加减：结块较硬或结节明显者，可加黄药子、海浮石、三棱、蜂房、丹参等以加强活血化瘀、消瘿散结之功。

本病的标靶为调节甲状腺激素，可选雷公藤、穿山龙、昆明山海棠等。因雷公藤有较为严重的不良反应，故未生育者慎用。在应用肝毒性较强的药物时，常配伍五味子、茵陈、生甘草等以保肝，以期在保证安全的同时最大限度地发挥靶药的作用。症靶中突眼者在消瘿丸基础上加夏枯草、黄芩等，白细胞减少加黄芪、仙鹤草等，黄连、玄参、龟甲、鳖甲等能改善心悸气短之症，生地黄黄能改善脾胃功能，口干加西洋参、石斛。

五、西医治疗

（一）一般治疗

适当休息，避免精神紧张及过度劳累。补充足够热量和营养，包括糖、蛋白质和维生素及钙、磷等微量元素。减少碘摄入量是甲状腺功能亢进症的基础治疗之一，过量碘的摄入会加重和延长病程，增加复发率，甲状腺功能亢进症患者应食用无碘食盐，忌食含碘食物和药物。精神紧张和失眠患者可酌用镇静剂。

（二）抗甲状腺药物（ATD）治疗

ATD治疗是甲状腺功能亢进症的基础治疗，可通过抑制甲状腺过氧化物酶（TPO）活性，抑制碘化物形成活性碘，从而阻止TH合成。但单纯ATD治疗的治愈率仅为40%左右，复发率高达50%~60%，ATD也用于手术和^{131}I治疗前的准备阶段。

常用的ATD分为硫脲类和咪唑类两类。硫脲类有丙硫氧嘧啶（PTU）等；咪唑类有甲巯咪唑（MMI）和卡比马唑（CMZ）等，我国普遍使用MMI和PTU。MMI半衰期长，每日单次使用；PTU半衰期短，需要每6～8h给药1次。PTU的肝毒性较强，其中显著性肝损伤为1.3%，甚至可能导致致命性肝损伤和肝衰竭，因此临床首选MMI。但PTU通过胎盘和进入乳汁的量较少，同时还能阻抑T_4转换成T_3，故甲状腺危象、妊娠早期（13个月）伴发甲状腺功能亢进症时优先选用PTU。

1.适应证

（1）病情轻、中度患者。

（2）甲状腺轻、中度肿大。

（3）年龄<20岁。

（4）孕妇、高龄或由于其他严重疾病不适宜手术者。

（5）手术前和^{131}I治疗前的准备。

（6）手术后复发且不适宜^{131}I治疗者。

2.剂量与疗程

（1）治疗期：MMI 10～30mg/d，每日1次口服；或者PTU每次50～150mg，每日2～3次口服。病情严重者可以加大剂量。甲状腺内储存的甲状腺激素需要4～6周排空，循环内T_4的半衰期也在7d以上，所以甲状腺功能亢进症症状控制需要4～8周。治疗期每4周监测甲状腺功能1次。

（2）维持期：当血清甲状腺激素达到正常后减量。MMI维持剂量5～10mg/d，每日1次口服或者PTU每次50～100mg，每日2～3次口服。维持12～18个月。维持期每2个月监测甲状腺功能1次。ATD治疗期间不主张联用左甲状腺素（L-T_4）。最佳停药指征是甲状腺功能正常和TRAb阴性。

3.不良反应

（1）粒细胞减少：较为常见。应在ATD治疗前常规检查白细胞计数，并每周观察其变化。发生白细胞减少（<4×10^9/L），但中性粒细胞>1.5×10^9/L时，通常不需要停药，但需减少ATD剂量，并加用促进白细胞增生药物。严重时出现粒细胞缺乏症（中性粒细胞绝对值<1.5×10^9/L）时，应当停药，不应当换用另外一种ATD，因为它们之间存在交叉反应。

（2）药疹：较为常见，可加用抗组胺药物或糖皮质激素，或者换用另外一种ATD，重者应停药。

（3）中毒性肝病：甲状腺功能亢进症本身可引起轻度的肝功能异常，需要与ATD的肝脏毒性不良反应鉴别。PTU可引起暴发性肝坏死，是药物致肝衰竭的重要原因之一，其引起的暴发性肝坏死起病急，进展迅速，直至死亡，难以预测。MMI的肝脏毒性主要为胆汁淤积，常发生在大剂量和老年患者中。因此，ATD治疗前后必须监测肝脏功能。

4.疗效判断

甲状腺功能亢进症缓解指停服抗甲状腺药物1年，血清TSH和甲状腺激素正常。甲状腺功能亢进症不易缓解的因素包括男性、吸烟、甲状腺显著肿大、TRAb持续高滴度、甲状腺血流丰富等。复发是指甲状腺功能亢进症完全缓解，停药半年后又有反复者，多在停药后3~6个月发生，复发率为40%~60%，其中75%在停药后的3个月内复发。停药时甲状腺明显缩小及TSAb阴性者复发率低，反之则复发率高。复发可以选择继续小剂量ATD、¹³¹I或者手术治疗。

（三）放射性¹³¹I治疗

甲状腺能高度摄取和浓集碘，¹³¹I释出的β射线（在组织内的射程约2mm）可破坏甲状腺滤泡上皮细胞从而减少TH分泌。¹³¹I治疗是欧美国家成年人Graves病甲状腺功能亢进症的首选疗法。

1.适应证

（1）甲状腺肿大Ⅱ度以上。

（2）对ATD过敏。

（3）ATD治疗或手术治疗后复发。

（4）甲状腺功能亢进症合并心脏病。

（5）甲状腺功能亢进症伴白细胞减少、血小板减少或全血细胞减少。

（6）甲状腺功能亢进症合并肝、肾等脏器功能损害。

（7）拒绝手术治疗或有手术禁忌证。

（8）浸润性突眼。对轻度和稳定期的中、重度GO可单用¹³¹I治疗甲状腺功能亢进症，对活动期患者，可以加用糖皮质激素。妊娠和哺乳期禁止放射碘治疗。

2.禁忌证

妊娠和哺乳期女性。

3.不良反应

甲状腺功能减退症为主要并发症，发生率随着病程延长而增高。甲状腺功能减退症是¹³¹I治疗甲状腺功能亢进症几乎难以避免的后果，选择¹³¹I治疗主要是要权衡甲状腺功能亢进症与甲状腺功能减退症后果的利弊关系。发生甲状腺功能减退症后均需用甲状腺素替代治疗。

（四）手术治疗

通常采取甲状腺次全切除术，两侧各留下2~3g甲状腺组织，复发率为8%。主要并发症是手术损伤导致甲状旁腺功能减退症和喉返神经损伤，另有创口出血、呼吸道梗阻、感染、甲状腺危象、甲状腺功能减退及突眼征恶化等。

1.适应证

（1）甲状腺肿大显著（>80g），有压迫症状。

（2）中、重度甲状腺功能亢进症，长期服药无效，或停药复发，或不能坚持服药者。

（3）胸骨后甲状腺肿。

（4）细针穿刺活检（fine-needle 强直性脊柱炎piration biopsy，FNAB）证实甲状腺癌或者怀疑恶变。

（5）ATD治疗无效或过敏的妊娠患者，手术需要在妊娠T_2期（4~6个月）施行。

2.禁忌证

（1）合并较重心脏、肝、肾疾病，不能耐受手术。

（2）妊娠T_1期（1~3个月）和T_3期（7~9个月）。T_1和T_3期手术可以出现流产和麻醉剂致畸不良反应。

（五）其他治疗

1.β受体阻滞剂

β受体阻滞剂的作用机制如下。

（1）阻断甲状腺激素对心脏的兴奋作用。

（2）抑制外周组织T_4转换为T_3。β受体阻滞剂主要在ATD治疗初期使用，可较快控制甲状腺功能亢进症的临床症状。

通常应用普萘洛尔，每次10~40mg，每日3~4次。甲状腺功能亢进症妊娠患者及心衰时慎用；对于有哮喘或慢性阻塞性肺疾病者禁用，此类患者可选用$β_1$受体阻滞剂，如阿替洛尔、美托洛尔等；心脏传导阻滞时禁用。

2.复方碘化钠溶液

仅在甲状腺手术前和甲状腺危象时使用。

第二节　甲状腺功能减退症

一、概述

（一）西医认识

甲状腺功能减退症（hypothyroidism）简称甲状腺功能减退症，是由各种原因导致的低甲状腺激素血症或甲状腺激素抵抗而引起的全身性低代谢综合征，其病理特征是黏多糖在组织和皮肤堆积，形成黏液性水肿。按发病年龄可分为以下三型：起始于胎儿或新生儿者，称呆小病；起病于儿童者，称为幼年型甲状腺功能减退症；起病于成年者，称为成年型甲状腺功能减退症。国外报告的临床甲状腺功能减退症患病率为0.8%～1.0%，发病率为3.5/1000；我国学者报告的临床甲状腺功能减退症患病率是1.0%，发病率为2.9/1000。

（二）中医认识

在中医学中甲状腺功能减退症无特定的专用病名，根据元气亏乏、气血不足、脏腑受损等病机，将其归属于"虚劳"范畴。《素问·通评虚实论》指出："精气夺则虚。"《金匮要略·血痹虚劳病脉证并治》首先提出了虚劳的病名，详述症因脉治，并提出扶正祛邪、祛瘀生新等治法，首倡"补虚不忘治实"的治疗要点。张景岳从精气损伤的因果关系立论，提出"其有气因精而虚者，自当补精以化气；精因气而虚者，自当补气以生精"，以此确立了甲状腺功能减退症的治疗大法。甲状腺功能减退症有原发和继发两类。继发者多为做甲状腺次全切手术后或^{131}I治疗后；也有系患慢性淋巴细胞性甲状腺炎，当甲状腺组织破坏到一定程度后出现甲状腺功能减退症的症状。所以从中医而论，甲状腺功能减退症亦归于"虚损"之范畴。李用粹在《证治汇补·虚损》中指出"虚者，血气之空虚也；损者，脏腑之损坏也"，明确了本病的病机。呆小症与幼年型甲状腺功能减退症因其发育生长迟缓与中医"五迟"有相似之处。甲状腺功能减退症合并冠心病时则属于"胸痹""心悸"等范畴。

二、西医诊断

参考2017年2月中华中医药学会内分泌学分会发布的《成年人甲状腺功能减退症诊治

指南》，本病结合病史、典型临床表现及辅助检查即可诊断。

（一）病史

应详细询问患者有无甲状腺手术及^{131}I治疗史，以及Graves病、桥本甲状腺炎病史和家族史等。

（二）临床表现

本病发病隐匿，病程较长，不少患者缺乏特异症状和体征，以代谢率减低和交感神经兴奋性下降等表现为主，病情轻的早期患者可以没有特异性症状。典型症状有畏寒、乏力、手足肿胀感、嗜睡、记忆力减退、少汗、关节疼痛、体重增加、便秘，女性月经紊乱或月经过多、不孕等。本病累及心脏可以出现心包积液和心衰，重症患者可发生黏液性水肿昏迷。

1.体格检查

典型患者可有表情呆滞，反应迟钝，声音嘶哑，听力障碍，面色苍白，颜面和（或）眼睑水肿，唇厚舌大，毛发稀疏干燥，跟腱反射时间延长，脉率缓慢等表现，少数病例出现胫前黏液性水肿。

2.实验室及辅助检查

血清TSH增高、FT_4减低，原发性甲状腺功能减退症即可成立；如果甲状腺过氧化物酶（TPOAb）阳性，可考虑自身免疫性甲状腺炎；如血清TSH减低或正常，TT_4、FT_2减低考虑中枢性甲状腺功能减退症，应做TRH刺激试验证实，再进一步寻找垂体和下丘脑病变。

三、病因病机

（一）病因

甲状腺功能减退症大都由禀赋不足或后天失养致脾肾虚弱所致，也可由情志内伤、手术损伤脏器所致。多种病因作用于人体，引起脏腑、气血、阴阳的亏虚，日久不复渐致本病。概言之，不外先天、后天两大因素。结合临床所见，引起本病的病因主要有以下五个方面。

1.先天不足

《订补明医指掌》谓"小儿之劳，得于母胎"。在胎儿期，因母体体弱多病，气血亏虚，胎儿失养，或其母进食有毒食物，影响胎儿的发育。肾为先天之本，主骨生髓。先天禀赋不足，则肾精亏虚，致五脏形体失养，脑髓失充，故见形体发育迟缓，智力障碍，严重者可出现"五迟""五软"的表现。

2.饮食不节

暴饮暴食、饥饱失常、偏食及水土失宜等损伤脾胃，脾胃运化失常，不能化生水谷精微，气血生化乏源。

3.情志内伤

情志失调，长期忧愁思虑，可致心脾两伤。长期烦躁易怒致肝气郁结，疏泄失司，肝气犯脾，肝郁脾虚，运化失职。

4.年老体衰

本病在老年人群中患病率较高。年老体衰，肾中精气及命门之火不足，最终导致肾阴阳俱衰。

5.手术损伤

甲状腺手术或放射性碘的治疗均伤及正气，损伤气血，致脏腑失养，功能衰退。

（二）病机

本病的病机关键在肾阳衰微。因肾为先天之本，为真阳所居之处，人身五脏诸阳皆赖肾中元气生发。肾中真阳虚衰则无以温煦五脏之阳故见形寒肢冷、神疲等症。激素为阴精，甲状腺激素分泌不足实为肾之阴精不足，阳虚之象为"无阴则阳无以生"的病理表现，是阴病及阳所致，部分患者有皮肤粗糙、干燥、少汗、大便秘结、舌红少苔等阴津不足的表现。肾主骨生髓，脑为髓之海，元神之府，"肾者主水，受五脏六腑之精而藏之"，若肾藏精功能下降则表现为健忘、神情呆钝、毛发脱落、性欲减退等。肾阳虚衰不能温暖脾土，则脾阳亦衰，肌肉失之荣养，而见肢体无力，手足麻木、肌肉疼痛或痉挛等。脾主统血，脾虚则血失统藏，女性可见月经过多、崩漏等症状，常伴有贫血。肾阳不足，心阳亦鼓动不足，可见脉沉迟缓。脾肾阳气衰微，阳气不运，气化失司，气滞则血瘀，水湿不化则痰浊、水湿内停。如病至阴阳俱衰，则见嗜睡、昏迷、脉微欲绝等。

综上所述，本病病性属本虚标实，虚实夹杂，以虚为主。本虚为肾虚，标实为痰浊、水湿及瘀血。肾虚是主要病理，肾精不足是其病因，肾阳不足是其核心，病变可导致脾肾阳虚、心肾阳虚，病位在甲状腺，与心脾肾有关。症状靶为畏寒纳呆、神情萎靡、头昏嗜睡、神疲乏力、皮肤干燥、毛发脱落、面浮肢肿、腹胀便秘等。本病指标靶为升高甲状腺激素。温肾助阳益气是基本治法。本病早期以肾精不足为主，病变过程中阴损及阳渐至脾肾阳虚、心肾阳虚，疾病后期因病程日久，终致阳气衰败，最终阴阳俱虚。

四、辨证论治

1.肾精亏虚证

症状：神疲嗜睡，记忆力减退，表情呆滞，头痛眩晕，耳鸣耳聋，腰膝酸软，乏力懒言，步履不稳，皮肤干燥，口干咽燥，声音低哑，毛发干枯、脱落，男子阳痿，女子闭经，性欲淡漠，舌红少津，脉细弱。

治法：补髓填精，滋阴潜阳。

方药：河车大造丸（《活人方》）加减。紫河车、人参、龟甲、熟地黄、牛膝、杜仲、鹿角胶、麦冬、天冬、生白术、山药、甘草。

加减：耳鸣耳聋、腰膝酸软者，可加肉苁蓉、女贞子、续断、桑寄生以补髓填精；神疲嗜睡、记忆力减退、表情呆滞者，可加石菖蒲、郁金、胡桃肉、淫羊藿以补肾益气；男子阳痿者，可加肉苁蓉、巴戟天、阳起石以温阳补肾；女子闭经、性欲淡漠者，可加淫羊藿、仙茅、黄芪、当归、益母草以养血通经。

2.脾肾阳虚证

症状：面色苍黄或苍白无华，神疲乏力，少气懒言，手足麻木，头昏目眩，形寒肢冷，口淡无味，腰膝酸软，纳呆腹胀，便溏，男子阳痿，女子月经不调或见崩漏，夜尿频多，或小便不利，面浮肢肿，舌质淡胖，舌苔白滑或薄腻，脉弱或沉迟无力。

治法：温阳补气，补脾益肾。

方药：附子理中汤（《三因极一病证方论》）合肾气丸（《金匮要略》）或右归丸（《景岳全书》）加减。制附子、黄芪、党参、白术、茯苓、炙甘草、当归、怀山药、巴戟天、补骨脂、桂枝、陈皮、干姜、大枣。

加减：脾虚纳食减少明显者，可加木香、砂仁以行气醒脾；食滞腹胀者，可加大腹皮、鸡内金、炒山楂以消食化滞；脾虚中气下陷者，可加红参（另煎）以大补元气；女子月经过多者，可加阿胶（烊化）、墨旱莲、三七以固冲调经；形寒肢冷甚者，可加大制附子、干姜用量以增温补脾肾之力。

3.心肾阳虚证

症状：形寒肢冷，心悸怔忡，面白虚浮，身倦欲寐，头昏目眩，耳鸣失聪，肢软无力，嗜睡息短，或有胸闷胸痛，舌淡暗或青紫，舌苔薄白，脉沉迟缓微弱或见结代。

治法：温补心肾，强心复脉。

方药：肾气丸（《金匮要略》）合独参汤（《医方论》）加减。熟附子、肉桂、党参、黄芪、当归、川芎、白芍、炙甘草。

加减：心阳虚、心动过缓者，可酌加麻黄、细辛以振奋心阳；脉来结代者，可用炙甘草汤以温阳复脉；头昏肢软甚者，可加升麻、柴胡、桂枝以助其升提之力。

4.阴阳两虚证

症状：畏寒乏力，腰膝酸软，小便清长，眩晕耳鸣，面浮肢肿，皮肤粗糙，干燥少汗，动作迟缓，表情呆板，面色苍白，头发干枯、稀疏色黄，声音低哑，口干咽燥但喜热饮，月经量少或闭经，大便秘结，舌淡苔白或苔少，脉迟细或细弱。

治法：温肾滋阴，调补阴阳。

方药：肾气丸（《金匮要略》）加减。熟附子、肉桂、熟地黄、山茱萸、怀山药、泽泻、茯苓、菟丝子、肉苁蓉、何首乌、当归、枸杞子、党参、炙黄芪。

加减：头晕耳鸣者，加菊花、青葙子、磁石以清肝潜阳；口干咽燥者，加麦冬、玉竹以养阴润燥；大便干结难下者，若阳虚明显可加大肉苁蓉剂量至30g，若阴虚明显可酌加火麻仁，或加用蜂蜜以润导之；兼水肿者，茯苓剂量可用30～50g，另加赤小豆以利水消肿。

5.阳微欲脱，气阴两竭证（甲状腺功能减退症危候）

症状：体温骤降至35℃以下，神昏肢厥，呼吸低微，冷汗自出，肌肉松弛无力，舌淡胖，脉微欲绝。

治法：回阳救逆，益气固脱。

方药：参附汤（《圣济总录》）合桂枝甘草汤（《伤寒论》）加减。制附子、人参干姜、桂枝、炙甘草。

五、西医治疗

甲状腺功能减退症一般不能治愈，需要使用甲状腺激素终身替代治疗。但是也有桥本甲状腺炎所致甲状腺功能减退症自发缓解的报告。

（一）替代治疗

甲状腺功能减退症患者首选左甲状腺素钠片单药治疗。左甲状腺素钠片治疗的剂量取决于甲状腺功能减退症的程度、病因、年龄、性别、体重和个体差异。如果患者甲状腺功能基本缺失，成年人左甲状腺素钠片替代剂量按照标准体重计算是每天1.6～1.8μg/kg。如果患者的甲状腺功能完全缺失，如甲状腺全切术后和（或）放射碘治疗后、中枢性甲状腺功能减退症患者，则替代治疗使用的剂量较高；自身免疫性甲状腺功能减退症和亚临床甲状腺功能减退症者，替代治疗使用的剂量较低。儿童需要较高的替代剂量；老年患者需要的替代剂量则较低；妊娠时的替代剂量需要增加30%～50%。起始剂量和达到完全替代剂量所需时间要根据患者年龄、心脏状态、特定状况确定。年轻体健的成年人可以完全替代剂量起始；一般人群起始剂量为25～50μg/d，每3～7d增加25μg；老年、有心脏病者应从小剂量起始，缓慢加量，妊娠女性则应以完全替代剂量起始或尽快增至治疗剂量。左甲状腺素钠片的半衰期约7d，口服吸收约70%，故可在每天早餐前30~60min服药1次，不应与干扰左甲状腺素吸收的食物或药物同时服用。

使用左甲状腺素替代治疗后4~8周监测血清甲状腺激素，治疗结果达标后，每6~12个月复查1次，或根据临床需要决定监测频率。妊娠期甲状腺功能减退症者每4周复查1次。根据TSH水平调整原发性甲状腺功能减退症患者服用左甲状腺素钠片剂量，以实现治疗目标个体化。替代治疗过程中要注意避免用药过量导致临床甲状腺功能亢进症或亚临床甲状腺功能亢进症。

甲状腺片的主要成分是动物的甲状腺体制剂，因其甲状腺激素含量不稳定和T$_3$含量过高，目前临床已很少使用。

（二）一般治疗

有贫血者可补充铁剂、维生素B$_{12}$和叶酸，缺碘者应补充碘剂，但必须与左甲状腺素合用才能取得疗效。

第三节　亚急性甲状腺炎

一、概述

（一）西医认识

亚急性甲状腺炎（subacute thyroiditis）又称为肉芽肿性甲状腺炎（gramalomatous thyroiditis）、巨细胞性甲状腺炎（giant cell thyroiditis）和De Quervain's甲状腺炎，是一种与病毒感染相关的自限性甲状腺炎，一般不遗留甲状腺功能减退，为发病率最高的疼痛性甲状腺疾病。本病约占甲状腺疾病的5%，其中发病率女性是男性的3~6倍，以40~50岁女性最为多见。

（二）中医认识

亚急性甲状腺炎属中医学"瘿痈""瘿瘤""气瘿""痛瘿"等范畴。瘿病首见于《诸病源候论·瘿候》曰："诸山水黑土中出泉流者，不可久居，常食令人作瘿病，动气增患。"《吕氏春秋·尽数》曰："轻水所，多秃与瘿人。"《圣济总录·瘿瘤门》也提出"山居多瘿颈，处险而瘿也"。《济生方·瘿瘤论治》曰："夫瘿瘤者，多由喜怒不节，忧思过度，而成斯疾焉。大抵人之气血，循环一身，常欲无滞留之患，调摄失宜，气凝血滞，为瘿为瘤。"均提示了瘿病的发生与水土因素、情志内伤有关。《外科正宗·瘿瘤论》言："夫人生瘿瘤之症，非阴阳正气结肿……乃五脏瘀血、浊气、痰滞而成。"指出瘿瘤主要由气、痰、瘀壅结而成。《医宗金鉴·瘿瘤》中提出"瘿者，如缨络之状……多外因六邪，荣卫气血凝郁，内因七情，忧患怒气，湿痰瘀滞，山风水气而成，皆不痛痒"。《本草纲目》明确指出黄药子有凉血降火、消瘿解毒的功效。《外科正宗·瘿瘤论》提出了行散气血、行痰顺气、活血散坚等治法，所记载的海藻玉壶汤等方剂至今仍在临床应用。

二、西医诊断

根据2015版《ATA甲状腺结节和分化型甲状腺癌诊治指南》，本病的诊断依据包括以下方面。

（1）起病前1～3周常有病毒性咽炎、腮腺炎、麻疹或其他病毒感染的症状。

（2）甲状腺区发生明显疼痛，可放射至耳部，吞咽时疼痛加重，可有全身不适、食欲减退、肌肉疼痛、发热、心动过速、多汗等症状。

（3）少部分患者有颈部淋巴结肿大。

（4）实验室检查结果可分为3期，即甲状腺毒症期、甲状腺功能减退症期和恢复期。甲状腺毒症期表现为红细胞沉降率加快，血T_3、T_4升高，^{131}I摄取率降低，呈"分离现象"，此为亚急性甲状腺炎的特征性表现。甲状腺功能减退期：血T_3、T_4低于正常水平，而TSH高于正常水平。恢复期：血T_3、T_4、TSH、^{131}I摄取率恢复正常。彩色多普勒超声检查对该病的诊断有意义。

（5）彩超多以低回声，光点稀疏，边界欠清晰为共性。甲状腺多数为对称性、弥漫性中度肿大，也有单叶弥漫性或局限性肿大，病灶局限性单发或多发，为形态不规则低回声，病灶中心部位最低，边界模糊不清，后方回声增强；CDFI检查为异常回声，周边有较丰富的血流信号，而内部血流信号少数较丰富或无血流显示。

（6）甲状腺细针穿刺或活检有多核巨噬细胞或肉芽肿改变。

三、病因病机

（一）病因

1.感受外邪

素体气虚，卫表不固，感受风寒之邪，郁而化热，邪犯颈咽，或感受风热，郁结于上，或热毒直接侵犯颈咽而发病。

2.情志失调

长期愤郁恼怒或忧郁思虑，使肝气失于条达，肝气郁结，气滞血瘀，津液不能正常输布，聚湿成痰，气滞痰凝，结于颈前，形成瘿病；或气郁化火，火热互结于颈部而致病。

3.饮食、水土失宜

饮食失调，水土失宜，影响脾胃正常功能，脾失健运，不能运化水湿，聚湿成痰；或深居高山，感受山岚之气，气机失调，气滞血瘀，津液内停，凝聚成痰，年深日久，形成瘿病。

4.劳倦内伤

长期内伤劳倦，损伤脾气，导致脾胃运化失司，水液输布失常，痰湿内聚，遇情志因素，痰湿随气火上行聚结于颈前。

5.体质因素

女性经、孕、产、乳等生理特点与肝经气血密切相关。妇人以血为本，经、孕、产、乳均以血为用。气为血之帅，血为气之母，故血病及气，气病又可及血，导致女性更易患瘿病，另外素体阴虚的患者，痰气郁滞后更易化火伤阴，导致病机复杂，病程缠绵。

6.正气不足

正气不足、气血两虚为本病发生的根本内因，正气不足亦是六淫邪毒侵袭人体导致发病的先决条件。

（二）病机

病初因外感风寒、风热、暑湿或热毒等邪气，致卫表不和而见发热、恶寒、咽喉肿痛、周身酸楚，此为表证阶段。外邪客于肝胆，结于颈咽，致颈部肿胀疼痛，肝经气滞化火，则可见急躁易怒，口苦胁胀，或湿盛之体，与热相合，湿热缠绵，致头昏身重，或素体阴亏，外热内火相合，则潮热盗汗，日益消瘦，此为郁证阶段。气能行津，气滞则津液输布障碍，可形成气滞痰凝之证。又气为血之帅，气滞则血行不畅，此为瘀证阶段。若邪气未除，痰瘀不祛，新无以生，则可见诸气血阴阳不足之症，此为虚证阶段。

综上所述，本病可分为表、郁、瘀、虚4个阶段。随着病情进展，邪气由外入里，病性由实转虚。根据疾病所处阶段不同，早期多以表证、实证为主，进一步发展为表里虚实错杂之证，最后则为纯虚无邪之证。本病之症靶也随所处阶段不同而有异，早中期症靶可为发热、颈痛、咽痛等，标靶为甲状腺炎症，晚期则随其变证不同而症靶、标靶各异，详见本书相关章节。

四、辨证论治

（一）表证期

1.外感风寒证

症状：初起发热，恶寒，头身疼痛，颈部轻度肿痛，鼻塞流涕，咽痛咽痒，舌淡红，苔薄白，脉浮缓或浮紧。

治法：祛风散寒解表。

方药：荆防败毒散（《摄生众妙方》）加减。荆芥、防风、羌活、独活、柴胡、前胡、枳壳、桔梗、茯苓、川芎、甘草。

加减：口苦、涕黄者，加黄芩、瓜蒌皮；项强背痛者，加葛根；咽痛者，加桔梗。

2.外感风热证

症状：颈部肿痛较甚，吞咽困难，咽干咽痛，发热，头痛，咳嗽，舌质红，苔薄黄，脉浮数。

治法：疏散风热解毒。

方药：银翘散（《温病条辨》）或桑菊饮（《温病条辨》）加减。金银花、连翘、淡竹叶、牛蒡子、薄荷、荆芥、桔梗、浙贝母等。

加减：颈肿咽痛明显者，加马勃、玄参；口干身热者，加石膏。

3.外感暑湿证

症状：夏季发病，颈痛，身热，心烦，微恶风寒，头胀，身困体乏，脘痞满闷，纳差食少，大便黏腻，小便黄赤，舌红苔厚腻，脉濡数。

治法：宣畅三焦，清利湿热。

方药：三仁汤（《温病条辨》）或甘露消毒丹（《医效秘传》）加减。杏仁、半夏、滑石、生薏苡仁、通草、白蔻仁、竹叶、厚朴、黄芩、茵陈、石菖蒲、川贝母、木通、藿香、连翘、薄荷、射干等。

加减：发热者，加香薷；腹泻者，加陈皮、苍术；口黏者，加佩兰；大便黏滞不爽者，加瓜蒌皮。

4.热毒壅盛证

症状：起病急，高热寒战，头痛咽痛，颈部肿痛，肤色微红，舌红，苔薄黄，脉浮数。

治法：疏风清热，解毒消肿。

方药：普济消毒饮（《东垣试效方》）加减。蒲公英、板蓝根、金银花、射干、连翘、牛蒡子、牛膝、大青叶、知母、桔梗、赤芍、白芍、甘草等。

加减：高热者，加石膏、知母、栀子；大便秘结者，加瓜蒌、玄明粉、大黄。

（二）郁证期

1.肝郁化火证

症状：颈部肿胀疼痛，心悸，胸胁胀满，急躁易怒，多汗手颤，口渴口苦，大便秘结，舌红，苔黄或黄腻，脉弦数。

治法：疏肝解郁，泻火消肿。

方药：龙胆泻肝汤（《医方集解》）加减。夏枯草、龙胆草、生地黄黄、牡丹皮、白芍、浙贝母、泽泻、柴胡、栀子、黄芩、郁金、甘草等。

加减：颈痛较甚者，加制乳香、制没药；心悸、多汗、手颤明显者，加炒酸枣仁、麦冬、煅龙骨、煅牡蛎、天麻。

2.肝胃郁热证

症状：颈部肿块疼痛，胁痛，泛酸，恶心，胃脘嘈杂，乳胀，心烦，舌质红，苔黄腻，脉弦数。

治法：清热解毒，益气养阴，疏肝理气，通络止痛。

方药：逍遥散（《太平惠民和剂局方》）或玉女煎（《景岳全书》）加减。柴胡、黄芩、知母、夏枯草、连翘、板蓝根、玄参、生石膏、黄连、牡丹皮、栀子、白芍等。

加减：泛酸者，加瓦楞子、代赭石；胁痛者，加川楝子、延胡索。

3.肝胆湿热证

症状：颈部肿块，头晕多梦，痰多而黏，疲乏，舌质红，苔黄腻，脉弦。

治法：疏肝泄热，消痰软坚。

方药：柴胡疏肝散（《医学统旨》）合海藻玉壶汤（《外科正宗》）加减。柴胡、白芍、连翘、枳壳、竹茹、海浮石、制半夏、海藻、昆布、浙贝母等。

加减：头重者，加白术、陈皮、天麻；口苦口干者，加龙胆草、栀子；带下色黄者，加黄柏、苍术。

4.阴虚火旺证

症状：发热渐轻，颈前肿块质硬疼痛，乏力，五心烦热，渴饮盗汗，潮热或低热，舌体瘦，质红，少苔或无苔，脉细数。

治则：滋阴泻火，散结止痛。

方药：补心丹（《校注妇人良方》）合一贯煎（《续名医类案》）或知柏地黄汤（《医宗金鉴》）加减。生地黄黄、麦冬、天冬、白芍、枸杞子、当归、玄参、鳖甲、地骨皮、青蒿、柴胡、夏枯草、黄连、知母、黄柏、生石膏、金银花、连翘等。

加减：乏力明显者，加西洋参、沙参；阴虚而火旺不甚者，去黄连、黄柏。

（三）瘀证期

1.气郁痰凝证

症状：颈前肿块缩小或消失，质软或韧，疼痛渐轻，无发热，胁肋不舒，易怒，善太息，肢体困重，纳差，舌淡红，薄白苔或薄腻苔，脉弦滑。

治法：理气解郁，化痰散结。

方药：四逆散（《伤寒论》）合二陈汤（《太平惠民和剂局方》）加减。柴胡、白芍、枳实、甘草、半夏、橘红、茯苓等。

加减：肿块坚硬、舌紫或舌底络脉瘀者，加用莪术、丹参。

2.瘀痰互结证

症状：瘿肿坚硬，压之疼痛，咽部不适，胸闷纳呆，舌质暗苔白，脉沉涩。

治法：活血化瘀，祛痰散结。

方药：补阳还五汤（《医林改错》）或消瘰丸（《医学心悟》）加减。当归、川芎、赤芍、桃仁、地龙、半夏、瓜蒌、陈皮、郁金、柴胡、枳实、浙贝母、夏枯草、山慈菇等。

加减：结节硬者，加莪术。

（四）虚证期

1.气阴两虚证

症状：咽干或声音嘶哑，干咳，气短，瘿肿坚硬且有触痛，倦怠乏力，自汗，舌淡红，苔薄，脉细或细数。

治法：益气养阴，通络散结。

方药：生脉散（《医学启源》）加减。黄芪、麦冬、五味子、夏枯草、丹参、生地黄黄、当归、茯苓、白芍等。

加减：声音嘶哑者，加桔梗、玄参；潮热者，加白薇。

2.气血亏虚证

症状：瘿肿，面色白，神倦乏力，纳呆便溏，气短懒言，口干咽燥，腰膝酸冷，失眠多梦，舌淡苔薄，脉沉细。

治法：益气养血，健脾补肾。

方药：补中益气汤（《内外伤辨惑论》）合四物汤（《仙授理伤续断秘方》）加减。黄芪、党参、白术、茯苓、山药、麦冬、五味子、当归、熟地黄黄、白芍、陈皮等。

加减：肿块坚硬者，加浙贝母；腰酸怕冷者，加杜仲、淫羊藿。

3.脾肾阳虚证

症状：颈部瘿肿，疼痛不甚或隐痛，神疲乏力，腰酸，畏寒喜暖，腹胀纳呆，少气懒言，眩晕嗜睡，阳痿滑精，女性闭经，四肢水肿，心悸怔忡，大便溏薄，舌体胖大，边有齿痕，苔薄白或白腻，脉沉细或沉缓无力。

治法：温阳健脾，益气活血化痰。

方药：参苓白术散（《太平惠民和剂局方》）加减。生黄芪、白术、茯苓、生甘草、生薏苡仁、白豆蔻、砂仁、郁金、枳壳、陈皮、金银花等。

加减：嗜睡者，加麻黄、附子、细辛；滑精、遗精者，加杜仲、覆盆子、沙苑子等。

五、西医治疗

本病为自限性病程，预后良好。轻型患者仅需应用非甾体抗炎药，如阿司匹林、布洛芬、吲哚美辛等；中、重型患者可给予泼尼松，每日20~40mg，可分3次口服，能明显缓解甲状腺疼痛，8~10d后逐渐减量，维持4周。少数患者有复发，复发后泼尼松治疗仍然有效。针对甲状腺毒症表现可给予普萘洛尔；针对一过性甲状腺功能减退症者，可适当给予左甲状腺素替代。发生永久性甲状腺功能减退症者罕见。

第十章　女性性腺疾病

第一节　闭经

一、概述

（一）西医认识

闭经包括原发性闭经和继发性闭经。女子年龄满18岁后月经尚未来潮，或16岁既无月经亦无性征发育，或第二性征发育成熟2年以上仍无月经来潮者，称为原发性闭经。月经周期已建立，而停经3个周期或时间超过6个月者，称为继发性闭经。妊娠及绝经属于生理性闭经，不属于本病范畴。闭经在生育期女性中的发病率可高达1%～2%，其中50%以上有家族史。西医学的闭经、多囊卵巢综合征引起的闭经可参照本病辨证治疗。先天性无阴道及先天性无子宫不属于本节讨论范畴。

（二）中医认识

闭经古称"女子不月""月事不来""经水不通"等。本病始见于《内经》。《素问·阴阳别论》云："二阳之病发心脾，有不得隐曲，女子不月。"其后各医家对本病的病因、病机及证治多有论述。南宋陈自明在《妇人大全良方》中曰："女子二七而天癸至，肾气全盛，冲任流通，经血渐盈，应时而下，否则不通也。"又云："寒气客于血室，以致血气凝滞。"说明了寒凝血瘀是闭经的重要原因。明代虞抟在《医学正传》中云："月经全借肾水施化，肾水既乏，则经血日以干涸。"说明肾与闭经的关系最为密切。元代李东垣在《兰室秘藏》中论述了血虚和闭经的关系，"妇人脾胃久虚，或形羸，气血俱衰，而致经水断绝不行……夫经者，血脉津液所化，津液既绝，为热所烁，肌肉消瘦，时见渴燥，血海枯竭，病名曰血枯经绝"。说明阴虚血燥是闭经的病因之一。明代万全在《万氏女科》中曰："忧愁思虑，恼怒怨恨，气郁血滞而不行。"说明了气滞血瘀是闭经的主要原因。清代吴本立在《女科切要》中论述了痰湿阻滞是闭经的发病因素，"肥人经闭必是痰湿与脂膜壅塞之故"。

二、西医诊断

（一）病史采集

有月经初潮来迟及月经后期病史，或有反复刮宫史等妇科手术史、产后出血史、结核病史、使用避孕药史等。

（二）临床表现

女子年逾18岁无月经初潮，或已建立月经周期后，停经6个月以上，可伴有体格发育不良、肥胖、多毛、不孕、溢乳等，或有结核病相关症状。

（三）检查

1.妇科检查

注意内外生殖器官的发育情况，先天发育不良者，可见子宫体细小、畸形等。子宫体的过早萎缩，多见于下丘脑、垂体病变，或卵巢早衰。同时应注意第二性征发育情况及营养状况。

2.实验室检查

卵巢激素（E_2、P、T）、促性腺激素（FSH、LH）、催乳素（PRL）测定及甲状腺、肾上腺功能测定，对下丘脑–垂体–卵巢性腺轴功能失调性闭经的诊断有意义。

3.其他检查

行B超检查以了解内生殖器官及卵泡发育情况；基础体温测定、宫颈黏液结晶检查、阴道脱落细胞检查有助于卵巢性闭经的诊断；诊断性刮宫、子宫碘油造影、影像学检查、宫腔镜、腹腔镜检查等均可协助判断闭经的原因。对于生殖器官发育异常者必须行细胞遗传学检查，包括X、Y性染色质、染色体检查和分带染色分析，必要时应做家谱分析。

三、病因病机

（一）病因

1.禀赋不足

素体先天禀赋不足，精气未充，肝失濡养，肾气亏虚，精血匮乏，源竭流涸，冲任俱虚，月经停闭。

2.内伤劳损

多产、劳损、久病损精耗血，肝肾失养，精血不能充盈，下元血液无余，而致闭经；或久病伤及脾胃，中焦虚弱，气血生化乏源，气血虚弱，血海失盈，而致月经停闭；或久病失血，血海亏虚，不能充盈，而致闭经；或素体阴亏，痨瘵阴虚，血失所养，阴伤血燥，营阴不足，血海干涸，而致闭经；肥胖痰湿之体，或脾阳不运，湿聚成痰，痰湿阻滞，脂膜壅塞，冲任阻滞，而致闭经；或经期产时受寒湿，内伤生冷，寒湿凝滞瘀阻下焦，冲任阻滞，而致闭经。

3.情志不遂

七情失调，肝气郁结，气行不畅，日久导致气滞血瘀，冲任阻滞，胞脉阻隔，而致闭经。

（二）病机

本病发病机制有虚实两个方面。虚者多因精血不足，冲任不充，血海空虚，阴虚血燥，无血可下；实者多为邪气阻隔，冲任受阻，脉道不通，经血不得下行。常由肾虚、脾虚、血虚、阴虚血燥、气滞血瘀、寒凝血瘀、痰湿阻滞等导致。

1.肾虚

素体肾虚，或早婚多产，或房事不节伤肾，以致肾精亏损，精亏血少，冲任血虚，血海不能按时满盈，遂致月经停闭。

2.脾虚

脾胃素弱，或饮食劳倦，或忧思过度，损伤脾气，气血生化之源不足，冲任空虚，血海不能充盈，遂使月经停闭。

3.血虚

素体血虚，或数伤于血，或大病久病，营血耗损，冲任血少，以致血海空虚无血可下，遂使月经停闭。

4.阴虚血燥

素体阴虚，或失血伤阴，或久病耗血，或过食辛辣灼伤津血，或日久病深，精亏阴竭，以致血海干涸而成闭经。

5.气滞血瘀

素性抑郁，或七情所伤，肝气郁结不畅，气滞则血瘀，瘀阻冲任，胞脉不通，经血不得下行而致闭经。

6.寒凝血瘀

经产之时，血室正开，感受寒邪，或过食生冷，寒邪乘虚客于冲任，血为寒凝致瘀，瘀阻冲任，胞脉不通，遂使月经停闭。

7.痰湿阻滞

素体肥胖，痰湿内盛，或脾失健运，痰湿内生，痰湿下注，阻滞冲任，胞脉闭塞而经不行。

四、辨证论治

1.肾血虚证

症状：月经初潮来迟，或月经后期量少，渐至闭经，头晕耳鸣，腰酸腿软，小便频数，性欲淡漠，舌淡红，苔薄白，脉沉细。

治法：补肾益气，养血调经。

方药：大补元煎（《景岳全书》）加减。人参、山药、熟地黄黄、杜仲、山茱萸、枸杞子、炙甘草、丹参、牛膝。

加减：闭经日久、畏寒肢冷甚者，酌加菟丝子、肉桂、紫河车以温肾助阳调冲；夜尿频数者，酌加金樱子、覆盆子以温肾缩尿。

2.肾阴虚证

症状：月经初潮来迟，或月经后期量少，渐至闭经，头晕耳鸣，腰膝酸软，或足跟痛，手足心热，甚则潮热盗汗，心烦少寐，颧红唇赤，舌红，苔少或无苔，脉细数。

治法：滋肾益阴，养血调经。

方药：左归丸（《景岳全书》）加减。熟地黄黄、山药、枸杞子、山茱萸、川牛膝、菟丝子、鹿角胶、龟甲胶。

加减：潮热盗汗者，酌加青蒿、鳖甲、地骨皮以滋阴清热；心烦不寐者，加柏子仁、丹参、珍珠母以养心安神；阴虚肺燥、咳嗽咯血者，加沙参、白及、仙鹤草以养阴润肺止血。

3.肾阳虚证

症状：月经初潮来迟，或月经后期量少，渐至闭经，头晕耳鸣，腰痛如折，畏寒肢冷，小便清长，夜尿多，大便溏薄，面色晦暗，或目眶暗黑，舌淡，苔白，脉沉弱。

治法：温肾助阳，养血调经。

方药：十补丸（《济生方》）加减。附子、肉桂、熟地黄黄、山药、山茱萸、牡丹皮、茯苓、泽泻、五味子、鹿茸。

加减：闭经日久、畏寒肢冷甚者，加菟丝子、肉桂、紫河车以温肾助阳调冲；大便干者，加肉苁蓉。

4.脾虚证

症状：月经停闭数月，肢倦神疲，食欲不振，脘腹胀闷，大便溏薄，面色淡黄，舌淡胖有齿痕，苔白腻，脉缓弱。

治法：健脾益气，养血调经。

方药：参苓白术散（《太平惠民和剂局方》）加减。党参、茯苓、白术、扁豆、陈皮、山药、莲子肉、砂仁、薏苡仁。

加减：伴面色　白、心悸等血虚症状者，可酌加当归、黄芪。

5.血虚证

症状：月经停闭数月，头晕眼花，心悸怔忡，少寐多梦，皮肤不润，面色萎黄，舌淡，苔少，脉细。

治法：补血养血，活血调经。

方药：小营煎（《景岳全书》）加鸡内金、鸡血藤。当归、熟地黄黄、白芍、枸杞子、炙甘草。

加减：若血虚日久、渐至阴虚血枯经闭者，症见月经停闭，形体羸瘦，骨蒸潮热，或咳嗽唾血，两颧潮红，舌绛苔少，甚或无苔，脉细数。治宜滋肾养血，壮水制火。方用补肾地黄汤（《陈素庵妇科补解》）。

6.阴虚血燥证

症状：月经量少而至停闭，五心烦热，两颧潮红，盗汗，或骨蒸劳热，咳嗽唾血，舌红，苔少，脉细数。

治法：养阴清热，润燥调经。

方药：加减一阴煎（《景岳全书》）加减。生地黄黄、白芍、麦冬、丹参、熟地黄黄、牛膝、甘草、黄精、牡丹皮、炒香附。

加减：虚烦潮热甚者，加银柴胡、鳖甲、秦艽清虚热；咳嗽唾血者，加五味子、百合、川贝母、阿胶养阴润肺；虚烦少寐、心悸者，加柏子仁、酸枣仁、首乌藤宁心安神；如有结核病，应积极进行中西医结合抗结核治疗。

7.气滞血瘀证

症状：月经停闭数月，小腹胀痛拒按，精神抑郁，烦躁易怒，胸胁胀满，嗳气叹息，舌紫暗或有瘀点，脉沉弦或涩而有力。

治法：行气活血，祛瘀通经。

方药：膈下逐瘀汤（《医林改错》）加减。五灵脂、当归、川芎、桃仁、牡丹皮、赤芍、乌药、延胡索、甘草、香附、红花、枳壳。

加减：烦躁胁痛者，加柴胡、郁金、栀子以疏肝清热；口干、便结、脉数者，加黄柏、知母、大黄以清热泻火通便。若肝郁气逆，症见闭经溢乳，心烦易怒，腰酸乏力，舌红苔薄，脉弦弱。此乃精血不足，肝失条达，气逆而疏泄无常，冲任失调。治宜疏肝理气，养血填精，回乳通经。方用逍遥散酌加川楝子、炒麦芽、枸杞子、川牛膝。

8.寒凝血瘀证

症状：月经停闭数月，小腹冷痛拒按，得热则痛缓，形寒肢冷，面色青白，舌紫暗，苔白，脉沉紧。

治法：温经散寒，活血通经。

方药：温经汤（《金匮要略》）加减。吴茱萸、桂枝、当归、白芍、川芎、阿胶、麦冬、牡丹皮、人参、生姜、半夏、甘草。

加减：小腹冷痛者，加艾叶、小茴香、姜黄以温经暖宫止痛；四肢不温者，加制附子、补骨脂以温肾助阳。

9.痰湿阻滞证

症状：月经停闭数月，带下量多，色白质稠，形体肥胖，或面浮肢肿，神疲肢倦，头晕目眩，心悸气短，胸脘满闷，舌淡胖，苔白腻，脉滑。

治法：豁痰除湿，活血通经。

方药：丹溪治湿痰方（《丹溪心法》）加减。苦参、半夏、白术、陈皮。

加减：胸脘满闷者，加瓜蒌、枳壳以宽胸理气；肢体水肿明显者，加益母草、泽泻、泽兰以除湿化瘀；腰膝酸软者，加续断、菟丝子、杜仲补肾气、强腰膝。

五、西医治疗

（一）病因治疗

部分患者去除病因后可恢复月经，如神经精神应激起因的患者应进行精神心理疏导；低体重或因节制饮食消瘦致闭经者应调整饮食、加强营养；运动性闭经者应适当减少运动量及强度训练，对于下丘脑（颅咽管肿瘤）、垂体肿瘤（不包括分泌催乳素的肿瘤）及卵巢肿瘤应手术去除肿瘤；含Y染色体的高促性腺性闭经，其性腺具恶性潜能，应尽快行性腺切除术；因生殖道畸形经血引流障碍而引起的闭经，应手术矫正使经血流出畅通。

（二）雌激素替代和（或）孕激素治疗

对于青春期性幼稚及成年人低雌激素血症者，为维持健康，预防骨质疏松，都需要补充雌激素与雄激素，维持女性特征与生理功能，提高女性的生活质量。用药原则如下：

（1）对于青春期性幼稚患者，在身高尚未达到预期身高时，起始剂量应从小剂量开始，如17β-雌二醇或戊酸雌二醇0.5mg/d或结合雌激素0.3mg/d；在身高达到预期身高后，可增加剂量，如17β-雌二醇或戊酸雌二醇1~2mg/d或结合雌激素0.625~1.25mg/d促进性征进一步发育，待子宫发育后，可根据子宫内膜增殖程度定期加用孕激素或采用雌、孕激素序贯配方的制剂周期疗法。青春期女孩的周期疗法建议选用天然或接近天然的雌激素与孕激素，如地屈孕酮和微粒化黄体酮，有利于生殖轴功能的恢复。

（2）成年人低雌激素血症则先采用17β-雌二醇或戊酸雌二醇1~2mg/d或结合雌激素0.625mg/d以促进和维持全身健康和性征发育，待子宫发育后同样需根据子宫内膜增殖程度定期加用孕激素或采用雌、孕激素序贯配方的制剂周期疗法。有雄激素过多体征的患者可采用含抗雄激素作用的孕激素配方制剂。

（3）对有内源性雌激素水平的闭经患者则应定期采用孕激素，使子宫内膜定期撤退。

（三）针对疾病病理生理紊乱的内分泌治疗

根据闭经的病因及其病理生理机制，采用针对性内分泌药物治疗以纠正体内紊乱的激素水平，而达到治疗目的。如CAH患者应采用糖皮质激素长期治疗；对于有明显高雄激素体征的多囊卵巢综合征患者可采用雌孕激素联合的口服避孕药，合并胰岛素抵抗的多囊卵巢综合征患者可选用胰岛素增敏剂；上述治疗可使患者恢复月经，部分患者可恢复排卵。

（四）诱发排卵

对于WHO I 型闭经患者，即低Gn闭经患者，在采用雌激素治疗促进生殖器发育、子宫内膜已获得对雌孕激素的反应后，可采用人绝经后尿促性腺激素（hMG）联合人绒毛膜促性腺激素（hCG）促进卵泡发育及诱发排卵，由于可能导致卵巢过度刺激综合征（OHSS），严重者可危及生命，故使用促性腺素诱发排卵必须由有经验的医师在有B超和激素水平监测的条件下用药。

对于WHO II 型闭经患者，即不排卵的闭经患者，应设法诱导卵子发育成熟，出现月经。由于患者体内有一定内源性雌激素，可首选氯米芬作为促排卵药物。

对于WHO III 型闭经患者，即FSH升高的闭经患者，由于其卵巢功能衰竭，不建议采用促排卵药物治疗。

（五）辅助生育的治疗

希望生育的女性，除原发性卵巢性闭经无卵子者需采用辅助生育技术借卵生育，凡有卵子者均可用促排卵治疗，人工刺激卵子发育、排卵而受孕。

对于有生育要求，诱发排卵后未成功妊娠，或合并输卵管问题的闭经患者或男方因素不孕者可采用辅助生殖技术治疗。

第二节　多囊卵巢综合征

一、概述

（一）西医认识

多囊卵巢综合征（polycystic ovary syndrome，多囊卵巢综合征）是育龄期女性常见的一种内分泌紊乱综合征，以生殖功能障碍（临床表现为高雄激素血症、排卵障碍、多囊卵巢、促性腺激素异常等）和代谢异常（如胰岛素抵抗、高胰岛素血症、血糖升高、肥胖、脂质代谢紊乱等）为临床特征。临床可有月经稀发或闭经、肥胖、痤疮、多毛、黑棘皮、不孕等表现。多囊卵巢综合征患者常合并高胰岛素血症、血脂异常、肥胖等，远期并发症可有高血压、心脏病、子宫内膜癌等。该病于1935年被首次报道，有研究统计，近年总体发病率为5%~10%。

（二）中医认识

多囊卵巢综合征的病名在中医典籍中未有记载，其临床表现及预后可归属于中医学"月经后期""闭经""不孕""癥瘕"等范畴。结合中医典籍中对月经病及不孕症的相关记载，古代中医对本病病因病机的认识已比较成熟。《妇人规》曰："经候不调，病皆在肾经。"认识到月经病的病因病理关系到肾及冲任两脉。《傅青主女科》曰："经水出诸肾。"肾之阴阳充盛，是女子孕育的根本。肾虚不能化生精血为天癸，则冲不盛，任不通，诸经之血不能汇集冲任而下，血脉不盈则导致月经失调和不孕。朱丹溪强调饮食不节为本病发病的主要原因，《丹溪心法》曰："若是肥盛妇人，禀受甚厚，恣于酒食之人，经水不调，不能成胎。"《医确》曰："积久聚多，随脾胃之气以四讫，则流溢于肠胃之外，躯壳之中。经络为之壅塞，皮肉为之麻木，甚至结成窠囊牢不可破，其患固不一矣。"朱丹溪提出的"窠囊"即类似于多囊卵巢。平时饮食不当，恣食膏粱厚味，损伤脾胃则痰湿内生，阻碍气机，经脉气血流通受阻，冲任不调而使月经紊乱、失调，甚则闭经、不孕。此外，情志失调对本病的影响亦不可忽视，《医贯》云："七情内伤，郁而成痰。"若五志过极，长期郁怒，肝失疏泄，气机失调，血脉不畅则导致闭经、月经迟发。气滞血瘀日久容易导致症瘕，《女科经纶》说："瘕一二，曰血曰食，而不及痰饮，何也？盖痞气之中，未尝无饮。而血食之内，未尝无痰。"因此，血症形成之后日益加深，闭经亦日益顽固，形成月经稀发或不孕等症。这些说明五志过极，长期郁怒是引发本病的重要因素。又有《万氏妇人科》强调劳逸失调亦可致本病发生，"惟彼肥硕者，膏脂充满，元室之户不开，挟痰者痰涎壅滞，血海之波不流，故过期而经始行，或数月一行，及为浊，为带，为经闭，为无子之病"。提出若过度安逸，形体肥胖，则气滞痰聚，阻遏冲任，血海难蓄，月经失调，难以成孕。说明劳逸失调与多囊卵巢综合征的发病有一定关系。

二、西医诊断

2003年欧洲人类生殖和胚胎学会与美国生殖医学学会的专家召开多囊卵巢综合征国际协作组专家会议制定了多囊卵巢综合征的国际诊断标准，具体如下。

（1）稀发排卵或无排卵。

（2）高雄激素的临床和（或）生物化学征象，临床表现为痤疮、多毛，血清总睾酮、游离睾酮高于正常值。

（3）多囊卵巢（PCO）超声提示卵巢体积≥10mL，和（或）同一个切面上直径2~9mm的卵泡数≥12个。

排除其他高雄激素病因，如先天性肾上腺皮质增生、柯兴氏综合征、分泌雄激素的肿瘤等，以及其他引起排卵障碍的疾病，如高泌乳素血症、卵巢早衰和垂体或下丘脑性闭经、甲状腺功能异常等。强调"排除其他病因"为多囊卵巢综合征诊断标准的一项内容。

我国根据具体国情制定了以下三种诊断标准。

（1）疑似多囊卵巢综合征。月经稀发或闭经或不规则子宫出血是诊断的必需条件。另外，再符合下面两项中的一项即可。

①高雄激素的临床表现或高雄激素血症。

②超声表现为PCO。

（2）确诊多囊卵巢综合征。具备上述疑似多囊卵巢综合征诊断条件后还必须逐一排除其他可能引起高雄激素和排卵异常的疾病才能确定诊断。

（3）排除疾病。迟发性先天性肾上腺皮质增生、柯兴氏综合征、低促性腺激素或低性腺激素性闭经、卵巢或肾上腺分泌雄激素肿瘤、甲状腺功能异常、高催乳素血症。

在疑似或确诊多囊卵巢综合征后，还要做一个临床分型，临床分型的中心思想是判断有无代谢的异常。多囊卵巢综合征诊断分型可以分为两类：一类为经典的多囊卵巢综合征患者，月经异常和高雄激素，有或无PCO，代谢障碍表现较重；另一类是无高雄激素多囊卵巢综合征，只有月经异常和PCO，代谢障碍表现较轻。

三、病因病机

（一）病因

中医认为女性的生理功能主要表现在经、孕、产、乳上，而月经的来潮和受孕都与"肾"的关系密切，本病发病原因大致可总结为以下几个方面。

1.饮食失节

长期过食肥甘、醇酒厚味，损伤脾胃，可致脾胃运化失司，痰湿内蕴，气机不畅，经脉受阻而致月经不调，渐致闭经，或痰湿积聚，脂膜壅塞，体肥多毛，或卵巢增大，包膜增厚。《丹溪心法》曰："若是肥盛妇人，禀受甚浓，恣于酒食之人，经水不调，不能成胎。"说明饮食不节、痰湿内生是导致"痰夹瘀血，逆成窠囊"的主要原因。

2.禀赋不足

先天禀赋不足，五脏虚弱，特别是肾脏亏虚，气血失调，是本病的重要内在因素。肾气盛，天癸至，任通冲盛对月经的来潮有重要作用，且肾主生殖而藏精，为天癸之源、冲任之本，月经的产生与调节皆以肾为主导。正如《医学正传》曰："月经全借肾水施化，肾水既乏，则经血日以干涸，以致或先或后，淋漓无时。若不早治，渐而至于闭塞不通。"所以，多囊卵巢综合征表现为月经失调或闭止，与肾的功能失调、气血紊乱导致痰瘀作祟有关。

3.情志不遂

《医贯》云"七情内伤，郁而成痰"。若五志过极，长期郁怒，肝失疏泄，则气机郁结，气滞则血行不畅，血脉不通，痰湿凝聚，冲任受阻。气滞血瘀日久容易导致癥瘕，癥瘕形成之后日益加深，闭经亦日益顽固，形成月经稀发或不孕等症。若气郁化火，热扰冲任，月经不调，则可见烦躁口渴、痤疮、多毛等现象。

4.劳逸失调

劳则气耗，逸则气滞，体劳伤脾，房劳伤肾。若房事不节，劳欲太过，则肾精亏损，冲任不固，月经失调，难以成孕。若过度安逸，形体肥胖，则气滞痰聚，阻遏冲任，血海难蓄。

（二）病机

中医对多囊卵巢综合征病因病机的认识主要在虚、痰、瘀三个方面。目前一般认为本病内因主要是肾、肝、脾三脏功能失常，外因有痰、湿、瘀血等病理产物侵袭。两者互为因果作用于机体，使肾-天癸-冲任-胞宫轴功能紊乱而致病，故临床以虚实夹杂证多见。

《素问·上古天真论》言："女子七岁，肾气盛，齿更发长，二七而天癸至，任脉通，太冲脉盛，月事以时下，故有子。"即说明女性发育到一定年龄，在肾气旺盛的情况下，体内"天癸"这一物质方能发挥作用，"天癸"的出现，促使女性月经初潮、周期建立、出现排卵而可以妊娠。可见，只有"肾气盛"，肾的阴阳平衡协调，女性的生理功能才能正常。多囊卵巢综合征在临床正是表现为月经稀发、闭经、不孕、肥胖、多毛等一系列内分泌失调而导致的女性生理功能异常表现，故而肾虚是本病发生的主要机制。又由于后天失于调摄，饮食不节，情志不调，劳逸过度，产生瘀血、痰湿等病理产物，阻于胞宫，发为本病。本病的特点是热证多、寒证少，实证多、虚证少，且常有多种兼夹证，病情复杂，容易反复。辨证主要依据临床症状、体征与舌脉。

四、辨证论治

（一）肾虚痰湿证

症状：月经后期，量少，甚或闭经，不孕，带下量多，或带下甚少，形体肥胖，腰膝酸软，头晕耳鸣，乏力畏寒，胸脘痞闷，大便溏薄，舌质淡，苔白腻，脉沉滑。

治法：补肾调经，化痰除湿。

方药：补肾化痰汤（《中医临床妇科学》）加减。炒当归、赤芍、白芍、怀山药、山茱萸、熟地黄、牡丹皮、茯苓、续断、菟丝子、郁金、贝母、陈皮、制苍术。

加减：胸闷脘痞、痰涎量多者，加半夏、陈皮、橘红；月经来潮量甚少者，加泽兰、丹参、川牛膝；水肿纳差、大便溏泄者，加炒白术、砂仁、炮姜。

（二）肝郁血瘀证

症状：月经后期，量少，色暗，有血块，经行时腹痛，甚或闭经。精神抑郁，烦躁易怒，善太息，胁肋胀痛，乳房胀痛，舌质紫暗，有瘀斑瘀点，脉沉弦或沉涩。

治法：疏肝理气，活血化瘀。

方药：逍遥散（《太平惠民和剂局方》）合膈下逐瘀汤（《医林改错》）加减。柴胡、黄芩、白芍、当归、白术、茯苓、川芎、赤芍、牡丹皮、桃仁、红花、枳壳、延胡索、五灵脂、制香附、薄荷、炙甘草。

加减：闭经者，加牛膝、卷柏、泽兰；小腹冷痛，四肢不温者，加肉桂、巴戟天、石楠叶；胸胁满痛者，加郁金、王不留行。

（三）脾虚痰湿证

症状：月经后期，量少，甚则停闭，带下量多，婚久不孕，形体肥胖，多毛，喉中痰多，四肢倦怠，身重乏力，大便溏薄，舌体胖大，色淡，苔白腻，脉沉滑。

治法：健脾化痰，除湿通络。

方药：苍附导痰丸（《万氏妇人科》）加减。苍术、香附、胆南星、枳壳、制半夏、陈皮、茯苓、甘草。

加减：顽痰闭塞、月经不行者，加浙贝母、海藻、石菖蒲；痰湿已化、血滞不行者，加川芎、当归、白僵蚕；胸膈满闷加广郁金、瓜蒌皮。

（四）肝经湿热证

症状：月经稀发，量少，甚则经闭不行，或月经紊乱，崩中漏下，毛发浓密，痤疮多发，经前乳房胀痛，大便黏腻，小便黄赤，带下量多，色黄质稠，阴痒，舌红苔黄腻，脉滑数。

治法：清热利湿，疏肝调经。

方药：丹栀逍遥散（《女科撮要》）合龙胆泻肝汤（《医宗金鉴》）加减。柴胡、牡丹皮、山栀子、黄芩、当归、白芍、白术、茯苓、炙甘草、龙胆草、通草、车前草。

加减：大便秘结者，加大黄；溢乳加炒麦芽、炒谷芽；胸胁满痛者，加郁金、王不留行；月经不行者，加生山楂、牡丹皮、丹参。

五、西医治疗

（一）调整生活方式

对于肥胖型多囊卵巢综合征患者，应控制饮食、增加运动，以降低体重、缩小腰围，可增加胰岛素敏感性，降低胰岛素、睾酮水平，从而恢复排卵及生育功能。

（二）药物治疗

1.调节月经周期

定期合理应用药物，对控制月经周期非常重要。

（1）口服避孕药：为雌孕激素联合周期疗法，孕激素通过负反馈抑制垂体LH异常高分泌，减少卵巢产生雄激素，并可直接作用于子宫内膜，抑制子宫内膜过度增生和调节月经周期。雌激素可促进肝脏产生性激素结合球蛋白，减少游离睾酮。常用口服短效避孕药，周期性服用，疗程一般为3~6个月，可重复使用，能有效抑制毛发生长和治疗痤疮。

（2）孕激素后半周期疗法：可调节月经并保护子宫内膜，对LH过高分泌同样有抑制作用，也可达到恢复排卵效果。

2.降低血雄激素水平

（1）糖皮质激素：适用于多囊卵巢综合征的雄激素过多为肾上腺来源或肾上腺和卵巢混合来源者。常用药物为地塞米松，每晚0.25mg口服，能有效抑制脱氢表雄酮硫酸盐浓度。剂量不宜超过每日0.5mg，以免过度抑制垂体-肾上腺轴功能。

（2）环丙孕酮：17-羟孕酮类衍生物，具有很强的抗雄激素作用，能抑制垂体促性腺激素的分泌，使体内睾酮水平降低。与炔雌醇组成口服避孕药，对降低高雄激素血症和治疗高雄激素体征有效。

（3）螺内酯：醛固酮受体的竞争性抑制剂，抗雄激素机制是抑制卵巢和肾上腺合成雄激素，增强雄激素分解，并有在毛囊竞争雄激素受体作用。剂量为每日40~200mg，治疗多毛需用药6~9个月。出现月经不规则，可与口服避孕药联合应用。

3.改善胰岛素抵抗

对于肥胖或有胰岛素抵抗患者常用胰岛素增敏剂。二甲双胍可抑制肝脏合成葡萄糖，增加外周组织对胰岛素的敏感性。通过降低血胰岛素水平达到纠正患者高雄激素状态，改善卵巢排卵功能，提高促排卵治疗的效果。常用剂量为每次口服500mg，每日2~3次。

4.诱发排卵

对有生育要求者，在生活方式调整、抗雄激素和改善胰岛素抵抗等基础治疗后，再进行促排卵治疗。氯米芬为传统一线促排卵药物，氯米芬抵抗患者可给予来曲唑或二线促排卵药物（如促性腺激素）等。诱发排卵时易发生卵巢过度刺激综合征，需严密监测，加强预防措施。

（三）手术治疗

1.腹腔镜下卵巢打孔术

对LH和游离睾酮升高者效果较好。腹腔镜下卵巢打孔术的促排卵机制为破坏产生雄激素的卵巢间质，间接调节垂体-卵巢轴，使血清LH及睾酮水平下降，增加妊娠机会，并可能降低流产的风险。在腹腔镜下对多囊卵巢应用电针或激光打孔，每侧卵巢打孔以4个为宜，并且注意打孔深度和避开卵巢门，可获得90%的排卵率和70%的妊娠率。腹腔镜下卵巢打孔术可能出现的问题有治疗无效、盆腔粘连及卵巢功能低下。

2.卵巢楔形切除术

将双侧卵巢各楔形切除1/3可降低雄激素水平，减轻多毛症状，提高妊娠率。术后卵巢周围粘连发生率较高，临床已不常用。

第三节　围绝经期综合征

一、概述

（一）西医认识

围绝经期综合征（menopausal syndrome，MPS）是指女性在绝经前后由于卵巢功能减退，雌激素水平下降，垂体功能亢进，促性腺激素分泌过多，引起自主神经功能紊乱，从而出现一系列不同程度的躯体及精神心理症状的综合征。对于手术切除双侧卵巢、放射治疗及某些内分泌代谢病丧失卵巢功能而出现围绝经期综合征表现者，可参照本病治疗。

女性月经紊乱或绝经多在49岁左右，亦有于40岁前即出现围绝经期综合征者，即卵巢早衰或卵巢储备功能低下，临床应当引起注意。

围绝经期综合征对患者的躯体、精神都有较大的影响，甚至能引起情绪障碍如悲伤、抑郁、社交障碍和睡眠障碍等，严重影响患者的生存质量。据世界卫生组织统计，女性发生自然绝经的年龄通常在45～55岁。我国目前约有1.3亿围绝经期女性，预计到2030年将达2.8亿，全球将增长到12亿，而其中超过90%的女性会出现与绝经相关的症状，包括围绝经期综合征。因此，迫切需要加强对该病的研究。

（二）中医认识

历代中医古籍中均无"围绝经期综合征"的病名，在古代对于女性在绝经前后出现的诸类症状，将其归为"脏躁""百合病"等范畴进行辨证论治。《金匮要略浅注》曰："妇人脏燥，脏属阴，阴虚而火乘之，则为燥。不必拘于何脏，而既已成燥，则病证皆同。但见其悲伤欲哭，象如神灵所作，现出心病，又见其数欠喜伸，现出肾病，所以然者，五志生火，动必关心，阴脏既伤，穷必及肾是也。"《金匮要略·百合狐惑阴阳毒病脉证并治》言："百合病者，百脉一宗，悉致其病也。意欲食复不能食，常默然，欲卧不能卧，欲行不能行；饮食或有美时，或有不用闻食臭时，如寒无寒，如热无热，口苦，小便赤，诸药不能治，得药则剧吐利，如有神灵者，身形如和，其脉微微。"其病邪少虚多实，属阴虚内热之证，病久及肾，而见肾阴阳失调之候。

直至1964年，著名中医妇科专家卓雨农教授根据历代医籍有关记载，结合临床实践，提出"绝经前后诸症"这一病名，并纳入《中医妇科学》教材。

二、西医诊断

（1）女性于绝经前后，同时出现以下3组症状。

①典型的血管舒缩功能不稳定症状，如潮热、汗出、胸闷、心悸等。

②精神神经症状，如抑郁、焦虑、烦躁、易激动等。

③泌尿生殖道萎缩症状，如阴道干、有烧灼感、性交痛、尿频尿急、反复尿路感染等。

（2）血FSH升高或正常，E_2水平可升高、降低或正常。

三、病因病机

绝经前后诸症的发生与经断前后的生理特点有密切关系。妇人绝经前后多为"七七之龄"，肾气渐衰，天癸将竭，冲任二脉气血也随之衰少。此时期如素体脏腑阴阳偏盛偏衰，素性抑郁，或家庭、工作、社会等环境急剧变化，或宿有痼疾，或身体突发某种疾病，均易导致肾阴阳失调而发病。

（一）病因

1.肾阴亏虚

女子七七，肾气虚衰，则天癸竭矣。《素问·上古天真论》云："七七任脉虚，太冲脉衰少，天癸竭，地道不通，故形坏而无子也。"经断前后，天癸渐竭，精亏血少，真阴不足，若素体阴虚，或多产房劳数伤于血，或忧愁思虑，营阴暗耗，或失血久病耗伤营血，或过服温燥劫阴之品均可导致肾阴亏虚。阴虚内热，阳失潜藏，阴亏不能上济心火，心肾不交，阴虚水不涵木及阴虚血燥，肌肤失濡等均可导致绝经前后诸症的发生。

2.肾阳亏虚

《千金要方·消渴消中门》云"凡人生放恣者众，盛壮之时，不自慎惜，快情纵欲，极意房中，渐至年长，肾气虚竭……皆由房事不节所致也"。经断前后，肾气渐衰，若素体阳虚，或早婚房劳多（流）产损伤肾气，或过用寒凉，均可重伤肾气，致使肾阳衰惫。肾阳亏虚，脏腑经脉失于温养，则可导致绝经前后诸症发生。

3.肾阴阳两虚

肾为水火之宅，藏元阴而寓元阳，水火既济，则阴阳调和而不病。经断前后，肾气渐衰，肾精渐亏，水火失济，阴阳不调致使肾阴阳两虚，亦可导致绝经前后诸症发生。

（二）病机

肾阴阳失调为绝经前后诸症发病的基础。"肾为先天之本""五脏相移，穷必及肾"，故肾阴阳失调，每易波及其他脏腑，而其他脏腑病变，久则必然累及于肾。是故肾阴亏虚，阴虚内热，阳失潜藏，阴亏不能上济心火，心肾不交，阴虚水不涵木及阴虚血燥，肌肤失濡，肾阳亏虚，脏腑经脉失于温养，水火失济，阴阳不调均可导致绝经前后诸症发生。

综上所述，绝经前后诸症之病态常见肾虚之象，初病多为肾阴虚或肾阳虚，病久可见肾阴阳两虚，病至后期，累及肝脾，又可兼郁、夹湿等。病性初起为虚，久则虚实夹杂。病靶在肾，常累及肝脾等。病势进展方面，病虽起于肾，但病久常累及肝脾等，致使本病证候复杂，出现肝郁血虚、脾虚湿蕴等变化，而呈现多脏腑病变的趋势。

四、辨证论治

（一）肾阴亏虚证

症状：绝经前后，月经紊乱，月经提前，量少或量多，或崩或漏，头晕耳鸣，腰膝疼痛，烘热汗出，烦躁易怒，口干便结，舌红少苔，脉细数。

治法：养阴益肾潜阳。

方药：左归丸（《景岳全书》）合二至丸（《摄生众妙方》）加减。熟地黄黄、山药、枸杞子、山茱萸、川牛膝、菟丝子、鹿角胶、龟甲胶、女贞子、墨旱莲。

加减：潮热汗出、阴虚内热者，可用知柏地黄丸加地骨皮、秦艽、浮小麦；头晕耳鸣、肝肾阴虚者，加天麻、钩藤、黄精；心烦不宁、失眠健忘、心肾不交者，加天王补心丹或交泰丸；大便秘结者，加炒决明子、肉苁蓉、生何首乌。

（二）肾阳亏虚证

症状：绝经前后，月经过多或闭经，头晕耳鸣，腰膝疼痛，形寒肢冷，面浮肢肿，小便清长，质淡暗，或胖嫩边有齿痕，苔薄白，脉沉细弱。

治法：温肾固阳滋阴。

方药：右归丸（《景岳全书》）加减。熟地黄黄、山药、山茱萸、枸杞子、鹿角胶、菟丝子、杜仲、当归、肉桂、制附子。

加减：月经量多或崩中漏下者，加赤石脂、补骨脂、益母草、三七粉；畏寒肢冷者，加淫羊藿、巴戟天；水肿便溏、脾肾阳虚者，加茯苓、泽泻、肉豆蔻；尿频甚或尿失禁明显者，加覆盆子、黄芪、益智仁。

（三）肾阴阳两虚证

症状：绝经前后，月经或多或少，乍寒乍热，头晕耳鸣，健忘，烘热汗出、腰背冷痛，舌淡苔薄，脉沉弱。

治法：滋阴温阳固肾。

方药：二仙汤（《中医方剂临床手册》）合二至丸（《摄生众妙方》）加减。仙茅、淫羊藿、巴戟天、当归、黄柏、知母、女贞子、墨旱莲。

加减：腰背冷痛者，加桑寄生、杜仲、川续断；便溏者，加茯苓、炒白术；月经紊乱、量少淋漓、色紫黑有块，或量多如冲、舌质紫暗、脉弦涩者，加桃仁、红花、赤芍；小腹胀满、胸闷叹息者，加香附、郁金、广木香。

（四）肝郁血虚证

症状：绝经前后，月经量少或停经，心烦抑郁，善太息，常悲伤欲哭、潮热汗出，心悸、头胀头痛，胸胁胀痛，舌淡红苔薄白，脉弦。

治法：疏肝养血。

方药：逍遥散（《太平惠民和剂局方》）合补肝汤（《医学六要》）加减。当归、白芍、柴胡、茯苓、白术、炙甘草、生姜、薄荷、熟地黄黄、川芎、木瓜、酸枣仁。

加减：情绪抑郁，乳房胀痛，气郁重者，加郁金、香附、合欢花；面红目赤、心烦易怒、肝阳上亢者，改用龙胆泻肝汤合二至丸；面色少华、爪甲色淡、血虚较重者，加阿胶、大枣。

（五）脾虚湿蕴证

症状：经期延迟，或月经偏多，潮热汗出频作，形体肥胖，头晕目眩，胸脘痞满，痰多，时呕，舌淡胖苔白腻，脉滑。

治法：健脾化湿。

方药：二陈汤（《太平惠民和剂局方》）合半夏泻心汤（《伤寒论》）加减。半夏、陈皮、茯苓、炙甘草、干姜、黄连、大枣、黄芩、人参。

加减：呕恶、痞满甚者，加枳实、竹茹；气短乏力、脾虚甚者，加黄芪、党参、山药；潮热汗出、腰背疼痛、便溏、脾肾两虚者，用左归丸。

五、西医治疗

（一）一般治疗

围绝经期综合征可因精神、神经不稳定而加剧，故应先进行心理治疗，甚至必要时选用适量的镇静剂以利睡眠，如夜晚口服阿普唑仑（佳静安定）1mg，和调节自主神经功能的谷维素，每天30～60mg。

（二）雌激素和孕激素替代治疗

该法适用于因雌激素缺乏引起的老年性阴道炎、泌尿道感染、精神神经症状及骨质疏松的变化。治疗时，以剂量个体化、取最小有效量为佳，如大剂量单用雌激素5年，增加子宫内膜癌的发病率，但小剂量雌激素配伍孕激素，则能降低子宫内膜癌的发生。若有严重肝胆疾病、深静脉血栓性疾病和雌激素依赖性肿瘤的患者禁用。

1.常用雌激素制剂

尼尔雌醇每次1～2mg，半月1次；或戊酸雌二醇每天1～4mg；或利维爱每天1.25～2.5mg；或炔雌醇每天5～25mg，以上各药均为口服给药。近年来流行经皮给药，皮肤贴剂，每天释放E_2 0.05～0.1mg，每周更换1～2次；或爱斯妥霜剂，每天涂腹部2.5mg；皮下埋植E_2胶丸25～100mg，半年1次；结合雌激素、戊酸雌二醇、己烯雌酚均可阴道给药。

2.配伍孕激素

有子宫的女性必须配伍孕激素，以减少子宫内膜癌的发病危险。常用安宫黄体酮：服用尼尔雌醇时，每3～6个月加服安宫黄体酮7～10天，每天6～10mg。配伍方案有以下三种。

（1）周期序贯治疗：每月服雌激素23～26天，在第11～14天起加用孕激素，共10～14天，两者同时停药1周，再开始下一周期的治疗。

（2）连续序贯治疗：连续每天服雌激素不停，每月周期性加用孕激素14天。

（3）连续联合治疗：每天同时服雌激素和孕激素连续不断，安宫黄体酮每天2～2.5mg。

3.单纯孕激素

有雌激素禁忌证的患者可单独用孕激素。已证实孕激素可缓解血管舒缩症状，延缓骨质丢失，若采用醋酸甲孕酮150mg肌内注射，可减轻潮热出汗，能维持2～3个月。

第十一章　风湿疾病

第一节　类风湿关节炎

一、概述

类风湿关节炎（Rheumatoid Arthritis，RA）是一种以对称性多关节炎为主要临床表现的自身免疫性疾病，以关节滑膜慢性炎症、关节的进行性破坏为特征。目前发病原因不明，可能与遗传、免疫、感染、环境等因素有关，该病属于中医风湿病（痹证、痹病）范畴，中医诊断为"尪痹"。

RA几乎见于世界所有的地区和各种族；目前患者数约占世界总人口的1.0%，中国的发病率为0.28%~0.4%。RA可以发生于任何年龄，女性高发年龄为45~54岁，男性随年龄增加而发病率上升，男女罹患本病的比例约为1：3。

二、病因病机

本病属中医痹病范畴，其中医病机为先天禀赋不足，肝肾精亏，营卫俱虚，复因感受风寒湿热之邪，导致气血凝滞不通、痹阻脉络，造成局部甚或全身关节肿痛。本病以肝肾脾虚为本，湿滞、痰凝为标，湿热瘀血夹杂既是类风湿关节炎的主要发病因素，又可作为主要病理机制，也是类风湿关节炎的基本特征。风寒湿邪可诱发或加重病情。若病程日久，伤气耗血、损及肝肾，痰瘀交结，形成正虚邪恋，本虚标实，虚实夹杂，而证候错综复杂。

类风湿关节炎肿胀是由风、寒、湿、热、痰、瘀等邪气阻于关节所致，或因外感风、寒、湿、热之邪，或因"内生五邪"，或因疾病过程中产生"痰瘀"，成为继发的病因，如无内外诸邪侵袭关节，便不会出现关节的肿胀。正气亏虚是类风湿关节炎发生的原因之一，但这是正气亏虚，因虚致实，形成虚实夹杂所致。正虚可以生湿、生痰、生寒、生瘀、生热，如脾虚生湿生痰，湿热内生；气虚推动无力而致血瘀；肾阳亏虚，虚寒内生，水湿不化，寒湿凝滞等。只有在正气亏虚，痰湿血瘀寒凝形成之后，其邪气流注关节才会出现关节肿胀，这些内生之邪如没有流注到关节，也不会出现关节肿胀。由此可见，邪气阻于关节是类风湿关节炎发生肿胀的基本原因。

"通则不痛，不通则痛"，类风湿关节炎所表现的关节疼痛、晨僵均为邪阻于关节，经络痹阻，气血不畅所致。疾病晚期的关节破坏、关节屈伸不利，甚至僵直、畸形是由于邪气长期对筋骨关节的侵蚀所致。综上所述，类风湿关节炎的主要临床表现关节肿胀、疼痛、晨僵，以及疾病晚期的关节破坏、关节屈伸不利，甚至僵直、畸形，均为邪气痹阻所致，邪气痹阻是类风湿关节炎发病的主要病机。

三、西医诊断

RA是以关节滑膜炎为主要病理变化的全身性慢性自身免疫性疾病，临床主要特点为关节肿胀、疼痛、晨僵，晚期关节破坏，关节僵直、畸形，甚至关节功能丧失而致残，并可累及全身多个系统。

（一）临床表现

RA是一种以关节病变为主要表现的疾病，诊断时应以关节症状和体征为主要依据，结合实验室检查，并除外其他疾病。典型病例的临床表现为30岁以上患者，女性多见，常以手和足部的小关节（掌指关节和指间关节最多见）、腕关节的肿胀和疼痛为首发症状，可逐渐发展至中、大关节受累。最开始的关节炎可能不完全对称，但随着病情进展，这种对称性越来越明显。RA患者的关节疼痛通常在休息后可有所缓解，可伴有晨僵，通常可达1h以上。有研究显示，晨僵时间超过30min，对早期RA的诊断敏感性更高。随着病情进展，由于骨侵蚀和破坏，以及肌腱和韧带的炎症，造成关节脱位或畸形，产生严重的功能障碍。

（二）体格检查

早期患者可表现为受累关节肿胀、积液，可伴有低热；中晚期关节可有明显特征性改变，如掌指关节尺侧偏斜、天鹅颈和纽扣花样畸形等。部分患者由于其他系统受累可出现相应体征。

（三）实验室检查

临床怀疑RA患者通常需要进行以下检查以明确诊断。

1.血常规

病情活动时常有轻度贫血和血小板升高，白细胞分类通常不高。

2.尿常规

通常无异常。

3.红细胞沉降率（ESR）和C-反应蛋白（CRP）

ESR和CRP升高常提示疾病活动，但要注意这些非特异的炎性指标在感染、肿瘤和其他自身免疫病时均可能升高。

4.生化

肝肾功能和尿酸通常正常。此项化验的目的是除外其他疾病，同时在RA用药前常规需要了解患者的肝肾功能是否正常。

5.类风湿因子（Rheumatoid factor，RF）

RF是抗人IgG Fc段的抗体，常见的有IgG、IgA和IgM型。RA中70%～80%患者阳性，其中IgM型最常见，通常以五聚体形式存在。RF滴度越高，患者出现关节外病变和重症RA的可能性越大，但RF并非RA的特异性指标，在系统性红斑狼疮、干燥综合征等其他自身免疫病或某些感染情况下可出现阳性，在正常人群中也有5%～10%的阳性率，但一般滴度较低。

6.抗环瓜氨酸多肽抗体（Anti-citrullinated peptidesa antibodies，ACPA）

最早发现的抗角蛋白抗体（AKA）、抗核周因子（APF）等抗体因识别含有瓜氨酸残基的丝聚蛋白原片段而得名。而后研究人员发现人工合成的环形瓜氨酸多肽结构的抗原较线性抗原具有更高的敏感性和特异性，因此目前临床检测最广泛的是抗环状瓜氨酸多肽（CCP）抗体。据报道，抗CCP抗体在RA中的敏感性最高可达80%～90%，特异性更是高达90%以上，因此对RA的诊断具有很高的价值。在此后的研究中还发现了抗瓜氨酸化波形蛋白抗体（抗MCV）、抗瓜氨酸化的纤维蛋白原抗体（抗ACF）等一系列抗瓜氨酸化蛋白抗体，统称ACPA。目前，发现ACPA可在RA发病前数年出现，是早期诊断RA的良好标志物；同时，ACPA有助于预测影像学进展情况，抗体阳性者的进展率显著快于阴性者。

7.其他自身抗体

通常诊断RA前需要行ANA和ENA抗体检测，目的是排除以关节炎为主要表现的其他风湿性疾病。

8.免疫球蛋白和补体

一般表现为多克隆免疫球蛋白升高，补体正常甚至升高。

9.关节液检查

对于临床可疑病例，必要时需留取关节液，排除感染性关节炎和晶体性关节炎等。

四、辨证论治

（一）风湿痹阻

症状：关节疼痛、肿胀，游走不定，时发时止，恶风，或汗出，头痛，肢体沉重。舌质淡红，苔薄白，脉滑或浮。

辨证要点：多见于RA病程的早期，好发于春、秋季节更替之时及冬季，多由外感风湿之邪，或汗出当风，或冒风淋雨涉水，加之素体虚弱，或饮食起居失宜，痹阻关节、肌肉而致。病位较浅，多在肌表经络之间。湿邪侵袭关节可见关节肿胀、肢体沉重。

治法：祛风除湿，通络止痛。

方药：羌活胜湿汤（《内外伤辨惑论》）或蠲痹汤（《医学心悟》）或大秦艽汤（《素问病机气宜保命集》）。

加减：关节肿者，加薏苡仁、防己、萆薢以利湿；痛剧者，加制附片、细辛以通阳散寒；痛以肩肘等上肢关节为主者，可选加片姜黄；痛以膝踝等下肢关节为主者，选加牛膝。

中成药：复方夏天无片、疏风活络片、木瓜丸、祛风止痛片、骨龙胶囊等。

（二）寒湿痹阻

症状：关节冷痛，触之不温，皮色不红，疼痛遇寒加重，得热痛减；关节拘急，屈伸不利，肢冷，或畏寒喜暖；口淡不渴；舌脉：舌体胖大，舌质淡，苔白或腻，脉弦或紧。

辨证要点：寒湿痹阻多见于疾病活动期，多为素体阳气亏虚之人，感受风寒湿之邪，风寒湿入侵机体，导致气血壅滞不通，痹阻经络。寒邪盛者则出现关节冷痛，触之不温，皮色不红；寒邪收引凝滞，故关节拘急，遇寒则疼痛甚；寒与湿均为阴邪，阻滞经脉气血，故可见关节屈伸不利；阴盛则阳病，寒湿之邪一方面痹阻经络，导致阳气不达四末；另一方面寒湿之邪易伤阳气，故可见肢体发冷，畏寒喜暖；寒湿之邪，尚未化热，未伤及阴液，故口淡不渴；舌体胖大，舌质淡，苔白或腻，脉弦或紧亦为寒湿痹阻具体表现。临床辨证以关节冷痛，遇寒加重，舌淡，舌体胖大，苔白或腻，脉弦或紧为要点。

治法：温经散寒，祛湿通络。

方药：乌头汤、桂枝芍药知母汤、麻黄附子细辛汤加减。

加减：关节冷痛明显者，以寒邪偏盛，可酌情加制川乌、细辛、白芷等药以散寒化湿通络；关节拘急、屈伸不利者，可加伸筋草、木瓜等以化湿舒筋通络；如湿邪明显、关节肿胀重着而不热者，加强健脾化湿药物，如炒薏米、苍术、茯苓，菝葜等；寒湿日久兼有阳气不足者，可加温补肾阳药物，可加淫羊藿、五加皮、制附片、肉桂等药物；寒湿日久、郁而化热者，可酌情加用桂枝、赤芍、知母、忍冬藤等药以清热化湿。

中成药：寒湿痹颗粒（片），每次5g，每日3次；盘龙七片，3片，每日3次；风湿骨痛丸，每次10~15粒，每日2次；通痹片，每次2片，每日2次；复方雪莲胶囊，每次2粒，每日2次。

（三）湿热痹阻

症状：关节肌肉局部肿痛、重着，触之灼热或有热感，口渴不欲饮，烦闷不安，或有热，舌质红、苔黄腻，脉濡数或滑数。

辨证要点：此证型亦称风湿热痹证、热毒痹阻证，多见于疾病活动期，来势急、病情重，多为风寒湿入侵机体，郁久化热，或直接感受湿热（毒）之邪导致气血壅滞不通，痹阻脉络所致。

治法：清热除湿，宣痹通络。

方药：四妙丸合宣痹汤加减。证属湿热痹阻，兼见关节窜痛，风邪盛者，可用当归拈痛汤。

加减：湿热证可分为湿重热轻、热重湿轻、湿热并重等证型，证型不同，立方选药有别。症见发热重或关节触热明显，可以说热重于湿；发热轻，而湿象明显的，如关节肿胀明显而自觉发热或触热不重者，同时伴有身重、苔腻、胸脘痞闷等，可以说是湿重于热。

湿重于热，症见：关节肿胀明显而自觉关节发热或触热不重，全身症状为无身热或身热不扬，头重肢困，胸闷脘痞，胃纳呆、腹胀肠鸣，甚或恶心呕吐，口淡不渴或口渴不欲饮，小便微黄，大便稀溏，舌质淡红，舌苔白厚腻，脉濡缓或濡滑。治法注重淡渗利湿，佐以清热。可在宣痹汤基础上，合用三仁汤或茵陈五苓散加减。具体用药方面，关节肿甚者，加土茯苓15g、猪苓15g以化湿消肿。

热重于湿，症见：发热重、患者自觉关节局部发热，或关节触热明显，全身症状见发热，汗出，口渴欲饮，恶心呕吐，纳呆，两胁胀痛，身重头昏，心烦心悸，或胸闷气促，脘痞腹胀，小便短赤，大便干结，舌质红，舌苔黄厚腻，脉滑数。治法以清热解毒为主，佐以祛湿化浊。用方在宣痹汤基础上，可加用白虎汤、茵陈蒿汤或甘露消毒丹。具体用药方面，伴发热者，加生石膏，青蒿；关节发热甚者，加蒲公英、白花蛇舌草以清热解毒；关节痛甚者，加海桐皮、延胡索、片姜黄。

湿热并重，症见：关节肌肉局部肿痛、重着，触之灼热或有热感，全身症状见神疲乏力，头重身困，胸闷脘痞，两胁隐痛，腰部胀痛，恶心呕吐，胃纳呆，口渴不欲饮或喜热饮，发热汗出不解，小便短黄，大便溏而黏滞不爽，舌质红，舌苔黄腻，脉滑数。

中成药：湿热痹颗粒（片、胶囊），每次5g，每日3次；四妙丸，每次6g，每日2次；当归拈痛丸、豨桐胶囊、新癀片等。

（四）痰瘀痹阻

症状：关节肿痛日久不消，局部肤色晦暗，或有皮下结节；关节肌肉刺痛，关节僵硬变形，面色暗黧，唇暗，舌紫暗，有瘀点或有瘀斑，苔白腻或黄腻，脉沉细涩或沉滑。

辨证要点：此证又称痰瘀搏结证、痰瘀互结证，多见于疾病中晚期阶段，乃久病不愈，痰瘀之邪内生，阻碍气血运行，经脉、关节痹阻而成。

治法：活血行瘀，化痰通络。

方药：双合汤或身痛逐瘀汤合小活络丹加减。

加减：热痰者，加胆南星、黄芩以清热化痰；寒痰者，加干姜、细辛以温化寒痰；疼痛不已者，加乌梢蛇、全蝎、地龙通络止痛；伴皮下结节者，加连翘、胆南星以祛痰散结；若痰瘀胶结，留恋病所不去，可加用破血散瘀、祛风通络之品，如土鳖虫、蜈蚣、乌梢蛇等。

中成药：小活络丹，每次6g，每日2次；痹祺胶囊，每次4粒，每日3次；血栓通胶囊，每次2粒，每日3次。

（五）气血亏虚

症状：关节酸痛或隐痛，伴倦怠乏力；面色不华、心悸气短、头晕；爪甲色淡、食少纳差；舌质淡、苔薄白，脉细弱或沉细无力。

治法：益气养血，通经活络。

方药：黄芪桂枝五物汤（《金匮要略》）；十全大补汤（《太平惠民和剂局方》）；八珍汤合蠲痹汤加减。

加减：乏力、气短明显者，重用黄芪，可加黄精、山药、仙鹤草等平补之品；血虚甚者，重用四物，加阿胶珠；关节隐痛者，加鸡血藤、豨莶草等；肢体屈伸不利者，加伸筋草、木瓜；伴腰膝酸软者，加桑寄生、川牛膝。

中成药：痹祺胶囊，每次4粒，每日2~3次。

（六）气阴两虚

症状：关节肿大伴气短乏力；肌肉酸痛，口干眼涩；自汗或盗汗；手足心热；形体瘦弱，肌肤无泽；虚烦多梦；舌体胖，舌质红或有裂纹，苔少或无苔，脉沉细无力或细数无力。

辨证要点：此证型可见于RA病程日久不愈，邪气未除，正气已虚，形成邪实正虚、虚实夹杂，气阴两虚兼有湿热之期，或是见于年老体弱，饮食失调日久，素体气阴两虚复感外邪者。气阴两虚则肌肤筋骨关节失于濡养，病邪留连，闭阻经脉，伏遏关节，故关节疼痛、麻木，肿胀；甚者可见关节变形僵硬。气虚则见气短，倦怠乏力，汗出。脾阴不足，则脾气功能亦减弱，使津液敷布障碍或津液不生，而见口干眼涩。本证以气短、乏力、形瘦体弱，舌胖质红，苔少或无苔为辨证要点。

治法：养阴益气，通络止痛。

方药：四神煎（《验方新编》）加减。

加减：气虚明显者，加用山药、白术；阴虚明显者，加用百合、墨旱莲、女贞子；关节肿大明显者，加苍术；关节屈伸困难者，加红花、莪术；眠欠安者，加合欢皮、首乌藤。

口干眼涩明显者：路氏润燥汤加减。太子参、山药、麦冬、北沙参、丹参、赤芍、佛手、生白术、葛根、乌蛇、石斛、秦艽、生地黄。加减：腮腺肿大者，加山慈菇、白花蛇舌草、银花；关节肿痛者，加土茯苓、知母、黄柏；五心烦热者，加炙龟甲、青蒿。

中成药：生脉饮口服液每次10mL，每日3次；或麦味地黄口服液，每次20mL，每日3次。

（七）肝肾不足

症状：关节疼痛，肿大或僵硬变形，腰膝酸软或腰背酸痛；足跟痛，眩晕耳鸣，潮热盗汗，尿频，夜尿多；舌质红，苔白或少苔，脉细数。

辨证要点：多见于RA病程后期，病久迁延未愈，气血耗伤，肝肾虚损，筋骨失养，呈现正虚邪恋，虚实混杂，缠绵难愈的病理状态。

治法：补益肝肾，蠲痹通络。

方药：独活寄生汤加减。

加减：偏于肾阴不足，症见关节变形，腰膝酸软，潮热盗汗，五心烦热，口干咽痛、遗精者，选加熟地黄、山茱萸、菟丝子、龟甲；偏于肝阴不足，症见肌肤麻木不仁，筋脉拘急，屈伸不利，重用白芍，加枸杞子、沙参、麦冬；阴虚甚有化火之象，症见潮热，心烦易怒者，加知母、黄柏；兼见肾阳虚，症见关节冷痛，足跟疼痛，畏寒喜暖，四末不温者，加附子、鹿角胶。

中成药：尪痹冲剂，每次6g，每日3次；益肾蠲痹丸，每次8g，疼痛剧烈可加至12g，每日3次。

（八）瘀血阻络

症状：关节疼痛，或疼痛夜甚，或刺痛，四肢关节屈伸不利，痛有定处，肌肤干燥无泽甚或甲错，或内热烦闷，心悸失眠，入暮潮热，唇暗或两目暗黑，舌质暗红或有瘀斑，苔薄白，脉涩或弦紧。

辨证要点：关节疼痛，或疼痛夜甚，或刺痛，痛有定处，肌肤干燥无泽甚或甲错。

治法：活血化瘀，舒筋通络。

方药：身痛逐瘀汤加减。

加减：痛处不温、喜热熨者，可酌加制附片、细辛、桂枝以温经散寒止痛；兼关节红肿热痛、身体重、舌苔黄腻等湿热征象者，可加苍术、黄柏清热燥湿；若关节肿胀、变形，触之并无明显热感，皮下结节者，可加胆南星、白芥子、炮山甲以化痰散瘀；病久气虚，症见眩晕耳鸣、心悸气短、动则汗出、倦怠乏力者，可加黄芪、党参以扶正气。

中成药：盘龙七片、瘀血痹胶囊（片）、祖师麻片、痛舒胶囊、风湿祛痛胶囊。

五、西医治疗

目前，RA不能根治，应强调早期治疗、联合用药和个体化方案的原则。RA治疗目的是控制症状、防止关节破坏、保持功能正常，改善预后。治疗目标是达到并长期维持临床缓解或疾病低活动度。临床关于缓解的定义是没有明显的炎症活动症状和体征。

RA的治疗措施包括一般治疗（患者教育、适当休息、正确的关节活动和物理疗法等）、药物治疗和外科手术治疗等，其中以药物治疗最为重要。治疗RA的常用药物包括非甾体抗炎药（NSAID）、改善病情的抗风湿药（dise强直性脊柱炎e modifying an-tirheumatic drug，DMARD）、糖皮质激素和植物药。

（一）非甾体抗炎药

NSAID主要通过抑制环氧化酶（COX）活性，减少前列腺素合成而具有抗炎、止痛、退热作用，是临床常用的缓解RA症状的治疗药物，但其在控制病情方面的作用有限，应与DMARD同时使用。大多数NSAID可被完全吸收，肝脏代谢的首过效应可忽略不计，与血清蛋白结合紧密，分布容积较小。NSAID通过CYP-2C8、CYP-2C9、CYP-2C19和（或）葡糖醛酸化进行各种肝脏转化。NSAID的半衰期各不相同，但总体可分为"短效"（半衰期<6h，包括布洛芬、双氯芬酸、酮洛芬和吲哚美辛）和"长效"（半衰期>6h，包括萘普生、塞来昔布、美洛昔康和吡罗昔康）两种。

1.NSAID的不良反应

（1）胃肠道不良反应：非选择性NSAID可能引起重要的胃肠道不良反应，包括消化不良、消化性溃疡病和出血。

（2）肝损伤：血清氨基转移酶（转氨酶）水平升高常与NSAID的应用有关。

（3）心血管事件风险：有研究表明，选择性COX-2抑制剂会增加发生心血管不良事件的风险。

（4）肾脏不良反应：NSAID可引起几种不同形式的肾损伤，包括血流动力学介导的急性肾损伤、电解质和酸碱失衡、急性间质性肾炎以及肾乳头坏死。

2.NSAID使用中应注意以下几点

（1）NSAID种类、剂量和剂型个体化。

（2）一般先选用一种NSAID，如无效可换用另一种，避免同时服用2种或2种以上NSAID。

（3）对有消化道溃疡病史者，宜用选择性COX-2抑制剂或其他NSAID加PPI（质子泵抑制剂）。

（4）心血管高危人群应谨慎选用COX-2抑制剂。

（5）定期监测血常规和肝肾功能。

此外，NSAID外用制剂（如双氯芬酸二乙胺乳胶剂、吡罗昔康贴剂等）对缓解关节肿痛有一定作用，不良反应较少。

（二）抗风湿药

DMARD属于免疫抑制剂当中的一个类别，RA一经确诊应尽早使用DMARD，该类药物不具备明显的止痛和抗炎作用，但可延缓和控制病情的进展。DMARD的选择应根据疾病活动性、严重性和疾病进展风险而定。欧洲抗风湿病联盟将DMARD分为合成DMARD和生物DMARD。

1.合成DMARD

该类药物较NSAID发挥作用慢，在用药4~12周后起效，是治疗RA的基础药物。

（1）甲氨蝶呤（methotrexate，MTX）：RA治疗的首选药物，也是联合治疗的基本药物。甲氨蝶呤通过抑制二氢叶酸还原酶，抑制细胞增殖和复制。其常用剂量为每周7.5~20mg，以口服为主，亦可静脉注射或肌内注射，药师需特别向患者强调每周1次的给药频率。MTX通常4~6周起效，疗程至少半年。

MTX口服吸收良好，口服达峰时间为1~5h，肌内注射后达峰时间为0.5~1h。血浆蛋白结合率约为50%。该药部分可经肝细胞代谢转化为谷氨酸盐，口服后部分药物还可通过胃肠道细菌代谢。该药主要经肾脏（40%~90%）排泄，其中大部分为原型药物，约10%随胆汁排泄。其半衰期α相为1h，β相呈二室型（初期为2~3h，终末期为8~10h），有少量原型药物及代谢产物以结合型储存于肾脏和肝脏等组织中，可长达数月。

MTX的不良反应有胃肠道反应、肝损伤、口炎和脱发等，少数患者可出现骨髓抑制，偶见间质性肺病。用药前3个月，每4~6周查血常规、肝肾功能，如稳定后可改为每3个月监测一次，服药期间应适当补充叶酸（剂量可考虑每周5~10mg）。本药的妊娠安全性分级为X级，因此妊娠期和哺乳期女性禁用。

（2）来氟米特（leflunomide，LEF）：通过抑制嘧啶通路干扰DNA合成，使细胞分裂在G_1期受阻。常用剂量为10～20mg/d。由于LEF的半衰期较长，为了快速达到稳态血药浓度建议开始治疗的最初3d给予负荷剂量50mg/d，之后根据病情给予维持剂量10mg/d或20mg/d。

LEF口服吸收迅速，在胃肠黏膜与肝脏中迅速转变为活性代谢产物A771726，口服后6～12h内A771726的血药浓度达峰值。A771726血浆浓度较低，血浆蛋白结合率大于99%，稳态分布容积为0.13L。A771726在体内进一步代谢，并从肾脏与胆汁排泄，其半衰期约10d。

LEF的不良反应有胃肠道反应、肝损伤、皮疹、脱发和高血压等，严重肝功能受损者、妊娠期和哺乳期女性禁用本药，准备生育的男性应考虑中断服药，同时服用考来烯胺。

（3）羟氯喹（hydroxychloroquine，HCQ）：确切的作用机制尚不完全清楚，常用剂量为200～400mg/d，分2次口服。HCQ口服吸收迅速而完全，达峰时间为2h左右，母体化合物和代谢物广泛分布于机体，血浆半衰期在30d以上，经肾脏清除。其不良反应有头痛、肌无力、皮疹及白细胞减少，偶有黄斑或视网膜病变，用药前和治疗期间应进行眼底检查。

（4）柳氮磺吡啶：确切的作用机制尚不明确，通常从小剂量开始，逐渐递增至2～3g/d，主要不良反应有恶心、腹泻、皮疹、肝酶升高和白细胞减少等，一般停药或减量后可恢复正常，与尿碱化剂合用可以增加本药在尿中的排泄。磺胺过敏者、肠梗阻或泌尿系梗阻者、急性间歇性卟啉症患者、妊娠期和哺乳期女性禁用。

（5）其他合成DMARD：①硫唑嘌呤，能抑制细胞核酸的合成和功能，每日口服剂量为100mg，病情稳定后可改为50mg维持，服药期间需监测血常规、肝肾功能，需特别注意骨髓抑制的风险。②环孢素，每日剂量为2.5～5mg/kg，分1～2次口服。③金制剂和青霉胺目前已少用。

2.生物DMARD

生物DMARD是近30年RA治疗的一个革命性进展，不同于传统的小分子化合物药物，生物DMARD是通过生物工程方法制造的生物大分子，其治疗靶点主要针对细胞因子和细胞表面分子，是目前积极有效控制炎症的重要药物，可减少骨破坏，减少激素用量和骨质疏松。治疗RA的生物制剂包括肿瘤坏死因子（TNF）-α拮抗剂、白细胞介素（IL）-1拮抗剂、IL-6拮抗剂、抗CD_2单抗及T细胞共刺激信号抑制剂等。常用治疗RA的生物制剂的分类与用法见表11-1。

注意：表9-1中部分适用疾病虽已纳入国外的相关药品说明书、部分治疗指南或有循证医学证据，但在国内尚未超说明书（off-label）用药，医师和药师应在循证医学证据的指导下谨慎应用。

表11-1　常用治疗RA的生物制剂的分类与用法

分类	靶点	代表药物	结构	剂量	不良反应
细胞因子拮抗剂	TNF-α	依那西普（etanecept）	可溶性受体融合蛋白	25mg，每周2次；或50mg，每周1次，皮下注射	注射部位反应或输液反应，有增加感染和肿瘤的风险
		英夫利昔单抗（infliximab）	人鼠嵌合单抗	第0、第2、第6周3~5mg/kg之后每8周1次维持，静脉滴注	
		阿达木单抗（adalimumab）	全人源单抗	40mg，每2周1次，静脉滴注	
	IL-1	阿那白滞素（anakinra）	IL-1受体拮抗剂	100mg/d，皮下注射	注射部位反应，有增加感染风险
	IL-6	托珠单抗（tocilizumab）	人源化抗IL-6受体单抗	4~8mg/kg，每月1次，静脉滴注	头痛、胃肠道症状、皮疹、感染
免疫细胞清除剂	B细胞表面CD$_{20}$分子	利妥昔单抗（rituximab）	人鼠嵌合单抗	500~1000mg，每1~2周1次，2次为一个疗程；或375mg/m²，每周1次，4周为一个疗程；静脉滴注	皮疹、瘙痒、发热、恶心、高血压、关节痛、感染
共刺激分子拮抗剂	T细胞抗原4（CTLA-4）	阿巴西普（abatacept）	CTLA-4融合蛋白	10mg/kg，每2周1次，共3次，之后每4周1次，静脉滴注	头痛、恶心，有增加感染和肿瘤的风险

生物DMARD的共同风险就是过敏反应和感染，因此在使用前务必对患者可能存在的感染风险进行充分的评估，在使用过程中做好过敏反应的预防和治疗措施。

（三）糖皮质激素

糖皮质激素（glucocorticoid，GC）有强大的抗炎作用，能迅速改善关节肿痛和全身症状。糖皮质激素治疗RA的原则是小剂量、短疗程。

1.糖皮质激素可用于以下几种情况

（1）对伴有血管炎、心、肺或神经系统受累等关节外表现的重症RA者，予以中到大量的糖皮质激素治疗。

（2）对于不能耐受NSAID的患者，可作为"桥梁"治疗。

（3）伴局部糖皮质激素治疗指征（如关节腔内注射）者。使用糖皮质激素的同时需应用DMARD，仅作为DMARD的"桥梁治疗"。低至中等剂量的糖皮质激素与DMARD药物联用在初始治疗阶段对控制病情有益，当临床条件允许时应尽快递减糖皮质激素用量至停用。使用糖皮质激素的患者均应注意补充钙剂和维生素D，避免骨质疏松。

2.糖皮质激素的给药剂量可分为以下几种情况

（1）长期服用维持剂量，（以泼尼松为例）2.5～15.0mg/d。

（2）小剂量，（以泼尼松为例）<0.5mg/（kg·d）。

（3）中等剂量，（以泼尼松为例）0.5～1.0mg/（kg·d）。

（4）大剂量，（以泼尼松为例）>1.0mg/（kg·d）。

（5）冲击剂量，（以甲泼尼龙为例）7.5～30.0mg/（kg·d）。

第二节 痛风

一、概述

痛风是由高尿酸血症引发的反复关节发作性红、肿、热、痛及活动障碍为特点的一种疾病，治疗不及时或不得当易造成慢性关节炎、痛风石形成，严重者可导致骨关节病变和骨关节活动障碍与畸形，甚者累及肾脏引起慢性肾脏病变和尿酸性肾结石。

痛风发病无季节性，以中老年男性患者居多，多因饮食不节、寒冷刺激或劳累等因素诱发，具有反复发作、迁延难愈的特点。近年来，随着生活水平的提高、膳食结构的变化，沿海发达地区痛风的患病率逐年增多，呈年轻化及上升趋势，已成为风湿科的常见病、多发病。

二、病因病机

历代医家对痛风病因的认识：多认为风、寒、湿、热为主因，或因过食肥甘，痰湿内生所致；痛风的病机责之于风、湿、痰、瘀等阻滞经络。元代朱丹溪《格致余论》云："彼痛风者，大率因血受热，已自沸腾，其后或涉水，或立湿地……寒凉外抟，热血得寒，污浊凝涩，所以作痛，夜则痛甚，行于阴也。"本病病因主要有三个方面。

（一）内因

主要是先天禀赋不足和正气亏虚。禀赋不足，肝肾亏损，精血不足则筋骨经脉失养，或肾司二便功能失调，湿浊内聚，流注关节、肌肉，闭阻经脉，均可形成痹病；禀赋不足，阴阳失衡则累及其他脏腑，主要累及脾，使之运化失调，尤其对厚味、酒食运化不及，致痰浊内生，凝滞于关节，或化源不足，气血无以充养关节经脉，亦可导致痹病。正气亏虚，可为素体虚弱，亦可由其他疾病内耗，产后气血不足，或劳倦、饮食、情志所伤，或过服某些化学药物内伤元气所致。正气亏虚，一则筋骨经脉失养，二则无力抵御外邪。

（二）外因

主要是感受风、寒、湿、热之邪。由于居处潮湿，劳作环境湿冷，或水中作业，或冒雨涉水，或阴雨、暑湿天气缠绵，或汗出当风、汗出入水中等原因，在正气不足，卫外不固之时，风寒湿邪，或风湿之邪，或寒湿之邪，或风湿热邪，或湿热之邪，即可入侵人体筋脉，留着于肢体、筋骨、关节之间，闭阻不通，发为本病。由于感邪不同，或邪气偏盛而形成不同的、相应的痹病。

（三）诱因

主要是在正虚邪侵，或邪滞经脉之时，复加过度劳累，七情所伤，内耗正气；或饮食不节，酗酒厚味，损伤脾胃，内生痰浊愈甚；或复感外伤，或手术，或关节损伤等，均可加重经脉痹阻、气血运行不畅而诱发本病。

痛风的病因病机为先天禀赋不足，饮食劳倦，损伤脾肾，阳气亏损，寒湿内盛，痰浊阻滞，且其寒之邪，多由外受，其湿之盛，皆因于内，属于本虚标实，虚实夹杂。先天禀赋、饮食劳倦与脾肾关系密切。脾主升清降浊，肾主蒸腾气化，膏粱厚味，损伤脾胃，脾失健运，升清降浊失司，肾失温煦，气化不足，均致寒湿内盛，气血运行不畅，流注经络骨节，凝滞不化，越滞越甚，闭阻经络，致使肢体关节疼痛，日久瘀血湿浊胶着，因寒而聚结，附于骨节，变生痛风结节，然后僵硬成石，致关节畸形，久病入肾，肾气亏乏，阳微而致肾衰竭。其病位初期表现在肢体、关节之经脉，继则侵蚀筋骨，内损脏腑。其实，本病在出现症状之前，即有先天肝肾不足和脾运失司，不可忽略。本病的性质是本虚标实，以肝肾亏虚、脾运失调为本，后及他脏，以风寒湿热、痰浊、瘀血痹阻经脉为标。

三、辨证论治

（一）急性期

1.风湿热

主症：涉水冒雨，感受风湿后出现关节疼痛剧烈、扪之发热，红肿明显，痛不可触，屈伸不利，得冷则舒，遇热则剧，伴恶风发热，舌红，苔薄黄或黄腻，脉浮或浮滑。

治法：祛风除湿，退热清痹。

方药：清痹汤（《痹证治验》）加减。药用忍冬藤、败酱草、络石藤、青风藤、土茯苓、丹参、香附、生甘草。

若风热偏胜者兼有发热，口渴，汗出，咽喉肿痛，舌红，苔薄黄或黄燥，加银花、连翘、葛根、石膏；湿热偏胜者兼胸脘烦闷，身重，下肢肿痛不利，舌苔黄腻，脉滑数，加防己、白花蛇舌草、苍术、萆薢。

2.风寒湿

主症：肢体关节疼痛，屈伸不利，局部皮色不红，触之不热，遇寒痛增，得热痛减。风偏胜者，疼痛游走不定或呈放射性、闪电样，涉及多个关节，以上肢居多，或兼有表证，舌苔薄白，脉浮缓。

治法：祛风散寒，除湿通痹。

方药：通痹汤（《痹证治验》）加减。药用当归、丹参、鸡血藤、海风藤、透骨草、独活、香附、生甘草。

若寒偏胜者痛有定处，疼痛较风偏胜者剧烈，局部欠温，得热痛缓，舌苔薄白，脉弦紧，加制川乌、制草乌、桂枝、细辛；湿偏胜者，疼痛如坠如裹，重着不移，肿胀明显并兼有麻木感，腰及下肢关节多见，舌苔白腻，脉濡，加薏苡仁、苍术等。

3.湿热蕴结

主症：局部关节红肿热痛，发病急骤，病及一个或多个关节，多兼有发热、口渴、烦闷不安或头痛汗出，小便短黄，舌红苔黄，或黄腻，脉弦滑数。

治法：清热利湿，通络止痛。

方药：四妙丸化裁加减。药用苍术、黄柏、川牛膝、薏苡仁、猪苓、泽泻、车前子、滑石、忍冬藤、土茯苓、秦艽、连翘。

阴津耗伤者，加生地黄、玄参、麦冬；关节肿痛较甚者，加萆薢、伸筋草、青皮、乳香、没药、地龙、青风藤、络石藤、蜈蚣；关节周围有红斑者，加牡丹皮、赤芍；下肢关节痛甚者，可加木瓜、独活；上肢关节痛甚者，可加桑枝、威灵仙；肝经湿热见目赤肿痛、咽痛、黄疸、心烦易怒者，加黄芩、龙胆草、栀子等。

4.湿热瘀结

主症：局部关节红肿刺痛，发病急骤，病及一个或多个关节，伴有口干不欲饮，小便短黄，舌绛红或暗红，苔黄腻，脉弦数或滑数。

治法：清热利湿，活血散瘀。

方药：当归拈痛汤加减。药用炒苍术、川黄柏、川牛膝、茵陈、羌活、独活、当归、川芎、虎杖、防风、土茯苓、萆薢、泽泻。

瘀结重，见肌肤甲错，舌质有瘀斑者，加桃仁、红花、三七、血竭、乳香、没药等。

5.寒湿痹阻

主症：关节疼痛，肿胀不甚，局部不热，痛有定处，屈伸不利，或见皮下结节或痛风石，肌肤麻木不仁，舌苔薄白或白腻，脉弦或濡缓。

治法：温经散寒，除湿通络。

方药：乌头汤加减，药用川乌、生麻黄、生黄芪、生白芍、苍术、生白术、羌活、片姜黄、当归、土茯苓、萆薢、甘草；或用上中下痛风汤合防己黄芪汤（黄柏、苍术、汉防己、黄芪、陈皮、砂仁、威灵仙、秦皮、桂枝、鸡血藤）的基础上加用制川乌、制草乌以祛除痹着于筋骨、经络血脉之寒邪，与桂枝合为乌头桂枝汤以温经散寒止痛。

关节痛甚者，加姜黄、细辛；下肢痛明显者，加牛膝、独活；关节肿甚者，加茯苓皮、泽兰、泽泻、山慈菇。

6.内寒外热

主症：关节疼痛，局部触之发热，伴发热，四肢不温，小便清长，大便溏。舌淡红，苔薄黄或薄白，脉弦或滑。

治法：健脾渗湿，寒热分消。

方药：防己黄芪汤加减。药用生黄芪、土茯苓、白术、威灵仙、萆薢、薏苡仁、生姜、秦艽、黄柏、大枣、防己、桂枝、甘草。

肿痛较甚者，加鸡血藤、马钱子；关节屈伸不利者，加伸筋草、松节。

（二）间歇期

1.脾虚湿阻

主症：无症状期，或仅有轻微的关节症状，或高尿酸血症，或见身困倦怠，头昏头晕，腰膝酸痛，纳食减少，脘腹胀闷，舌质淡胖或舌尖红，苔白或黄厚腻，脉细或弦滑。

治法：健脾利湿，益气通络。

方药：防己黄芪汤加减。药用黄芪、防己、桂枝、细辛、当归、独活、羌活、白术、防风、淫羊藿、薏苡仁、土茯苓、萆薢、甘草。

脾虚湿胜、漫肿困重者，重用黄芪、薏苡仁，可加木瓜、蚕砂等；中焦湿阻、脘闷纳呆者，可加藿香、苏梗、荷梗；兼风邪、疼痛游走者，可加威灵仙、海风藤等。

2.肝郁脾虚

主症：无症状期，或周身关节轻微窜痛，伴情志抑郁，胸胁胀满，善太息，急躁易怒，纳呆，食欲不振，腹胀，腹痛，泄泻，舌淡红，苔白或腻，脉弦。

治法：疏肝解郁，养血健脾。

方药：逍遥散加减。药用柴胡、当归、白芍、白术、茯苓、薄荷、生姜。

脾湿重见纳呆、脘腹胀满者，合用平胃散；肝郁化火见目赤，口舌生疮，心烦易怒者，加栀子、牡丹皮。

（三）慢性期

1.痰浊阻滞

主症：关节肿胀，甚则关节漫肿，局部酸麻疼痛，或见"块瘰"硬结不红，伴有目眩、面浮足肿、胸脘痞闷，舌质胖暗、苔白腻，脉缓或弦滑。

治法：涤痰化浊，散瘀泄热。

方药：涤痰汤，药用半夏、陈皮、竹茹、木通、枳壳、牛膝、丹参、红花、赤芍等；也可用二陈汤加减，药用制半夏、陈皮、茯苓、炙甘草、桔梗、胆南星、乌梅、生姜、木瓜、防己、萆薢。

2.痰瘀痹阻

主症：关节肿胀刺痛，屈伸不利，肢体麻痹或重着，或关节僵硬变形，多在关节附近形成黄白色、大小不一的皮下结节，初起质软，渐硬如石，常使表皮菲薄而破溃，眼睑水肿，或胸闷痰多，舌质淡或暗，有瘀斑，脉弦涩或细涩。

治法：活血祛瘀，化痰通络。

方药：双合汤。药用当归、白芍、川芎、生地黄黄、陈皮、姜半夏、茯苓、桃仁、红花、白芥子、甘草。

瘀重者，加乌梢蛇、穿山甲；关节肌肉酸楚可加丝瓜络；皮下结节者，加胆南星、竹茹；关节不温者，加细辛；局部发热者，加银花藤；活动障碍者，可加伸筋草、络石藤、鸡血藤；一旦痛风石形成，如肾结石等，加用金钱草、鸡内金、车前子；痛风结节溃破者，加法半夏、猫爪草、海藻、山慈菇等祛痰软坚，散结通络之品。

3.瘀血阻滞

主症：关节疼痛呈针刺、刀割样，固定不移，压痛明显，局部皮色紫暗，肌肤甲错，关节及其附近可能触到瘀结，日久者关节畸形，僵硬，舌质紫暗，有瘀斑，脉弦涩。

治法：活血化瘀，通络除痹。

方药：化瘀通痹汤（《痹证治验》）。药用当归、丹参、鸡血藤、制乳香、制没药、延胡索、香附、透骨草。

偏寒者，加桂枝、制川乌、制草乌、细辛；偏热者，加败酱草、牡丹皮；气虚者，加黄芪；久痹关节畸形者，加穿山甲、乌梢蛇、地龙、蜈蚣、全蝎、制马钱子。

4.瘀热阻滞

主症：关节红肿刺痛，局部肿胀变形，屈伸不利，肌肤色紫暗，按之稍硬，病灶周围或有块瘰硬结，肌肤干燥，皮色暗黧，舌质紫暗或有瘀斑，苔薄黄，脉细涩或沉弦。

治法：清热散结，通络止痛。

方药：杖藤汤，药用桑枝、忍冬藤、牛膝、生地黄黄、牡丹皮、白芍、乳香、没药、红花等；或选桃红四物汤加减，方用当归、川芎、赤芍、桃仁、茵陈、威灵仙、海风藤、猪苓、茯苓、金钱草、土茯苓、萆薢。

5.浊毒滞留

主症：关节疼痛，局部无明显红肿及灼热，或有关节畸形，屈伸不利，得温则舒，或有痛风石形成。伴四肢不温，肢端暗紫，精神疲惫，食欲不振。舌淡暗，苔白腻，脉沉或弦细。

治法：健脾补肾，除湿化浊。

方药：六味地黄丸合二陈汤。药用熟地黄黄、山药、茯苓、牡丹皮、泽泻、山茱萸、半夏、陈皮、甘草。

关节漫肿、疼痛、畸形者，加南星、白芥子、炙山甲；关节冷痛、得温则舒者，加桂枝、当归、细辛、制附片；有痛风石形成者，可加贝母、昆布、山慈菇（注意：半夏、贝母反乌头、附子，不可同用）；关节剧痛、局部色暗、舌质有瘀斑者，加泽兰、制乳没；郁久化热、局部皮温高者，加秦艽、萆薢、晚蚕砂、炒黄柏；有骨质破坏者，加补骨脂、骨碎补、自然铜。

6.脾肾亏虚

主症：关节隐痛，或屈伸不利，腰膝酸软，神疲乏力，大便溏薄。舌质淡，苔白，脉沉细。

治法：补肾健脾。

方药：大补元煎加减。药用人参、山药、黄芪、熟地黄黄、杜仲、枸杞子、山茱萸、黄精等。

脾肾阳虚者，用附子、巴戟天、五加皮、淫羊藿等；关节痛甚者，加全蝎、蜈蚣；关节畸形者，加伸筋草、木瓜；水湿泛滥、下肢肿甚者，加猪苓、大腹皮；心脉痹阻、胸闷心悸者，加丹参、红花。

7.肝肾亏虚

主症：关节疼痛，或肿胀，变形，屈伸不利，时缓时急，昼轻夜重，腰膝酸软，或痛不能忍，头晕耳鸣，神疲乏力。舌质暗或红，苔薄黄，脉弦或沉细涩。

治法：补益肝肾，活血通络。

方药：独活寄生汤加减。药用独活、桑寄生、怀牛膝、川续断、骨碎补、补骨脂、炒杜仲、当归、桃仁、红花、生地黄黄、威灵仙、青风藤、浙贝母、穿山甲、炒薏苡仁、苍术、白术。

活动障碍者，可加伸筋草、络石藤、鸡血藤；有痛风石者，加用金钱草、鸡内金、山慈菇等；血尿酸高者，加萆薢、荷叶。

8.肝肾阴虚

主症：病久屡发，关节痛如被杖，关节变形，昼轻夜重，肌肤麻木不仁，步履艰难，筋脉拘急，屈伸不利，头晕耳鸣，颧红舌干。舌红少苔，脉弦细或细数。

治法：滋肝补肾。

方药：六味地黄丸加减。药用山药、吴茱萸、熟地黄黄、牡丹皮、黄柏、知母、枸杞子、女贞子、牛膝、苍术等。

偏于肾阴不足、潮热盗汗者，加龟甲；偏于肝阴不足，肌肤麻木不仁者，加木瓜、白芍。

9.气血两虚

主症：倦怠乏力，短气自汗，食少便溏，多痰或饭后腹胀，面色苍白，指甲、目眦色淡，头晕心悸，舌淡，苔根部厚腻，脉细弱。

治法：行气养血。

方药：圣愈汤加减。药用黄芪、党参、熟地黄黄、当归、山药、白术、川芎、白芍。

夹风湿者，可酌加羌活、防风、豨莶草、桑枝之类，但不可纯作风治；夹湿热者，加酒炒黄柏；夹痰浊者，加制南星、姜汁；病久肾阴不足者，加龟甲、肉苁蓉、怀牛膝。

四、西医治疗

（一）改变生活方式

改变生活方式，如健康饮食、戒烟、戒酒、坚持运动和控制体重，避免引发高尿酸血症的因素是预防高尿酸血症的核心策略。已有高尿酸血症、痛风者，有代谢性心血管疾病危险因素者及中老年人群，饮食应以低嘌呤食物为主（如各种谷类制品、水果、蔬菜、牛奶及其奶制品、鸡蛋），严格控制嘌呤含量高的食物（主要包括动物内脏、沙丁鱼、凤尾鱼、浓肉汤及啤酒，其次为海味、肉类、豆类等）。蛋白质摄入量限制在每日每千克标准体重1g左右，避免诱发因素。鼓励患者多饮水，使每日尿量在2000mL以上。尿酸在酸性尿液中不容易溶解，当尿液pH为5.0时，每升尿液只能溶解尿酸80~120mg；而尿液pH为6.0时，约溶解尿酸220mg；尿液pH为6.2~6.8时，其尿酸溶解度最高达100%，可防止尿酸盐在体内的沉积形成结石。当尿pH小于6.0时，需碱化尿液，患者可服用碳酸氢钠，一般每次0.5~1.0g（1~2片），一日3次服用。在服用碳酸氢钠过程中要复查尿液pH，将尿液pH维持在6.2~6.8最为合适，有利于尿酸盐结晶溶解和从尿液排出，一旦尿液pH超过7.0，易形成草酸钙及其他类结石。不可剂量过大及长期应用碳酸氢钠，以防代谢性碱中毒的发生。

（二）治疗无症状性高尿酸血症

尽管只有5%~12%的高尿酸血症患者最终发展成痛风，但是高尿酸血症与许多传统的心血管疾病危险因素，如老年、男性、高血压、糖尿病、高甘油三酯血症、肥胖、胰岛素抵抗等相关联。许多大规模流行病学研究已经证实，血尿酸是心血管事件的独立危险因素和冠心病死亡的独立危险因素，高尿酸血症还可增加新发肾脏疾病风险并损害肾功能，因此应重视高尿酸血症的检出与诊断，并积极予以治疗。

无症状性高尿酸血症的治疗应以非药物为主，一般不推荐使用降尿酸药物。如经过饮食控制，血尿酸仍高于536μmol/L（9mg/dL）或血尿酸高于476μmol/L（8mg/dL）并有家族史或伴发心血管疾病时（包括高血压、糖耐量异常或糖尿病、高脂血症、冠心病、脑卒中、心衰或肾功能异常）的患者，可考虑使用降尿酸药物。

高尿酸血症治疗目标值：降尿酸治疗的目标是促进晶体溶解和防止晶体形成，需要使血尿酸水平低于尿酸溶解度的饱和点。因此，血尿酸应<357μmol/L（6mg/dL）。有研究证据显示，血尿酸最好低于300μmol/L，并长期维持，以防痛风反复发作。

1.增加尿酸排泄的药物

增加尿酸排泄的药物的作用机制是抑制肾近曲小管细胞顶侧刷状缘尿酸转运蛋白，即抑制肾小管对尿酸的重吸收，增加尿尿酸排泄，从而降低血尿酸浓度。此类药物适用于肾功能正常，每日尿尿酸排泄不多的患者。90%以上的高尿酸血症由尿酸排泄减少所致，故促进尿酸排泄药物适用人群更为广泛。常用药物有苯溴马隆、丙磺舒等。在使用此类药物之前要测定尿尿酸的排泄量。对于24h尿尿酸排泄>3.57mmol（600mg）或已有尿酸性结石形成者，使用增加尿酸排泄的药物有可能造成其尿路阻塞或促进尿酸性结石的形成，故应禁用。肾功能不全者应慎用。

（1）苯溴马隆：强效的促尿酸排泄药，成年人起始剂量25mg/d，早餐后服用，1~3周后根据血尿酸水平调整剂量至50mg/d，最大剂量100mg/d。肾功能不全时（Ccr<60mL/min），

剂量调整为50mg/d。其不良反应为胃肠道症状、皮疹、肾绞痛、粒细胞减少等，罕见严重的肝毒性。

（2）丙磺舒：初始剂量为0.5g/d，逐渐增加，最大剂量为2g/d。其主要不良反应有胃肠道症状、皮疹、药物热、一过性肝酶升高及粒细胞减少。对磺胺过敏者禁用。应用时需碱化尿液，尤其已有肾功能不全者，应注意定期监测清晨第一次尿液的pH，将尿液pH维持在6.2~6.9。同时保证每日饮水量2000mL以上。注意监测肝、肾功能。该类药物促进尿酸排泄，可能引起尿酸盐晶体在尿路沉积。

2.抑制尿酸合成的药物

抑制尿酸合成的药物的作用机制是竞争性地抑制黄嘌呤氧化酶，使次黄嘌呤、黄嘌呤合成尿酸受阻，从而有效减少尿酸生成，降低血尿酸的浓度；与促进尿酸排泄药物合用可使血尿酸迅速下降，并动员沉积在组织中的尿酸盐，使痛风石溶解。常用药物有别嘌醇、非布司他等。

（1）别嘌醇：成年人初始剂量一次50mg，每日1次或2次，每周可递增50~100mg，至200~300mg/d。每2周测血尿酸水平，如已达正常水平，则不再增量；如仍高可再递增别嘌醇剂量，但最大量不得大于600mg/d，至血尿酸恢复到357μmol/L（6mg/dL）以下后逐渐减量，用最小有效量维持较长时间。如Ccr<60mL/min，别嘌醇推荐剂量为50~100mg/d，当Ccr<15mL/min时禁用。别嘌醇的不良反应为胃肠道症状、皮疹、肝功能损害、过敏反应及骨髓抑制等。其中重度过敏者（迟发性血管炎、剥脱性皮炎）常有生命危险。该药导致的严重超敏反应与HLAB*5801密切相关，亚裔人阳性率比白人高。因此，建议有条件时，亚裔人群用药前进行HLA-B*5801检测。

（2）非布司他：常用剂量为10~100mg/d，每日1次，最大剂量可达80mg/d。其降血尿酸作用优于别嘌醇，40mg/d疗效与别嘌醇300mg/d相当。该药不完全依赖肾脏排泄，可用于轻中度肾功能不全者。不良反应主要有肝功异常、腹泻、头痛、肌肉骨骼系统症状。如果单药治疗不能使尿酸控制达标，则可以考虑联合治疗，即抑制尿酸合成的药物与促尿酸排泄的药物联合。

（三）治疗急性痛风性关节炎

秋水仙碱、NSAID是治疗急性痛风性关节炎的一线药物。其急性发作期不进行降尿酸治疗，但已服用降尿酸药物者无须停用，以免引起血尿酸波动，导致发作时间延长或再次发作。

1.秋水仙碱

秋水仙碱是治疗急性痛风性关节炎的传统药物，应用小剂量秋水仙碱就可有效，且不良反应少。秋水仙碱首次剂量为1mg，1h后再给0.5mg，24h不超过1.5mg，小剂量持续应用至关节红肿消退。不推荐使用大剂量秋水仙碱。秋水仙碱不良反应较多，主要是严重的胃肠道反应，如恶心、呕吐、腹泻、腹痛等，也可引起骨髓抑制、肝细胞损害、过敏、神经毒性等，肾功能不全者减量使用。

2.非甾体抗炎药

NSAID可有效缓解急性痛风性关节炎症状。常用药物有双氯芬酸，每次50mg，每天2~3次；依托考昔120mg，每天1次。常见不良反应包括胃肠道溃疡及出血，以及心血管系统毒性反应。活动性消化性溃疡禁用NSAID，伴肾功能不全者慎用NSAID。

3.糖皮质激素

糖皮质激素对急性痛风性关节炎有明显疗效，患者可口服中剂量糖皮质激素或关节腔注射，但停药后易复发。糖皮质激素仅用于NSAID、秋水仙碱治疗无效或禁忌使用者、肾功能不全者。

痛风是一种终身性疾病，如果早诊断、早治疗，痛风患者可正常工作生活。慢性期病变可致关节残毁，但具有一定的可逆性。有的患者因高尿酸血症控制不良，可出现反复发作的急性痛风性关节炎、间质性肾炎和痛风石，严重者伴关节畸形或尿酸性尿路结石。应劝说患者积极治疗与血尿酸升高相关的代谢性危险因素，积极控制与高尿酸血症相关的心血管疾病危险因素，如脂质异常血症、高血压、高血糖、肥胖等。

第三节　强直性脊柱炎

一、概述

强直性脊柱炎（ankylosing spondylitis，强直性脊柱炎）是一种慢性炎性疾病，主要侵犯骶髂关节、脊柱骨突、脊柱旁软组织及外周关节，并可伴发关节外表现。严重者可发生脊柱畸形和关节强直。强直性脊柱炎的病理性标志和早期表现之一为骶髂关节炎。脊柱受累到晚期的典型表现为竹节状脊柱。外周关节的滑膜炎在组织学上与类风湿关节炎难以区别。肌腱端炎为本病的特征之一。强直性脊柱炎多好发于青少年，尤其是男性，男女比例为（3~4）：1。

历代中医文献中无强直性脊柱炎病名，最初将其泛泛地隶属于"风寒湿三气杂至，合而为痹"之"痹病"的范围，后又依临床症状将其归属于"龟背风""骨痹""肾痹""脊痹""竹节风""尪痹""顽痹""驼背""伛偻"等范畴。

二、病因病机

强直性脊柱炎中医的病因有四个：正虚邪干是主要病因，肾虚督空和气血不足是病理基础。其性质为本虚标实，肾督亏虚为本，风寒湿热等外邪侵袭为标，病位在脊柱、腰椎，在脏与肾肝脾心肺密切相关。风、湿、寒、热、痰、瘀主要病理因素相互滋生，并贯穿疾病发生、发展的始终。明代王肯堂《证治准绳》将引发痹证之虚，归为"肾虚"，言痹证发病"有风、有湿、有寒、有热、有挫闪、有瘀血、有滞气、有痰饮，皆标也；肾虚其本也"。

感受外邪：久卧湿地，如居处潮湿或因工作关系风餐露宿，涉水淋雨或夏季贪凉，坐卧潮湿或劳累出汗，汗出当风，寒、湿、热之邪侵入机体，凝滞血脉而发病。强直性脊柱炎属中医学"痹证"范畴。痹证是由于风、寒、湿、热等邪气闭阻经络，影响气机运行，导致椎体、肢体筋骨、关节、肌肉等处发生疼痛、重着、酸楚、麻木或关节屈伸不利、僵硬、肿大、变形等症状的一种疾病。《素问·痹论》曰："风寒湿三气杂至，合而为痹也。"风、寒、湿、热、痰、瘀等邪气滞留椎体、肢体筋脉、关节、肌肉，经络闭阻，不通则痛，是痹证的基本病机。热毒乘袭，日久熬津炼血，熬津成痰，炼血成瘀，痰瘀交凝，与热毒结合，消伐精血，郁遏肾督，导致韧带硬化，脊柱僵硬、强直变形。可见风寒湿痰瘀热等阻于经脉致使气血运行不畅是痹证发生、发展的一个重要环节。

气血亏虚：先天禀赋不足，肾气亏乏，督脉空虚，或房劳过度伤肾，导致筋骨失于濡养而发病。强直性脊柱炎是一种具高度遗传性的疾病，易感性大部分（>90%）是由遗传因素决定，其中以HLA连锁基因为主，还有一些非HLA的基因参与。肾主骨生髓，肾精可以充养骨髓，而骨髓乃造血之器官，造血干细胞增殖分化都在骨髓。人体参与免疫反应的主要免疫活性细胞是T淋巴细胞和B淋巴细胞，而这两种细胞来源是骨髓的多能造血干细胞。所以，骨髓是免疫细胞的发源地，中医肾主骨生髓的功能亦与现代医学免疫学具有密切的关系，肾脏在维持机体免疫自稳态中起重要作用。遗传物质的基本单位是基因，基因来源于遗传（先天），基因是生物体细胞内特定的DNA核苷酸片段，是生物遗传的基本单位，它的结构决定了生物的性状，这与肾精来源于先天（遗传），是构成生物组织形态的物质基础相一致。因此，肾藏先天之精是先天遗传物质的根本所在，肾脏是遗传信息的发源地，"肾为先天之本"实质上就是遗传物质的结构、程序性表达、调控这三大特性在中医学中的表现形式。

脊柱乃一身之骨主，骨的生长发育有赖骨髓的滋养，而骨髓乃肾中精气所化生。肾精充实，骨髓充盈，则骨骼发育正常，骨壮脊坚，若肾精不足，骨髓空虚，则骨失充养；督主一身之阳，有赖肾阳温煦，肾阳虚则督脉失煦，阴精亏则筋失荣润、骨失濡泽、经脉亏虚而易受邪侵。《诸病源候论·背偻候》云："肝主筋而藏血。血为阴，气为阳。阳气，精则养神，柔则养筋。阴阳和同，则血气调适，共相荣养也，邪不能伤。若虚，则受风，风寒搏于脊膂之筋，冷则挛急，故令背偻。"强直性脊柱炎是由于气血不足，肾虚督亏，营卫不和，腠理空虚，卫外不固，外邪乘虚而入，阻塞经络，留注于筋骨，使气血痹阻而成疾。该病以肾虚督亏、气血不足为本，以风寒湿痰瘀热等外邪侵袭为标。故补肾壮督，荣筋强骨是针对先天禀赋不足的基本原则。

痰瘀凝滞：气血为邪气所阻，不得宣行，留滞经脉，不通则痛。瘀血痰浊气滞是痹病的一个重要中间病理产物，反过来又可作为病因而致痹。《素问·痹论》论"痹……在于脉则血凝而不流"；金代李东垣《脾胃论》论腰痛"血络中有凝血作痛"；清代王清任《医林改错》论"痹有瘀血说"；即所谓瘀血不去，新血不生，使脏腑组织器官得不到营养物质的正常温煦濡养，出现脏腑虚损的表现，又因脏腑虚损加重血瘀。王清任亦言"久病入络为瘀"，并提出"痹证有瘀血"之说。《景岳全书·风痹》云："盖痹者，闭也，以血气为邪所闭，不得通行而病也。"本病血瘀证形成的主要原因，一为阳气不足，推动无力，血行不畅；二为邪郁血脉，血行瘀滞，脉络不通；三为病变日久，入血入络。外邪侵入人体，气血为邪气所阻，不得宣行，留滞经脉，不通则痛；四为跌仆损伤，高处坠落等外伤因素，也可损伤椎体、筋骨关节，而诱发本病。

饮食所伤：形成痰浊的重要原因。《中藏经·五痹》曰："饮食不节，膏粱肥美之所为也。"宋代许叔微《普济本事方》指出"此病多胸膈生痰"；陈无择提出"支饮令人痹"。清代喻昌《医门法律·中风》曰："风寒湿三痹之邪，每借人胸中之痰为相援。"董西园"痹非三气，患在痰瘀"，是对此病因的最佳概括。《类证治裁·痹证》云："诸痹……由营卫先虚，腠理不密，风寒湿乘虚内袭。正气为邪所阻，不能宣行，因而留滞，气血凝涩，久而成痹……久痹，必有湿痰、败血，瘀滞经络。"痰浊瘀血互凝胶结，损伤椎体、筋骨关节，而诱发本病。

脏腑五邪：《难经》以五行生克定病邪特性，阐发五脏之间邪气传变关系，论述疾病依次相传的方式。如《难经·五十难》曰："从后来者为虚邪，从前来者为实邪，从所不胜来者为贼邪，从所胜来者为微邪，自病者为正邪。何以言之？假令心病，中风得之为虚邪，伤暑得之为正邪，饮食劳倦得之为实邪，伤寒得之为微邪，中湿得之为贼邪。"在此，《难经》提出虚邪、实邪、贼邪、微邪、正邪的区分，以及邪气致病特点和病证性质，亦阐发五脏之间邪气传变的关系。李杲的"五邪相干论"则继承了《难经·五十难》的这种五行推演模式。这一五行生克邪气理论形成后，在明代楼英的《医学纲目》中有详细收录，从王纶、薛己等明代医家的著作中，可以深刻感受到他们对脏腑之间生克关系的强调，鲜明地体现着东垣脾胃学说对其的影响。至清代高鼓峰《四明心法》中列出"二十五方总图"，完全继承了"五邪相干论"的思想，并将其中五行生克的原理表述得更加直白，并有所发展。这一五行传变致病模式在强直性脊柱炎发病中也体现得比较充分。

《素问·痹论》曰："五脏皆有合，病久而不去者，内舍于其合也。故骨痹不已，复感于邪，内舍于肾。筋痹不已，复感于邪，内舍于肝。脉痹不已，复感于邪，内舍于心。肌痹不已，复感于邪，内舍于脾。皮痹不已，复感于邪，内舍于肺。""所谓痹者，各以其时重感于风寒湿之气也。"又曰："其入脏者死……其留皮肤间者易已。"《中藏经·论痹》曰："痹者，闭也。五脏六腑感于邪气，乱于真气，闭而不仁，故曰痹。"可见，脏腑痹是体痹在继发脏腑痹证后与脏腑病的合称，是内外合痹。

脏腑痹之间可以互传。脏腑痹经久不愈，影响其他脏腑。《素问·玉机真脏论》曰："弗治，病入舍于肺，名曰肺痹，发咳上气。弗治，肺即传而行之肝，病名曰肝痹，一名曰厥，胁痛出食，当是之时，可按若刺耳。"在脏腑虚弱或功能紊乱时，遇风寒湿邪，脏腑痹还可直接发病。五脏经脉气血有余或不足，是引起相关体痹和脏腑痹的内在原因。如《素问·四时刺逆从论》曰："厥阴有余病阴痹，不足病生热痹……少阴有余病皮痹隐疹，不足病肺痹……太阴有余病肉痹寒中，不足病脾痹……阳明有余病脉痹身时热，不足病心痹……太阳有余病骨痹身重，不足病肾痹……少阳有余病筋痹胁满，不足病肝痹。"风寒湿邪循俞而入（指六腑痹）。《素问·痹论》曰："六腑亦各有俞，风寒湿气中其俞，而食饮应之，循俞而入，各舍其腑也。"

《三因极一病证方论》为宋代医家陈言所撰，书中有方有论，论后附方，使读者易于洞晓病因，论因求治。书中卷三专论痹证有"叙痹论"专篇，用流畅的语言介绍了痹的病因病机、传变转归。"夫风湿寒三气杂至，合而为痹。虽曰合痹，其用自殊。风胜则为行痹，寒胜则为痛痹，湿胜则为着痹。三气袭入经络，入于筋脉、皮肉、肌肤，久而不已，则入五脏。凡使人烦满，喘而吐者，是痹客于肺；烦心上气，嗌干恐噫，厥胀满者，是痹客于心；多饮，数小便，小腹痛如怀妊，夜卧则惊者，是痹客于肝；善胀，尻以代踵，脊以代头者，是痹客于肾；四肢解惰，发咳呕沫，上为大塞者，是痹客于脾。又有肠痹者，数饮而小便不利，中气喘急，时发飧泄。又胞痹者，小腹按之内痛，若沃以汤，涩于小便，上为清涕。又六腑各有俞，风寒湿中其俞，而食饮应之，故循俞而入，各舍其腑。治之，随其腑俞，以施针灸之法，仍服逐风湿寒发散等药，则病自愈。大抵痹之为病，寒多则痛，风多则行，湿多则着；在骨则重而不举，在脉则血凝不流，在筋则屈而不伸，在肉则不仁，在皮则寒，逢寒则急，逢热则纵。又有血痹，以类相从，附于此门，外有支饮作痹，见痰饮门。"这些都说明内脏之痹是由肢体痹证日久不愈发展而成。

三、临床诊断

（一）临床表现

本病发病隐袭。强直性脊柱炎骶髂关节及脊柱受累后可有腰背疼痛、僵硬、腰部活动受限，前后左右弯腰和转动受限。疼痛可放射至臀部及大腿后侧。髋关节病变常较为严重，在滑膜炎期可出现疼痛，活动受限，之后软骨及骨质破坏，关节可出现纤维性或骨性强直，髋关节间隙变窄，膝关节代偿性屈曲，患者走路可呈鸭步、碎步表现，出现头前屈，臀后屈，膝前弯的三弯症，呈"舟"状，不能平卧，颈项强直不能随意转动，改变视线时连身转现象。疾病早期疼痛多在一侧呈间断性，数月后疼痛多在双侧呈持续性。随病情进展由腰椎向胸颈部脊椎发展，则出现相应部位疼痛、活动受限或脊柱畸形。非对称性、少数关节或单关节，以及下肢大关节的关节炎为本病外周关节炎的特征。强直性脊柱炎晚期，炎症基本消失，疼痛和晨僵反减轻，而以关节畸形和强直为主，腰椎生理曲度消失。脊柱后凸，呈现驼背畸形时，脊柱X线片呈现竹节状改变。颈椎固定在前屈位，髋关节和膝关节不能伸直，不能下蹲。

本病的全身表现轻微，少数重症者有发热、疲倦、消瘦、贫血或其他器官受累。跖底筋膜炎、跟腱炎和其他部位的肌腱末端病在本病常见。1/4的患者在病程中发生眼葡萄膜炎，单侧或双侧交替，一般可自行缓解，反复发作可致视力障碍。神经系统症状来自压迫性脊神经炎或坐骨神经痛、椎骨骨折或不全脱位及马尾综合征，后者可引起阳痿、夜间尿失禁、膀胱和直肠感觉迟钝、踝反射消失。极少数患者出现肺上叶纤维化。有时伴有空洞形成而被认为是结核，也可因并发霉菌感染而使病情加重。

（二）诊断要点

（1）患者逐渐出现腰背部或骶髂部疼痛和（或）发僵，半夜痛醒，翻身困难，晨起或久坐后起立时腰部发僵明显，但活动后减轻。

（2）病初时均出现腰膝酸软，不耐久劳，背寒怕冷，其余症状出现频率按高低排列依次为记忆力差，眠差多梦，小便频数，尿后余沥；咳嗽、胸闷；气短心悸；听力减退，耳鸣、耳聋；反复发作的眼炎；女性病例有不同程度的月经失调，男性病例有遗精早泄，约10%的病例有明确家族史。此类分析有助于掌握疾病的证候规律。

（3）影像学。X线片是强直性脊柱炎诊断中最常用、最经济、最重要的影像检查方法。常规拍摄骨盆正位、脊椎正侧位X线片。骶髂关节炎早期（0~I级）X线表现不能确定诊断；进展期（Ⅱ~Ⅲ级）关节面侵蚀和破坏逐渐加重，范围逐渐扩大，关节间隙变窄，个别可显示增宽，伴关节面下囊性变；晚期（Ⅳ级）表现韧带骨化和骨桥形成，关节间隙变窄、消失，最终骨质融合、强直。脊椎改变呈逐渐上行侵犯腰、胸、颈椎，表现为骨质疏松，椎小关节模糊，方椎及竹节样改变，椎旁韧带骨化。极少数可跳跃进展。外周关节侵犯以髋关节炎最常见。早期表现不明显，中晚期出现关节间隙变窄融合等表现。

CT是诊断强直性脊柱炎有效的手段之一，特别是多层螺旋CT（MSCT）的出现和不断发展，密度及空间分辨率较高，提高了早期强直性脊柱炎诊断的敏感性。可发现I级早期改变，如关节面模糊，局灶性骨质疏松等轻微病变。其他各期比X线表现近似。CT可以准确测量、评价关节间隙细节，提高关节面侵蚀、囊变和骨质改变检出率。另外，髋关节附着点病是强直性脊柱炎髋关节损害的特征性表现之一。CT对强直性脊柱炎的诊断率和确诊率比X线高，对骶髂关节炎的诊断可提前1～2级，但CT阴性时也不能排除强直性脊柱炎。CT对于骨质侵蚀和骨质硬化的检出效果优于MRI。

MRI可以显示骶髂关节炎早期的关节软骨、滑膜改变及关节旁组织炎症，并且可以微观观察水分子的流动扩散现象，因此可以较早发现滑膜软骨及周围的骨髓水肿的细微变化。对强直性脊柱炎来说，其早期往往会累及骶髂关节下滑膜部，并且其髂侧受到的累及相对比较重，早期主要表现为关节面不清晰，骨质存在轻度脱钙现象，关节间隙会稍微变宽或者是变得狭窄。强直性脊柱炎导致骨关节和脊柱的骨质结构发生变化时一般用自旋回波序列T1加权成像（T1WI）来评价。快速自旋回波序列T2加权成像（T2WI）脂肪抑制及短反转时间反转恢复序列（STIR）T2WI用来观察急性炎症改变，如软组织、骨髓水肿等。强直性脊柱炎MRI可以表现早期或活动期的滑膜充血水肿、软骨损伤、骨髓水肿及韧带附着点炎信号改变，也可以观察晚期或稳定期的脂肪浸润等信号改变。关节软骨损伤的发生率非常高，正常软骨在T1WI上呈连续性等信号，强直性脊柱炎可使关节软骨损伤导致其变形、缺损等。骨髓水肿表现为T2WI和STIR T2WI上信号不同程度增高。

四、辨证论治

（一）急性期（经络型）

1.风湿痹

主要症状：腰脊强硬疼痛，遇寒受风加重，肢体困痛或游走痛，心情烦躁，局部寒热不明显；舌质淡，苔白，脉浮弦。

治疗方法：祛风除湿，宣通督脉。

临证处理：柴胡桂枝汤加减。仲景柴胡桂枝汤为小柴胡汤与桂枝汤合方，小柴胡汤是少阳病主方，桂枝汤是太阳病主方。桂枝汤方为仲景群方之魁，用于外感可解肌发表止痛，用于内伤可通气血、调营卫、和阴阳、调肝脾。桂枝汤的类方很多都是治疗痹证的主方，如葛根汤、桂枝芍药知母汤、柴胡桂枝汤、桂枝附子汤、黄芪桂枝五物汤等。遇寒受风加重者，可加防风、白术、黄芪；心情烦躁严重者，可加栀子、淡豆豉；疼痛加重者，可酌加制川乌、生麻黄等。

2.寒湿痹

主要症状：症见起病急，腰骶及脊背部疼痛剧烈，晨僵不适明显，常伴有沉重感，活动后减轻，劳累后加重，甚则脊柱活动度减少，或合并外周大关节（如膝、踝关节）肿胀、疼痛；恶寒发热或畏寒喜暖，天气变化或受凉时疼痛较剧；舌淡、苔白腻，脉沉细或沉弦。

治疗方法：散寒除湿，宣通督脉。

临证处理：乌头汤加减。本方出自《金匮要略·中风历节病脉证并治》。方中用川乌、麻黄辛温之品温经散寒，除湿止痛；配以黄芪益气固表，且助麻黄、川乌温经止痛，又可防止麻黄过于发散；芍药、白蜜、甘草缓急舒经止痛；白蜜与川乌先煎，专解川乌之毒性。蜜制乌头对恢复关节畸形实有妙处。外周关节肿胀明显者，可加附子、干姜、桂枝等通阳之品，目的在于扶阳助正，散寒祛邪，纠正关节畸形；脊柱活动明显减少者，可加熟地黄黄、鹿角片、肉桂、桑寄生；晨僵不适明显者，可加独活、狗脊、杜仲、怀牛膝；疼痛剧烈者，可加川芎、当归、细辛、白芥子等。

3.湿热痹

主要症状：多表现为腰背部疼痛、沉重、僵硬不适、俯仰受限，活动时可使疼痛和僵硬减轻，休息不能使其改善；双臀部交替疼痛，亦可双侧同时疼痛；双髋部疼痛、屈伸活动受限；下肢非对称性大关节红肿灼热焮痛，或有积液；多伴有身热不扬、绵绵不解、汗出心烦、口苦黏腻或口干不欲饮等全身表现；或见脘闷纳呆、大便溏软，或黏滞不爽，小便黄赤；或兼男子遗精，女子经闭；舌质偏红、苔薄黄或黄厚腻，脉沉弦或弦滑或细数。

治疗方法：蠲痹止痛，清热利湿，宣通督脉。

临证处理：桂枝芍药知母汤加减。桂枝芍药知母汤出自《金匮要略》。方用桂枝、麻黄祛风通阳；附子大辛大热，散寒止痛；白术、防风祛风除湿，温经散寒；知母、芍药清热滋阴；生姜、大枣和胃调中。全方共达温经散寒、祛风除湿兼养阴清热之功。此方是治疗风湿历节病的名方，其关键在于温通之品的应用，重用桂枝、附子，并将生姜改为干姜，目的在于增强温肾壮阳补火之力，使"阳气流通，阴气无滞"。焦树德教授结合自己多年的临床经验，以桂枝芍药知母汤为基础，筛选药物，组成补肾强督治尪汤。湿热症状明显者，可加苦参、苍术、黄柏、薏苡仁、土茯苓；身热不扬明显者，加金银花、连翘；屈伸活动受限明显者，加防己、川牛膝；疼痛明显者，加红花、制乳没等。

4.痰瘀痹

主要症状：腰脊强痛，背驼，转颈、扭腰及下蹲困难，晨僵、疼痛夜甚、刺痛；痰黏量多难咳，肌肤干燥少泽，舌苔黄腻或舌暗或有瘀斑，脉沉细或涩。

治疗方法：活血化瘀，化痰散结，宣通督脉。

临证处理：身痛逐瘀汤加减。身痛逐瘀汤出自《医林改错》。羌活具有通痹止痛、祛风化湿、散寒解肌之功效；五灵脂可以祛瘀止血、散瘀止痛、通利血脉；地龙具有通络除痹、息风止痉、清热平肝之功效；牛膝可以逐瘀通经、补肝肾、强筋骨、利尿通淋；没药具有活血止痛、消肿生肌、散血祛瘀之功效；香附可以疏肝理气；红花具有活血通经、散瘀止痛之功效；桃仁可以润肠通便、止咳平喘；川芎具有活血祛瘀、行气开郁、祛风止痛之功效；秦艽可以退虚热、祛风湿；甘草可以清热解毒、调和诸药。全方共奏祛风除湿、活血行气、通痹止痛之功效。舌苔黄腻、痰黏量多难咳者，加温胆汤。温胆汤首见于《备急千金要方》，由半夏、橘皮、竹茹、枳实、生姜、甘草组成，《景岳全书》《医宗金鉴》所载之温胆汤，均比原方多了一味茯苓。本方能清痰热而和肝胆，恢复肝胆正常的生理功能。温胆汤是按照《素问·至真要大论》"湿淫于内，治以苦热，佐以酸淡，以苦燥之，以淡泄之"之说，遂"胆为中精之府，以温为候"之性而设的"和"胆之剂，而"少阳主骨"又为温胆汤治疗骨病以佐证。此乃辛开苦降、清热化痰、调理脾胃升降之方也。转颈、扭腰困难明显者，可加威灵仙、桂枝、防风、透骨草；下蹲困难明显者，加秦艽、牛膝；疼痛夜甚者，加羌活、独活、细辛、川乌；刺痛明显者，加桃仁、鸡血藤、青风藤、络石藤；肌肤甲错明显者，加红花、赤芍、郁金、山甲珠等。

（二）肾虚督亏（正邪型）

主要症状：症见腰骶及脊背部疼痛、晨僵不适有所缓解，常见腰脊部酸胀感，脊柱活动后症状有所缓解，畏寒喜暖、得热则舒、四末不温，外周关节冷痛、肢体困重、小便清长或夜尿频多，舌淡、苔白腻或水滑，脉弦滑或沉细。

治疗方法：温补肾阳，宣通督脉。

临证处理：阳和汤加减。本方出自《外科证治全生集》，原用于治疗阴疽、贴骨疽、脱疽、鹤膝风等属阴寒证者，旨在温阳补血，散寒通滞。方中重用熟地黄黄补肾填精；麻黄宣通经络，开寒散结；鹿角胶温肾阳，益精血；肉桂、炮姜温肾助阳；白芥子祛寒痰湿滞；甘草调和诸药。全方温阳与补血并用，祛寒痰与通络相伍，可使阳虚得补，营血得充，寒凝痰滞得除，标本兼治。外周关节冷痛明显者，可加淫羊藿、补骨脂、狗脊；晨僵明显者，加菟丝子、枸杞子、杜仲、怀牛膝；腰骶及脊背部疼痛明显者，加当归、赤芍、制乳没、细辛等。

（三）脾土克肾（贼邪型）

主要症状：腰背部冷痛，活动受限，或有膝关节肿痛，胃脘部有振水音，腹痛绵绵，喜温喜按，食少纳差，口淡不渴，肠鸣便溏，或有便秘，睡眠可。舌淡胖有齿痕，苔白腻，脉沉细。

治疗方法：温补脾肾，宣通督脉。

临证处理：附子理中汤加减。腰背部冷痛明显者，加肾着汤；关节肿痛明显者，加麻黄、细辛、姜黄等。白附片回阳救逆、补火助阳、逐风寒湿邪；桂枝温经、祛风寒、活血通络，配合麻黄使用散寒解表；细辛温经散寒，祛风止痛；干姜温中散寒，回阳通脉，燥湿；姜黄行气、通经止痛；茯苓渗湿利水，健脾和胃；白术健脾益气、温中、燥湿利水；白术和桂枝、茯苓共用加强祛寒湿功效；生姜温中健胃、发汗解表，配合炙甘草调和诸药，佐制附片、细辛的毒性作用。

（四）心火侮肾（微邪型）

主要症状：腰背部疼痛严重，沉重明显，伴双下肢疼痛不适，有明显的晨僵症状，活动后症状可以稍改善，时有心情烦闷，心悸心慌，不能平卧，手足心热，失眠多梦，饮食尚可，二便正常。舌质淡，体胖大，苔白，寸脉弦，尺脉弱。

治疗方法：清心补肾，宣通督脉。

临证处理：炙甘草汤加减。炙甘草汤又名复脉汤，是《伤寒杂病论》中治疗"心动悸，脉结代"，心肌受损、脉道亏损重症的名方。其方中炙甘草和生地黄黄共为君药，其中炙甘草健脾补气，复脉益心；生地黄黄功用为滋阴补血，充脉养心，合用益气养血以复脉。配伍臣药大枣、人参、阿胶、麦冬、麻子仁，以补气养血，滋阴益心。又佐以桂枝、生姜来温心阳，通血脉。总之，上药合用，能滋而不腻，温而不燥，达到益气滋阴，通阳复脉的功效。手足心热，失眠多梦明显者，加黄连阿胶汤。黄连阿胶汤出自《伤寒论》，由黄连、阿胶、黄芩、芍药、鸡子黄5味药物组成，具有滋阴降火、交通心肾的功效，是治疗邪实正虚，阴虚阳亢"心中烦，不得卧"的常用方。腰背部疼痛严重者，加独活寄生汤。独活寄生汤出自《备急千金要方》，为治疗痹证常用方，方中独活善祛脊柱、四肢关节与筋骨间的风寒湿邪，细辛长于搜剔阴经之风寒湿邪，防风能祛一身之风而胜湿，秦艽祛风湿，舒筋络而利关节，桑寄生、杜仲、牛膝共同补益肝肾而强壮筋骨，当归、川芎、地黄、白芍养血和血，甘草健脾益气，诸药组方寓"益肝肾、补气血、止痹痛"之意。

（五）肺病及肾（虚邪型）

主要症状：腰背部冷痛，晨僵明显，活动受限，伴喘促气喘，不能平卧，咳声低弱，易感冒，久咳不愈，自汗恶风，神疲乏力，少气懒言。舌淡苔白，脉濡弱。

治疗方法：温补肺肾，宣通督脉。

临证处理：葶苈大枣泻肺汤加减。肺痹应首辨虚实，治疗以补虚泻实、标本兼顾为总则。病变初期以各种病因导致肺气郁闭为主，用药以"微辛以开之，微苦以降之"为主要原则，药物以轻清气药为主。由于痰浊瘀血水饮在疾病的发展过程中起着重要作用，在治疗过程中要注重理气化痰、开胸利水、活血化瘀。同时，随着病情的发展，应针对具体病情，及时合理地选用补益气血、祛风散寒除湿、下气平喘、清热解毒、健脾益肺、滋补肺肾等治法。易感冒、久咳不愈、自汗恶风、神疲乏力、少气懒言频发明显者，加黄芪桂枝五物汤。仲景用黄芪桂枝五物汤来治疗血痹，用葶苈大枣泻肺汤来泻肺平喘。临床上，黄芪桂枝五物汤加对风寒痹阻型强直性脊柱炎有着很好的治疗效果。方为桂枝汤去甘草、倍用生姜、加黄芪。黄芪甘温补益胃气、宣发表里水饮；倍生姜温中化饮、健胃解表，助桂枝通阳行痹、补中解外；芍药养血和营、除血痹；大枣补益中州、调和营卫。五药相合，共奏补中祛饮、和营祛风之功效，恰解太阴中风里虚饮重、津亏血弱、风邪袭表的病机。叶天士在《临证指南医案·肺痹》中云"清邪在上，必用轻清气药，如苦寒治中下，上结更闭"，用药主张根据肺痹因风、寒、温热、湿、燥、气等而成者，分别施以不同方药。如因于风者加薄荷、桑叶、牛蒡之属；兼寒者则用麻黄、杏仁之类；若温热之邪壅遏而痹者则用羚羊、射干、连翘等。所用药物总皆主乎轻浮，不用重浊气味，是所谓微辛以开之，微苦以降之，适有合乎轻清娇脏之治也。腰背部冷痛、晨僵明显者，加独活寄生汤。

（六）肝病累肾（实邪型）

主要症状：腰脊强痛或背驼，腰膝酸软，头晕耳鸣，目赤、目涩、视力减弱，畏寒肢倦；舌淡嫩，苔薄，脉沉细无力。

治疗方法：温补肝肾，宣通督脉。

临证处理：独活寄生汤加减。畏寒肢倦明显者，加当归四逆汤。当归四逆汤出自《伤寒论》，方中当归、芍药养血和营，桂枝、细辛温经散寒，甘草、大枣补中益气，通草通行血脉。全方有和厥阴以散寒邪之功，调营卫以通阳气之功效。在临床上，如血虚寒凝甚，内有久寒者，加吴茱萸、桂枝、附子三味，统领诸药入肝经，助肝升，补肝阳，肝升则血脉流畅，且肝肾同源，共奏扶阳固本之功效。气虚者加黄芪，血虚者加白芍、熟地黄黄，阴虚内热者加生地黄黄、玄参、石斛、玉竹，肾阳虚者加制附片、补骨脂，痰浊血瘀者加制南星、姜半夏、穿山甲、土鳖虫、地龙、全蝎、蜈蚣，虹膜炎者加菊花、决明子、蝉衣、青葙子等。

（七）肾精亏虚，督脉阳虚（禀赋型）

主要症状：腰背僵硬，昼轻夜重，夜间加重晨起明显，活动后减轻，遇冷痛增得热痛减，阴雨天加重，遇劳累加重，冬季加重，夏季减轻，全身畏寒喜暖。舌淡苔白，脉沉细。

治疗方法：温补肾阳，祛风除湿，温通督脉。

临证处理：脊痛宁胶囊。脊痛宁胶囊是解放军总医院风湿科和中医科依据多年治疗强直性脊柱炎的临床经验积累总结的方剂，用于治疗稳定期的强直性脊柱炎取得较好的效果，现已进一步研发。脊痛宁方由杜仲、独活、川乌、延胡索等药物制成，具有补益肝肾、祛风除湿、活血通络的功能。方中以补肝肾、祛风湿通络的杜仲和独活为主药，辅以制川乌、延胡索祛风湿活血止痛，佐以活血止痛的赤芍，共奏补益肝肾、祛风除湿、活血通络之功效。服用本方后，大部分患者反映脊柱强直疼痛症状明显缓解，有督脉发热的现象，属于正常药物反应，没有不良反应。

五、西医治疗

强直性脊柱炎的治疗目的是减缓疼痛和僵硬感、改善功能、提高生活质量、阻止疾病进展。治疗原则和常见治疗方法包括以下三方面。

（一）非甾体抗炎药

目前治疗强直性脊柱炎的主要药物之一仍是非甾体抗炎药，无论是急性发病还是慢性病程中，都可以用NSAIDs来改善脊柱或是外周关节疾病的症状。所有NSAIDs均可减缓疼痛（后背痛、骶髂关节痛、外周关节炎引发的疼痛和肌腱端炎症的疼痛）和僵硬感。

（二）缓解病情药物

迄今为止仍无一种可根治强直性脊柱炎的特效药，这决定了强直性脊柱炎的治疗必然是一个长期的过程，因此选用合适的有效药物是保证强直性脊柱炎患者获得长期治疗的关键。病情改善药物主要用于缓解疼痛、改善晨僵、改善功能和脊柱活动度。该类药物能够阻止疾病的进展，从而控制疾病，改善患者的预后，总体上，患者对该类药物耐受良好。治疗强直性脊柱炎常见的DMARDs包括：柳氮磺吡啶、甲氨蝶呤、沙利度胺和来氟米特等。

（1）SSZ：在治疗强直性脊柱炎的二线药物中，SSZ应该是目前使用最为广泛的药物之一。SSZ是由5-氨基水杨酸和磺胺吡啶通过偶氮键合成的，其抗肠道感染和治疗溃疡性结肠炎的作用早已为世人所公认。由于强直性脊柱炎与炎性肠病之间有很强的相关性，有报道认为超过60%的强直性脊柱炎患者存在肠道炎症状况，因此SSZ的抗炎作用机制可能是通过磺胺吡啶抑制肠道中的某些抗原性物质来达到。到目前为止，SSZ被证实对强直性脊柱炎患者外周关节炎有效，对脊柱或肌腱端炎无效或效果不佳。目前常规用法和用量：500mg口服，每日2次，每周递增至每日1.5～3.0g，分2～3次服用。在接受SSZ治疗的强直性脊柱炎患者中发生的不良反应主要有：腹泻、上腹痛、偶有贫血和白细胞下降，因此建议开始治疗时应每月检查血常规。

（2）MTX：MTX是一种叶酸抑制剂，可能对强直性脊柱炎的外周关节炎有一定疗效。目前常规用法和用量：活动期强直性脊柱炎，每周7.5mg，口服，1次/周，根据反应可调整到最大剂量为每周10mg。应用过程中注意MTX对血液系统和肝脏的毒性。

（3）沙利度胺：该药具有免疫调节作用，可抑制肿瘤坏死因子-a、IL-6、IL-1等炎性因子的产生，对强直性脊柱炎患者的脊柱和外周关节炎症均有一定疗效。通常用法和用量：50mg，睡前口服，每日1次，每1~2周增加50mg，直至150mg/d。用药期间注意事项：鉴于本药对胎儿的不良反应，用药期间应该严格采取有效避孕措施。由本品所致的多发性神经炎尽管发生率低，但仍要提醒患者服用本药期间，一旦出现手足末端麻木和（或）感觉异常，应立即停药。其他不良反应包括口鼻黏膜干燥、头晕、倦怠、嗜睡、恶心、腹痛、便秘、面部水肿、面部红斑及过敏反应等。

（4）LEF：LEF是一个低分子量、合成的口服免疫抑制剂，其作用机制是特异性抑制嘧啶的从头合成。由于激活T细胞需要大量的嘧啶，而LEF可特异性抑制嘧啶的合成，因此也就优先抑制T细胞的激活和增殖。对有外周关节炎的患者可给予LEF治疗，常规用法和用量：10~20mg/d，可与SSZ、沙利度胺、MTX等联合应用。主要不良反应包括过敏反应、白细胞下降、肝功能异常、脱发、腹泻、体重下降等。

（5）肿瘤坏死因子-α抑制剂：目前在临床上被广泛用于治疗强直性脊柱炎的肿瘤坏死因子-α抑制剂包括3种：依那西普、英夫利昔单抗和阿达木单抗。3种药物无论是单克隆抗体还是融合蛋白，均是通过抑制肿瘤坏死因子-α来达到控制炎症和病情的目的。

①依那西普：依那西普通过与可溶性、膜型肿瘤坏死因子及淋巴毒素-α相结合，抑制肿瘤坏死因子与细胞表面的肿瘤坏死因子受体相互作用。用法和用量：皮下注射25mg、2次/周或50mg、1次/周，使用灭菌注射用水稀释。接受依那西普治疗前要排除活动性感染，包括肝炎、结核等。

②英夫利昔单抗：英夫利昔单抗通过与可溶性和转膜肿瘤坏死因子相结合，阻止肿瘤坏死因子与细胞表面的肿瘤坏死因子受体相结合而发挥其抗肿瘤坏死因子的生物学作用。中轴受累的强直性脊柱炎对常规和传统治疗疗效不佳时，或者合并存在眼炎、炎性肠病等关节外表现的强直性脊柱炎患者适合用英夫利昔单抗治疗。用法和用量：分别在第0、第2、第6周按5mg/kg体重静脉滴注3次，以后每6~8周按相同剂量静脉滴注；如果到治疗的第6周无效，应终止治疗。注意事项：治疗前、治疗期间和治疗后6个月都要监测感染，尤其是结核和肝炎。

③阿达木单抗：阿达木单抗与可溶性的肿瘤坏死因子结合进而抑制肿瘤坏死因子与细胞表面的肿瘤坏死因子受体结合，以达到其抗肿瘤坏死因子作用。用法和用量：皮下注射，40mg，1次/2周。注意事项、禁忌证、不良反应基本同依那西普。

（三）其他治疗

（1）教育。对患者进行疾病知识的教育，使其认识疾病的慢性过程及长期治疗的必要性及治疗过程中的各种注意事项。

（2）锻炼在强直性脊柱炎患者的康复过程中非常重要，应加强脊柱和关节功能的锻炼，以保持关节功能；坚持循序渐进和不间断的合理体育锻炼，如练习深吸气、游泳、颈部和腰部的活动等，有利于保持脊柱的正常生理曲度。

（3）理疗。如温泉浴、热水浴等对于减轻局部炎症、疼痛和僵硬有一定帮助。

（4）重度畸形需要手术治疗。如人工关节置换术和脊柱矫形术等。

第十二章 原发性肾小球疾病

第一节 急性肾小球肾炎

急性肾小球肾炎是急性起病，以血尿、蛋白尿、高血压、肾小球滤过率下降以及水钠潴留为主要表现的一组临床综合征。本病常出现于感染之后，以链球菌感染后急性肾小球肾炎最为常见。该病好发于3～10岁儿童，成年人亦可发病。本病属中医学"水肿""尿血""肾风"等范畴。

一、病因病机

（一）中医病因病机

急性肾小球肾炎病因不外乎内、外两端。内因主要是禀赋不足，饮食不节，或劳逸不当，导致脾肾亏虚；外因则多为六淫外袭，尤以风邪袭表为主，疮毒内陷。

1.病因

（1）六淫外袭：六淫之邪外袭，以风邪为主，首先犯肺，肺失宣降，水道通调失司，以致风水相搏，水气外不得越于玄府而为汗，下不得达于膀胱而为尿，水湿泛溢肌肤而发病。《景岳全书·肿胀》所言："凡外感毒风，邪留肌肤，则亦能忽然水肿。"

（2）疮毒内陷：肺主皮毛，脾主肌肉，痈疮湿毒侵于肌肤，犯于肺脾，导致肺失治节，宣降失职；脾失运化，水湿内停，进而引起三焦水道失畅，外侵皮肤，内渍脏腑。如热毒之邪灼伤血络，可见尿血。

（3）饮食失节：脾为后天之本，脾主运化，若平素嗜食肥甘厚味或饥饱失常，则易损伤脾气，以致脾失健运，传输失司，水液内停聚而成湿，水湿壅滞而发病。

（4）禀赋不足，劳逸不当：先天禀赋不足，或过劳，或纵欲无节，导致肾元亏虚，脾肾损伤，肾气化失常，水湿内聚，泛溢肌肤，发为水肿；肾失固摄，精微外泄，可见蛋白尿；脾失统血，则见尿血。

2.病机

外邪侵袭是导致急性肾小球肾炎的主要病因，而肺、脾、肾三脏功能失调是本病发生的内在基础，亦是本病进一步发展的根源；水湿、湿热、瘀血等既是病理产物，又可作为致病因素影响病程和疾病的发展。故本病病位在肺、脾、肾；病理因素为六淫（以风邪为主）、水湿、疮毒、瘀血。

全身水液正常代谢平衡，有赖于肺之通调，脾气之传输，肾气之开阖，三焦之决渎，膀胱之气化。若各脏腑受邪，功能失调，则致疾病发生。外邪犯肺，致肺失宣降，水气外不得越于玄府而为汗，下不得达于膀胱而为尿，泛溢肌肤而为肿；疮疡湿毒浸于肌肤，或饮食劳逸等损伤脾气，水液不能正常运化与敷布，溢于肌肤而发病；湿邪内蕴日久化热，湿热下注，灼伤血络；或下焦血瘀，损伤血络；以及脾虚受损，气不摄血，故本病亦可引起尿血。肾元亏虚可因先天不足，亦可因后天失养，调理失宜，先有脾胃虚弱，后有肾元不足，肾元亏虚，精微外泄，故可见蛋白尿。

急性肾小球肾炎证候演变趋向是从表及里，由上焦、中焦而达下焦，从标实为主逐渐向正虚邪实、虚实夹杂演变。急性水肿期为正邪剧争的病理过程，水肿消退期则进入正虚邪恋阶段。若经治疗邪去正安，疾病向愈；若失治误治，病情发展，以致五脏俱病，诸证丛生，迁延难愈，严重者可有水气凌心，上蒙清窍，甚至肾元衰竭，血脉受阻，湿毒潴留，危及生命。

（二）西医病因病机

多数急性肾小球肾炎是由A族溶血性链球菌感染引起的免疫反应性肾小球肾炎，即急性链球菌感染后肾小球肾炎（acute poststreptococcal glomerulonephritis，APSGN）；A族溶血性链球菌感染占该病病因的80%；肺炎球菌、葡萄球菌、病毒等也可导致急性肾炎综合征。

目前研究认为，体液免疫和细胞免疫机制共同参与APSGN的发病。多种带正电荷的链球菌抗原成分种植于肾小球基底膜（GBM），引发原位复合物形成而致病。A族溶血性链球菌的IgG Fc受体蛋白可诱导血液循环免疫复合物中IgG增多，同时IgG Fc受体蛋白激活炎症因子（如TNF-α等）、补体，诱导产生抗A族溶血性链球菌IgG Fc受体蛋白的抗体，并在肾小球沉积，破坏肾小球结构。主要致病抗原有以下三种。

1.链球菌蛋白酶或链球菌致热原外毒素B（streptococcal pyrogenic exotoxin B，Spe-B）

Spe-B是一种阳离子性蛋白，通过选择性通路激活补体系统。因此，容易种植于具有阴离子电荷的GBM上。

2.肾炎相关纤溶酶受体（nephritis-强直性脊柱炎sociated pl强直性脊柱炎min receptor，NAPlr）

此蛋白被鉴定为链球菌胞质抗原，可强烈激活补体C_3，具有容易与系膜基质及GBM结合的特性。

3.链球菌蛋白酶（红细胞毒素B）及其前体——胶素原

是纯化的肾炎性抗原，与肾小球基底膜有共同抗原。与其他感染相比，APSGN罕见再发，但也有报道APSGN再发的概率为0.7%~7.0%。

二、临床表现

（一）前驱期

多数有前驱感染，以呼吸道感染最常见，如急性扁桃体炎、咽峡炎；其他如腮腺炎、风疹、猩红热、淋巴结炎、中耳炎；皮肤感染如脓皮病、脓疱疮；皮疹伴感染如疖痈、疥疮、疱疹；无明显前驱感染史者占少数。

（二）一般表现

1.水肿、少尿

由于水钠潴留可导致眼睑、下肢水肿，全身性水肿少见，且症状较轻，但小儿患者有时可见肺水肿。

2.高血压

高血压是由水钠潴留、循环血容量增多所致。80%的患者可出现，多为中等程度高血压，舒张压升高者较为多见。

3.血尿、蛋白尿

几乎所有患者均有血尿，肉眼血尿发生率40%左右；蛋白尿一般不重，常为非选择性蛋白尿，少数患者可出现肾病水平蛋白尿（>3.5g/24h）。

4.氮质血症

由于肾小球滤过功能受损，常出现一过性血清肌酐（Scr）、尿素氮（BUN）升高，严重者可出现急性肾衰竭。

5.全身表现

患者常出现与氮质血症程度不平行的疲乏、厌食、恶心；部分患者有头晕、嗜睡、视物模糊（与高血压、脑水肿有关）、腰痛等症状。

6.肾病综合征（nephrotic syndrome，NS）

国内外学者报道强直性脊柱炎PGN并发NS的概率达19%~32%。有学者报道NS既可出现于APSGN的急性期，也可出现于APSGN的急性期后。

（三）并发症

1.心力衰竭

由于循环血容量急骤增加导致心衰，多见于成年人及老年人。

2.脑病

儿童患者较多见，主要表现为剧烈头痛、呕吐、嗜睡、神志不清，严重者有阵发性惊厥及昏迷。

3.急性肾损伤

55岁以上患者中易出现GFR下降，常伴高钾血症。

三、诊断与鉴别诊断

（一）诊断要点

1.中医辨证要点

本病多分阶段论治。水肿急性期，多为风邪外袭，风邪常兼热、寒、湿等合而为病，以头面部水肿为著，恶寒、发热、咽痛等症常见；因脓毒者，多于脓毒疮疡感染后出现水肿、小便不利；因湿热蕴结者，症见周身水肿、脘闷纳差、小便黄赤。疾病恢复期，肿势渐退，以身倦乏力、气短懒言、纳差为主要表现，多为脾肾气虚邪恋；神倦乏力，腰酸盗汗，或手足心热者，多属阴虚邪恋。

2.西医诊断要点

（1）有明确的前驱病（上感、扁桃体炎或脓皮病）及一定的前驱期。

（2）有水肿、少尿、血尿和高血压的表现。

（3）尿检查红细胞>5个/HP，可有蛋白、管型[颗粒和（或）透明管型]。

（4）血液检查红细胞沉降率增快（>20mm/h），抗链球菌溶血素"O"升高（>400U），血液补体C_3下降（C_3<600mg/L）。

（二）鉴别诊断

临床表现为急性肾炎综合征可见于多种原发性肾小球疾病和累及肾脏的系统性疾病，需根据流行病学、链球菌感染史、水肿、尿少、高血压、强直性脊柱炎O阳性、C_3动态变化以及肾活检病理等予以鉴别。

1.发热性—过性蛋白尿

各种原因的高热均可导致蛋白尿，伴或不伴血尿，但一般不伴水肿和高血压，随发热消退，蛋白尿消失。

2.急性肾盂肾炎

急性肾盂肾炎患者有全身及局部感染的表现，如发热、尿路刺激征、尿中出现大量白细胞甚至白细胞管型、尿细菌学培养阳性，超声等影像学检查常发现尿路梗阻或结石等，且抗感染治疗有效。

3.IgA肾病

约1/5的IgA肾病患者呈急性肾炎综合征表现。此病多于前驱感染后数h或1～3d出现肉眼血尿或伴有蛋白尿，链球菌培养阴性，强直性脊柱炎O滴度不高，血清补体正常，部分患者血IgA升高。病程反复发作，鉴别诊断困难者，可行肾活检明确诊断。

4.膜增生性肾炎

本病常有前驱呼吸道感染史及链球菌感染史、强直性脊柱炎O滴度升高及低补体血症，起病与APSGN极其相似。若病程无自愈倾向，大量蛋白尿，低补体血症持续超过8周不恢复，应考虑本病并及时肾活检明确诊断。

5.急进性肾炎

本病发病过程与急性肾炎相似，但其进行性少尿至无尿，进行性肾功能减退并于短期内发展至尿毒症。若急性肾炎综合征病程超过1个月不缓解，应及时肾活检除外本病。

6.急性间质性肾炎

本病常有用药史（以抗生素、止痛剂常见），肾功能短期内急剧下降并伴过敏表现，如皮疹、外周血嗜酸性粒细胞增多，确诊需肾活检。

7.全身系统性疾病肾损害

可呈急性肾炎综合征表现，但多伴有其他系统受累表现，可资鉴别。如系统性红斑狼疮，可伴有发热、皮疹、关节痛、脱发、紫外线过敏等，以及血清抗体谱改变；过敏性紫癜常可通过体检及详细询问病史发现皮肤紫癜；小血管炎有发热、体重下降、关节痛等全身非特异性炎症反应，以及抗中性粒细胞胞质抗体（ANCA）阳性；冷球蛋白血症常伴有遇冷体表温度降低，寒冷性荨麻疹，关节痛，肝、脾、淋巴结肿大等，血液中检测到冷球蛋白。

8.急性肾小球肾炎并发症（如心衰、高血压、脑病等）

若并发症严重而临床表现突出时，常掩盖肾炎综合征的临床表现，要重视尿检、链球菌感染史等，以免误诊、漏诊。

四、治疗

（一）中医治疗

1.治疗原则

治疗方面，急性肾小球肾炎分为急性期与恢复期两个阶段。急性期以祛邪为主，治疗原则多为疏风清热、宣肺利水、清热活血、解毒利湿；恢复期以扶正祛邪为要，治疗宜补气养阴，兼以清利湿热，并根据正虚与余邪胜负，确定补虚与祛邪的轻重，以补益不助邪、祛邪不伤正为原则。

2.辨证施治

（1）急性期。

①肺失宣肃，风水泛滥。

临床表现：外感后出现尿少、水肿，腰以上为著，伴恶风（寒），发热、咳嗽等，舌质淡、苔薄白或薄黄，脉浮紧或浮数。

治法：疏风清热，宣肺利水。

方药：越婢加术汤合五皮饮加减（越婢加术汤出自《金匮要略》，五皮饮出自《中藏经》）。

参考处方：炙麻黄6g，生石膏（先煎）15g，生白术12g，茯苓15g，陈皮12g，大腹皮15g，桑白皮12g，生姜6g，浮萍9g，泽泻15g，泽兰12g，车前草15g，大枣3枚，甘草3g。

方中炙麻黄、浮萍、生姜疏风宣肺；生白术、茯苓、泽泻、大腹皮、泽兰、车前草淡渗利水；生石膏、桑白皮清热宣肺。

临床应用：咳嗽气喘者，加葶苈子、紫苏子、射干宣肺平喘；发热、汗出、口干渴、苔薄黄者，加金银花、黄芩清热解毒；头痛者，加夏枯草、钩藤平肝潜阳；血尿明显者，加地榆、小蓟、白茅根、侧柏叶凉血止血。

②热毒壅盛。

临床表现：发热、咽痛、扁桃体或颌下淋巴结肿大，皮肤疮肿，尿少、尿黄赤，水肿，舌红、苔黄，脉数或滑数。

治法：清热解毒，利水消肿。

方药：五味消毒饮合麻黄连翘赤小豆汤加减（五味消毒饮出自《医宗金鉴》，麻黄连翘赤小豆汤出自《伤寒论》）。

参考处方：金银花15g，野菊花12g，蒲公英15g，紫花地丁12g，连翘15g，麻黄6g，赤小豆9g，黄芩12g，栀子12g，茯苓15g，泽泻12g，车前草15g，甘草3g。

方中金银花、野菊花、蒲公英、紫花地丁、连翘、栀子清热解毒；麻黄、赤小豆宣肺利水；黄芩清热宣肺；茯苓、泽泻、车前草利水渗湿。

临床应用：咽痛甚者，加大青叶、板蓝根、蝉蜕清热利咽；小便赤涩者，加白花蛇舌草、石韦、金钱草清热利湿通淋；皮肤有丘疹瘙痒或疖肿者，加白鲜皮、土茯苓、苦参、地肤子燥湿祛风止痒。

③湿热内壅。

临床表现：周身水肿，胸脘痞闷，恶心纳差，头晕，烦热口渴，舌质红，苔黄腻或厚腻，脉数或滑数。

治法：清热利湿消肿。

方药：四妙散合三仁汤加减（四妙散出自《圣济总录》，三仁汤出自《温病条辨》）。

参考处方：苍术12g，黄柏12g，怀牛膝12g，生薏苡仁30g，汉防己12g，萆薢12g，泽泻12g，茯苓15g，车前草15g，白蔻仁9g，杏仁9g，六一散12g。

方中杏仁宣肺利水；白蔻仁化湿行气；薏苡仁、泽泻、茯苓、车前草、六一散渗湿利水；苍术、黄柏燥湿利水；萆薢清热利湿；汉防己清热利水。

临床应用：蛋白尿多者，加金樱子、芡实固肾涩精；脘胀、纳少者，加鸡内金、焦三仙、莱菔子消食和胃；口苦口黏者，加黄连、吴茱萸清肝泻火、降逆止呕；氮质血症者，加生大黄通腑泄浊。

（2）恢复期。

①脾肾气虚，邪毒未尽。

临床表现：水肿渐消，身倦乏力，气短懒言，纳差，小便短少，舌质淡红，苔薄、白腻，脉濡缓。

治法：健脾益肾，清化余邪。

方药：参苓白术散合竹叶石膏汤加减（参苓白术散出自《太平惠民和剂局方》，竹叶石膏汤出自《伤寒论》）。

参考处方：太子参12g，生黄芪15g，茯苓12g，白术12g，泽泻12g，淡竹叶6g，麦门冬10g，清半夏6g，车前草15g，白茅根15g，生甘草6g。

方中太子参、黄芪益气健脾；白术、茯苓、生甘草健脾补气；泽泻、车前草利水消肿；清半夏燥湿健脾；白茅根清热利水。

临床应用：纳食呆滞者，加谷麦芽、山楂、神曲、砂仁消食和胃；为防止邪毒未尽，加连翘、鱼腥草清热解毒；镜下血尿明显者，加小蓟、仙鹤草凉血止血。

②阴虚湿热，肾络瘀阻。

临床表现：腰酸、神疲乏力，或手足心热，或盗汗，镜下血尿长期迁延，舌质红，苔薄白或薄黄，脉细滑。

治法：滋阴清热，活血化瘀。

方药：知柏地黄合桃红四物汤（知柏地黄汤出自《医宗金鉴》，桃红四物汤出自《医宗金鉴》）。

参考处方：生地黄24g，山药12g，山茱萸12g，丹皮12g，泽泻12g，茯苓12g，知母12g，黄柏12g，桃仁6g，红花6g，川芎8g，当归10g，赤白芍各12g，甘草3g。

方中生地黄、山药、山茱萸、泽泻、茯苓、丹皮、知母、黄柏养阴补肾，滋阴清热；桃仁、红花活血通络；川芎、当归、赤白芍养血活血。

临床应用：气阴两虚者，加生黄芪、太子参益气养阴；血尿明显者，加阿胶、茜草、地榆等滋阴止血；血尿长期不愈者，加血余炭、三七粉、藕节炭、蒲黄炭等活血止血；咽喉肿痛者，加蝉蜕、牛蒡子、连翘、金银花等清热利咽。

（二）西医常规治疗

急性肾小球肾炎以休息、对症支持治疗为主。

1.前期感染灶治疗

青霉素、头孢菌素可作为首选（青霉素可使链球菌感染后血强直性脊柱炎O的阳性率从70%～80%降为15%），红霉素、阿奇霉素可作为替代。由于柯萨奇病毒和支原体抗体等的检出率有所增高，如有明确的病原血清学证据，可配合抗病毒治疗。

2.对症治疗

（1）水肿、少尿：水肿通过适当限制钠盐摄入等饮食疗法和休息可以改善，轻症水肿可口服氢氯噻嗪，严重时需使用袢利尿剂。因该病容易导致高钾血症，故不推荐使用保钾利尿剂。如果对利尿剂及原发病的治疗无反应，持续少尿，甚至心衰竭，可透析治疗。

（2）高血压：轻度高血压应控制饮食（低盐、适当限水），中度以上时合理应用以利尿剂为基础的降压药治疗。使用利尿剂会激活肾素-血管紧张素-醛固酮系统，可进一步导致出球小动脉收缩，血管紧张素Ⅱ增加使肾小球毛细血管内压（PGC）升高。因此，使用ACEI/ARB可抑制血管紧张素Ⅱ的增加，起到抑制PGC升高的作用。临床实践中以舒张压降至90mmHg以下为目标值，如果单独应用利尿剂不能有效控制血压时，常首选ACEI或ARB。大部分病例两种药物合用能够控制血压，若治疗效果不佳时可联用钙拮抗剂、α_1受体阻滞剂和中枢性交感神经抑制剂等。

（3）氮质血症：Scr、BUN持续上升达到尿毒症水平时，需考虑透析治疗。

（4）血尿、蛋白尿：血尿以及非肾病范围的蛋白尿多无须特殊治疗。

（5）临床表现为NS和（或）肾活检病理伴有大量新月体：对处于病变急性期，临床呈NS和（或）肾组织病理表现严重的成年患者，可考虑给予激素治疗，从而明显减少疾病进一步发展和出现严重后遗症的危险。肾活检病理呈新月体肾炎或新月体较大且多于40%的肾小球出现新月体，则需大剂量免疫抑制剂治疗。

（6）心力衰竭：控制心衰主要措施为利尿、降压，必要时可用硝普钠静脉滴注以减轻心脏前后负荷；若限盐、利尿后仍不能控制心力衰竭时，可考虑透析治疗。

第二节　慢性肾小球肾炎

一、概述

慢性肾小球肾炎（chronic glomerulonephritis，CGN）系指各种病因引起双侧肾小球弥漫性或局灶性炎症性或非炎症性改变，是临床起病隐匿、病程冗长、病情发展缓慢的一组原发性肾小球疾病的总称。

中医古籍对类似慢性肾炎的论述散见于"水肿""虚劳""腰痛""血尿"等篇章中。历代医家根据水肿出现的部位不同而有不同的名称，如眼睑水肿有"目窠上微肿""目下肿"；下肢水肿有"跗肿""足胫肿"等；四肢水肿有"四肢肿""结阳"等；全身肿有"面跗庞然肿""通身肿""一身悉肿"等。还有"腰以上肿""腰以下肿"等名称。

二、病因病机

（一）中医病因病机

1.病因

慢性肾炎主因先天禀赋不足或劳倦太甚、饮食不节、情志不遂等引起肺、脾、肾虚损，气血阴阳不足所致，又常因外感风、寒、湿、热之邪而发病。

（1）禀赋不足，肾元亏虚：先天禀赋不足、后天失养、房劳过度、生育不节等，内伤肾元，使肾之精气内耗，肾阳亏虚，气化不行。肾阳受伤则火不暖土，脾失温煦不能传输水液而成肿。张景岳曰："夫所谓气化者，即肾中之气也，即阴中之火也，阴中无阳，则气不能化，所以水道不通，溢而为肿。"

（2）饮食劳倦，内伤脾胃：过食肥甘，酗酒成癖，或过食生冷，或思虑劳倦太过，或为寒凉之药误治，饮食不足，脾胃虚弱，使湿蕴中焦，脾失健运，津液不化，聚留为水，泛溢肌肤而成水肿。脾虚不能升清，而致精微下泄，尿中可见蛋白；脾虚不能统摄，致血溢脉外而成尿血。

（3）湿热内盛，三焦壅滞：三焦为水液运行的通道，也是气化的场所。湿热内盛，三焦为之壅滞，直接导致水道不通，发为水肿。

（4）风邪外袭，肺失通调：肺为水之上源，外合皮毛，最易遭受外邪侵袭，一旦为风邪（兼热或夹寒）所伤，则宣发肃降失常，不能通调水道而下输膀胱，以致风遏水阻，风水相搏，溢于肌肤，发为水肿。《景岳全书·肿胀》篇所言："凡外感毒风，邪留肌肤，则亦能忽然水肿。"《医宗金鉴》："风水，得之内有水气，外感风邪。"

（5）水湿浸渍，脾阳受困：久居湿地，冒雨涉水，衣着冷湿，或水中劳作，汗出渍衣，水湿之气内侵，脾阳为寒湿所困，失健运之职而难以升清降浊，水湿既不能下趋，则泛于肌肤成肿；或湿邪化热，湿热留恋，灼伤肾络，损伤肾阴，精微失固而成蛋白尿、血尿之证。《医宗金鉴·水气病脉证》曰："皮水，外无表证，内有水湿也。"

（6）湿毒浸淫，内归脾肺：肌肤之痈疡疮毒，大多因湿毒所致，若未能及时清解消透，疮毒内归脾肺，致脾失健运而不能运化水湿，肺失宣降而致水道不通，水湿不行，运行受阻，溢于肌肤四肢，发为水肿；或热毒内归，下焦热盛，则可灼伤肾络而为血尿。《沈氏尊生书·杂病源流犀烛》："有血热生疮，变为肿病。"

（7）药毒伤肾：用药不当，长期滥用中、西药物，可直接损伤肾气，而出现肾病或加重肾病。对于某些肾气不足或已患肾疾者药毒可直接克伐肾气，而致气化失司，水湿不行，泛溢肌肤，而成水肿、蛋白尿、血尿或肾功能损害。

2.病机

本病病机为本虚标实，虚实夹杂。正虚为肾精亏虚，邪实为风邪、水湿、湿热、瘀血。病位主要在肾，但可影响肺、脾，出现多脏同病。一是因为脏腑相互传变，如肾病及脾，脾病及肾，肺病及肾等。《素问·玉机真脏论》说："五脏相通，移皆有次，五脏有病，则各传其所胜。"二是因为水液代谢主要由肺脾肾共同完成，肺主通调，脾主运化，肾主开合，通利三焦，使得水精四布，五经并行。故水湿为患，多影响数脏，而表现为几脏兼病。肺脾肾三脏虚损，尤其是肾之精气损伤，可导致肾不藏精，封藏失职，开阖失节，水湿内蕴导致水肿、蛋白尿、血尿的产生。风邪、湿热、瘀血与本虚相互作用，是本病复发、加重及病程迁延难愈的原因。

（二）西医病因病机

1.病因

大多数慢性肾小球肾炎的病因不明，可能与细菌、病毒或原虫感染、过敏等因素有关。急性链球菌感染后肾炎迁延不愈，病程超过1年以上者可转入慢性肾炎，但仅占15%～20%。大部分慢性肾炎并非由急性肾炎迁延所致。

2.病机

慢性肾炎发病机制有免疫因素和非免疫因素两类。

（1）免疫因素：

①循环免疫复合物（circulating immunocomplex，CIC）沉积引起的肾小球肾炎：外源性抗原或内源性抗原刺激机体产生相应抗体，在血液循环中形成CIC，CIC在某些情况下可沉积或为肾小球所捕捉，沉积于肾小球系膜区和内皮下。

②原位免疫复合物（in situs immune complex，in situs IC）所致的肾小球肾炎：循环中游离抗体（或抗原）与肾小球固有抗原或已种植于肾小球的外源性抗原（或抗体）相结合，在肾脏局部形成免疫复合物。

③细胞免疫、炎性介质（如补体、白细胞介素、活性氧、多肽生长因子和细胞因子等）等可导致肾小球损伤，产生临床症状。

（2）非免疫因素。

①肾小球内血流动力学改变：当肾小球硬化及肾实质减少后，其健存肾单位出现代偿，毛细血管内静水压和单个肾小球滤过率上升，形成过度滤过，促使肾小球进一步硬化。

②肾小球系膜基质合成增加：肾小球内压的升高，可增加系膜细胞机械性伸展的程度，系膜细胞合成Ⅰ型、Ⅱ型、Ⅳ型胶原增加，层粘连蛋白及纤维结合素也随之增加，可导致系膜细胞基质的改变，形成肾小球硬化。

③肾内动脉硬化：高血压通过影响肾小球毛细血管静水压、引起肾小球高滤过，导致或加速肾动脉硬化，肾内动脉硬化可进一步引起肾缺血，从而加速肾损害。

④脂质代谢异常：脂质代谢异常是肾小球硬化的重要机制之一。

三、临床表现

（一）起病特点

（1）隐匿起病：有的患者可无明显临床症状。偶有轻度水肿，血压可正常或轻度升高。多通过化验检查发现此病。

（2）慢性起病：患者可有乏力、疲倦、腰痛、纳差，眼睑和（或）下肢水肿，伴有不同程度的血尿或蛋白尿，部分患者可表现为肾病性大量蛋白尿。也有患者以高血压为突出表现，伴有肾功能正常或不同程度受损。

（3）部分患者因劳累、感染、血压增高、水与电解质紊乱使病情急性发作，或用肾毒性药物后病情急骤恶化。

（二）症状表现

1.水肿

多数患者有不同程度的水肿，轻者仅有面部、眼睑等组织松弛部位的水肿，晨起比较明显，进而可发展至踝、下肢。重者则全身普遍水肿，并可有腹腔积液、胸腔积液（少见）。引起肾性水肿的主要原因有以下几种。

（1）肾小球滤过率降低，水钠潴留。

（2）全身毛细血管通透性改变，使体液进入组织间隙。

（3）球管失衡。

（4）血浆白蛋白水平降低，引起血浆胶体渗透压水平降低。

（5）有效血容量减少，致继发性醛固酮增多。

2.高血压

慢性肾炎患者高血压的程度差异很大。引起肾性高血压的原因有以下几种。

（1）水钠潴留。

（2）肾素–血管紧张素–醛固酮系统激活。

（3）肾炎后期继发肾小动脉硬化，外周血管阻力增高等。慢性肾炎病变过程中逐渐出现高血压或高血压持续不降，甚至持续上升，是病情进一步恶化的征兆。

3.尿液异常改变

尿液异常是慢性肾炎的基本标志。水肿期间尿量可能减少，无水肿者一般尿量接近正常；肾功能明显减退，尿浓缩功能障碍者，常有夜尿及多尿，尿比重不超过1.020，疾病晚期常固定在1.010，禁水12h后尿渗量低于550mOsm/（kg·H_2O），至尿毒症期，即可出现少尿（小于400mL/d）或无尿（小于100mL/d）；有不同程度的尿蛋白，从微量蛋白尿到大量蛋白尿不等，一般在1~3g/24h，也可呈大量的蛋白尿（>3.5g/24h），蛋白尿可呈选择性或非选择性；尿沉渣可见颗粒管型和透明管型；血尿一般较轻，甚至可完全没有，但在急性发作期可出现镜下血尿，甚至肉眼血尿，尿沉渣镜检多为肾小球源性血尿。

4.贫血

水肿明显时可有轻度贫血，可能与血液稀释有关；中度以上贫血与机体内促红细胞生成素减少、红细胞寿命缩短有关，提示肾单位损坏及肾功能损害已很严重。慢性肾炎发展到晚期可出现严重的贫血。

5.肾功能不全

主要表现为肾小球滤过率（GFR）下降，肌酐清除率（Ccr）降低。但由于肾脏的代偿功能很强，当Ccr降至正常值的50％以下时，血清肌酐及尿素氮才会升高。

四、诊断与鉴别诊断

（一）诊断要点

1.中医辨证要点（参照中华中医药学会肾病分会2006年拟定标准进行诊断）

（1）起病隐匿、进展缓慢，病情迁延，临床表现可轻可重，或时轻时重。随着病情发展，肾功能逐渐减退，后期可出现贫血、电解质紊乱、血尿素氮、血清肌酐升高等情况。

（2）尿检查异常，常有长期持续性蛋白尿，尿蛋白定量常<3.5g/24h，血尿（相差显微镜多见多形态改变的红细胞），可有管型尿，不同程度的水肿、高血压等表现。

（3）病程中可因呼吸道感染等原因诱发急性发作，出现类似急性肾炎的表现。

（4）排除继发性肾小球肾炎后，方可诊断为原发性肾小球肾炎。

2.西医诊断要点

一般而言，凡有尿检异常（血尿、蛋白尿、管型尿）、水肿及高血压，病程迁延，无论有无肾功能损害均应考虑此病。慢性肾炎个体间差异较大，临床表现多样，易造成误诊，肾活检病理检查可确诊并有利于指导治疗。

（二）鉴别诊断

本病临床表现多样，慢性肾小球肾炎应注意要与下列疾病相鉴别。

1.感染后急性肾小球肾炎与慢性肾小球肾炎急性发作相鉴别

二者的转归不同，前者有前驱感染，最多1~2个月可自愈；后者急性发作多在短期（数日）内病情急骤恶化，血清C_3一般无动态变化。

2.原发性高血压继发肾损害与慢性肾小球肾炎高血压型相鉴别

原发性高血压肾损害（良性肾小动脉性硬化症）多有高血压家族史，先有较长期高血压，其后出现肾损害，尿改变轻微（微量至轻度蛋白尿，可有镜下血尿及管型），远曲小管功能损伤（如尿浓缩功能减退、夜尿增多）多比肾小球功能受损早，常有高血压的其他靶器官（心、脑、视网膜）并发症。

3.继发性肾小球肾炎与慢性肾小球肾炎相鉴别

如狼疮肾炎、过敏性紫癜肾炎、痛风性肾病等，可根据相应疾病的全身性系统症状及特异性实验室检查（自身抗体阳性及其他免疫学异常）鉴别。

4.遗传性肾炎（Alport综合征）与慢性肾小球肾炎相鉴别

前者常见于青少年，多在10岁之前起病，有阳性家族史（多为性连锁显性遗传），患者同时有眼（球形晶状体等）、耳（神经性耳聋）、肾（血尿，轻、中度蛋白尿及进行性肾功能损害）异常。

5.慢性肾盂肾炎与慢性肾小球肾炎相鉴别

慢性肾盂肾炎晚期可有大量蛋白尿或高血压，较难与慢性肾小球肾炎鉴别，慢性肾盂肾炎以女性患者较多，有反复尿路感染病史、尿细菌培养阳性、尿沉渣、超声或静脉肾盂造影检查有助于诊断。

五、治疗

（一）中医治疗

1.治疗原则

慢性肾炎的中医病机特点为本虚标实，虚实相兼。肺、脾、肾虚为本；风寒湿热浊毒侵袭、瘀血交阻为标。脏腑虚损与外邪侵袭为本病的中心环节，故慢性肾小球肾炎的治疗，以治本和治标相兼为原则。脏腑虚损以脾肾两脏气虚为主，故以培补脾肾、温阳化气为基础，兼以活血化瘀、清热利水去湿为法。

2.辨证施治

中医辨证分型：国家中医药管理局慢肾风（慢性肾炎）中医诊疗方案（2012年）将本病的证候分为本证与标证，本证包括5型，标证包括4型。

（1）本证。

①脾肾气虚证。

临床表现：腰脊酸痛，疲倦乏力，或水肿，纳少或脘胀。大便溏，尿频或夜尿多。舌质淡红、有齿痕，苔薄白，脉细。

治法：补气健脾益肾。

方药：异功散加减（出自《小儿药证直诀》）。

参考处方：党参10g，生黄芪20g，生白术20g，茯苓10g，薏苡仁20g，杜仲10g，怀牛膝10g，泽泻10g，甘草10g。

方中党参、生黄芪、茯苓、生白术、薏苡仁、甘草补益脾气，利水消肿，杜仲、怀牛膝、泽泻温阳补肾，活血利水。

临床应用：脾虚湿困者，可加制苍术、藿香、佩兰、厚朴化湿健脾；脾虚便溏者，加炒扁豆、炒芡实健脾助运；水肿明显者，加车前子、猪苓利水消肿。

②肺肾气虚证。

临床表现：颜面水肿或肢体肿胀，疲倦乏力，少气懒言，易感冒，腰脊酸痛。面色萎黄。舌淡，苔白润、有齿痕，脉细弱。

治法：补益肺肾。

方药：益气补肾汤加减（经验方）。

参考处方：党参10g，黄芪20g，白术10g，茯苓10g，山药10g，炙甘草10g，大枣10g。

方中党参、黄芪益肾补肺气，白术、茯苓健脾理气，山药益气补肾，炙甘草、大枣调和众药。

临床应用：兼有外感表证者，宜先解表，兼风寒者可用麻黄汤加减，兼风热者可用银翘散加减；头面肿甚、咽干咽痛者，可用麻黄连翘赤小豆汤；水气壅滞、遍及三焦、水肿甚、尿少、大便干结者，可用己椒苈黄丸合五苓散加减；尿蛋白多者，可加芡实、金樱子；尿中红细胞多者，可加墨旱莲、白茅根、茜草。

③气阴两虚证.。

临床表现：面色无华，少气乏力，或易感冒，午后低热，或手足心热，腰痛或水肿，口干咽燥或咽部暗红、咽痛。舌质红或偏红，少苔，脉细或弱。

治法：益气养阴。

方药：参芪地黄汤加减（出自《杂病源流犀烛》）。

参考处方：人参（另煎兑入）10g，黄芪20g，熟地黄10g，山药15g，茯苓10g，丹皮10g，山茱萸10g。

方中人参、茯苓、山药、黄芪益气健脾，熟地黄、山茱萸滋补肾阴，丹皮凉血活血。

临床应用：大便干者，可加玄参、柏子仁、生大黄以清热润肠通便；口干咽燥、干咳少痰、小便短赤、大便干者，可改用人参固本丸加减；咽痛日久、咽喉暗红者，可加沙参、麦冬、桃仁、赤芍以活血养阴；兼见纳呆腹胀者，可加砂仁、木香以理气和胃；兼心气虚者，可加麦冬、五味子以养心气；肾气虚甚者，可加菟丝子、覆盆子以养肾气。

④脾肾阳虚证。

临床表现：全身水肿，面色㿠白，畏寒肢冷，腰脊冷痛（腰膝酸痛），纳少或便溏（泄泻、五更泄泻），精神萎靡，性功能失常（遗精、阳痿、早泄）或月经失调。苔白，舌嫩淡胖，有齿痕、脉沉细或沉迟无力。

治法：温补脾肾。

方药：附子理中丸或济生肾气丸加减（附子理中丸出自《太平惠民和剂局方》，济生肾气丸出自《张氏医通》）。

参考处方：附子9g（先煎），炙桂枝10g，党参15g，炒白术15g，生黄芪30g，茯苓皮15g，车前子15g（包），泽泻9g，干姜9g，炙甘草9g。

方中附子、炙桂枝温阳祛寒、化气利水，配以党参益气健脾，炮姜温运中阳，炒白术健脾燥湿，泽泻、车前子、茯苓皮利水渗湿消肿，黄芪滋补脾肾，炙甘草补中扶正，调和诸药。全方配伍，共奏温补脾肾、利水消肿之功效。

临床应用：肾阳虚甚、形寒肢冷、大便溏薄明显者，可加肉桂、补骨脂以助温补脾肾之力；水肿明显者，可用实脾饮合真武汤以温阳利水；伴有胸腔积液而咳逆上气、不能平卧者，可加用葶苈大枣泻肺汤，泻肺行水，下气平喘；伴腹腔积液者，可加用五皮饮以利其水。

⑤肝肾阴虚证。

临床表现：目睛干涩或视物模糊，头晕耳鸣，五心烦热或手足心热或口干咽燥，腰脊酸痛。遗精、滑精，或月经失调。舌红少苔，脉弦细或细数。

治法：滋养肝肾。

方药：杞菊地黄丸加减（出自《医级宝鉴》）。

参考处方：熟地黄15g，山茱萸15g，山药15g，泽泻9g，丹皮15g，茯苓15g，枸杞子15g，菊花9g。

方中熟地黄、枸杞子益肾阳，养精髓；泽泻泻肾降浊；丹皮泻肝火；山茱萸滋肾益肝；山药滋肾补脾；茯苓利脾湿；菊花清肝明目。全方配伍，有滋肾养肝、益精明目之疗效。

临床应用：肝阴虚甚者，可加当归、白芍以加强养肝阴之力；兼心阴虚者，可加柏子仁、炒枣仁、五味子以养心安神；兼肺阴虚者，可加天门冬、麦门冬、五味子以养肺滋阴；兼有肝阳上亢者，可加天麻、钩藤、僵蚕以平肝潜阳；兼有下焦湿热者，可加知母、黄柏、石韦以清热利湿；伴血尿者，可去熟地黄，加生地黄、大蓟、小蓟、白茅根以清热凉血止血；大便干结者，可加生大黄以泻热通便。

（2）标证。

①水湿证。

临床表现：颜面或肢体水肿。舌苔白或白腻，脉细或细沉。

治法：利水消肿。

方药：五皮饮加减（出自《中藏经》）。

参考处方：生姜皮9g，桑白皮9g，陈皮9g，大腹皮9g，茯苓皮9g。

方中以茯苓皮利水化湿，兼以补脾益运；生姜皮辛散水饮；大腹皮行水气，消胀满；陈皮和胃气，桑白皮肃降肺气，以通调水道，化湿浊。五药配伍，共奏理气健脾、利湿消肿之功效。

临床应用：腰以上肿甚兼风邪者，当加防风、羌活以散风除湿；腰以下肿甚为水湿下注者，加防己、生薏苡仁以利水消肿；兼寒者，酌加制附子、干姜以温阳行水；兼热者，酌加通草、滑石以利湿清热。

②湿热证。

临床表现：皮肤疖肿、疮疡，咽喉肿痛，小溲黄赤、灼热或涩痛不利，面目或肢体水肿，口苦或口干、口黏，脘闷纳呆，口干不欲饮。苔黄腻，脉濡数或滑数。

治法：清利湿热。

方药：龙胆泻肝汤加减（出自《兰室秘藏》）。

参考处方：龙胆草9g，柴胡9g，泽泻6g，车前子12g（包），通草3g，生地黄15g，当归9g，炒栀子9g，炒黄芩9g，生甘草9g。

方中龙胆草泻肝胆之火；炒黄芩、炒栀子清热解毒；生地黄凉血解毒；泽泻、通草、车前子、生甘草清热通利除湿；当归补血；柴胡疏肝解郁。全方配伍，共奏清利湿热、解毒消肿之功效。

临床应用：湿热蕴积上焦、见咯吐黄痰甚者，可用杏仁滑石汤加减；湿热中阻、以痞满腹胀为主者，可用黄连温胆汤加减；湿热蕴结下焦者，可用八正散加减；热结咽喉、咽喉肿痛明显者，可用银翘散合玄麦甘橘汤加减。

③血瘀证。

临床表现：面色黧黑或晦暗，腰痛固定或呈刺痛，肌肤甲错或肢体麻木。舌色紫暗或有瘀点、瘀斑，脉象细涩。

治法：活血化瘀。

方药：血府逐瘀汤加减（出自《医林改错》）。

参考处方：桃仁12g，红花10g，当归9g，生地黄9g，川芎5g，赤芍6g，柴胡3g，牛膝9g，桔梗5g，枳壳6g，甘草3g。

方中当归、川芎、赤芍、桃仁、红花活血化瘀；牛膝祛瘀血，通血脉，引瘀血下行；柴胡疏肝解郁，升达清阳；桔梗开宣肺气，载药上行，又可合枳壳一升一降，开胸行气，使气行则血行；生地黄凉血清热，合当归又能养阴润燥，使祛瘀而不伤阴血；甘草调和诸药。全方的配伍特点是既行血分瘀滞，又解气分郁结，活血而不耗血，祛瘀又能生新。合而用之，使瘀去气行，则诸症可愈。

临床应用：患者虚实皆重，可按正虚辨证中加入丹参、赤芍、泽兰、红花活血化瘀治疗；若兼气虚、阳虚者，可改用桂枝茯苓丸加味，以益气活血。

④湿浊证。

临床表现：纳呆，恶心或呕吐，口中黏腻，脘胀或腹胀，身重困倦，精神萎靡。舌苔腻，脉濡滑。

治法：健脾化湿泄浊。

方药：胃苓汤加减（出自《丹溪心法》）。

参考处方：制苍术10g，白术12g，茯苓15g，泽泻10g，猪苓15g，车前子20g（包），姜半夏9g，陈皮10g，制大黄6g，六月雪15g。

方中以制苍术、陈皮、姜半夏燥湿运脾、行气和胃；以白术、泽泻、茯苓、猪苓健脾助阳、化气利水渗湿；加车前子利水消肿。诸药配伍，共奏除湿泄浊、健脾利水之功效。

临床应用：若恶心呕吐较甚者，可加姜竹茹以和胃降逆；若血清肌酐、尿素氮升高明显者，可配合生大黄、蒲公英、六月雪、煅牡蛎保留灌肠，也可于方中加六月雪以化湿降浊。

（二）西医常规治疗

慢性肾炎早期应该针对其病理类型给予相应的治疗，抑制免疫介导炎症、抑制细胞增殖、减轻肾脏硬化。并应以防止或延缓肾功能进行性恶化、改善或缓解临床症状以及防治并发症为主要目的。可采用下列综合治疗措施。

1.积极控制高血压

可以防止肾功能减退或使已经受损的肾功能有所改善，防止心血管并发症，并改善远期预后。

（1）治疗原则：

①力争达到目标值如尿蛋白<1g/24h，血压应该控制在130/80mmHg以下；如蛋白尿≥1g/24h、无心脑血管并发症者，血压应控制在125/75mmHg以下。

②降压不能过低过快，保持降压平稳。

③一种药物小剂量开始调整，必要时联合用药，直至血压控制满意。

④优选具有肾保护作用、能延缓肾功能恶化的降压药物。

（2）治疗方法：

①非药物治疗限制饮食钠的摄入，伴高血压患者应限钠（<3g/d），钠入量控制在80~100mmol，降压药物应该在限制钠摄入的基础上进行；调整饮食蛋白质与含钾食物的摄入；戒烟、限制饮酒；减肥；适当锻炼等。

②药物治疗常用的降压药物有ACEI、ARB、CCB、利尿剂、β受体阻滞剂等。由于ACEI与ARB除具有降低血压作用外，还有减少尿蛋白和延缓肾功能恶化的肾保护作用，应优选。使用ACEI与ARB类药物应该定期检测血压、肾功能和血钾。部分患者首次应用ACEI与ARB两周左右出现血清肌酐升高，需要检查有无危险因素，如果未超过基础水平的30%，可以继续应用；有双侧肾动脉狭窄者禁用。肾功能不全患者应用ACEI与ARB要慎重，尤其注意防止高血钾。少数患者应用ACEI有持续性干咳的不良反应，可以换用ARB类。发生急进性高血压和高血压危象时，需用硝普钠0.5~1mg/（kg·min）静脉滴注，控制血压在正常上限并严密观察血压和心功能的变化。

2.减少尿蛋白并延缓肾功能的减退

蛋白尿与肾脏功能减退密切相关，ACEI与ARB具有降低尿蛋白作用，其用药剂量常需要高于其降压所需剂量，需预防低血压的发生。

3.限制食物中蛋白及磷的摄入

低蛋白与低磷饮食可以减轻肾小球高压力、高灌注与高滤过状态，延缓肾小球硬化，根据肾功能的状况给予优质低蛋白饮食，保证进食优质蛋白质（动物蛋白为主）。在进食低蛋白饮食时，应适当增加碳水化合物的摄入以满足机体生理代谢所需要的热量，防止负氮平衡。限制蛋白摄入量后同样可以达到低磷饮食的作用。

4.避免加重肾损害的因素

感染、低血容量、脱水、劳累、水电解质和酸碱平衡紊乱、妊娠及应用肾毒性药物（如氨基糖苷类抗生素、含有马兜铃酸中药、非甾体类抗炎药、造影剂等）均可能损伤肾，应避免使用或者慎用。

5.糖皮质激素和细胞毒性药物

由于慢性肾炎是包括多种疾病在内的临床综合征，其病因、病理类型及其程度、临床表现和肾功能等差异较大，故是否应用应根据病因及病理类型确定。

6.其他

抗血小板聚集药、抗凝药、他汀类降脂药、中药也可以使用。

第三节　肾病综合征

一、概述

肾病综合征是多种病因导致的包括大量蛋白尿（≥3.5g/24h）及由此引发的低蛋白血症（≤30g/L）、水肿和高脂血症等特征一组临床综合征。大量蛋白尿、低蛋白血症是诊断的必要条件。该病在中医学中可归属于"水肿""腰痛""尿浊"等范畴。肾病综合征流行病学资料主要来源于儿童数据，每十万儿童2～7名发病，与种族背景有一定关系，非裔美国人和拉美裔人发病率较高。肾病综合征占原发性肾小球疾病的34.0%～49.5%。

二、病因病机

（一）中医病因病机

肾病综合征的中医病机是外邪侵袭（风邪、水湿、疮毒等）与脏腑功能不足（主要涉及肺、脾、肾）相互作用的结果。

1.病因

（1）外邪侵袭：劳汗当风、久居湿地、冒雨涉水、痈疡疮毒内归等致使脏腑失和，气血不调，肺失宣降、脾失健运，而成水肿；热伤血络、血溢脉外，出现血尿。

（2）脏腑功能不足：先天禀赋不足、久病体虚或饮食不洁、劳倦内伤、房劳过度等导致脾气受损、肾精亏耗；出现运化失司、气化不利，水湿内停，加之外邪诱发，水湿泛溢肌肤，形成水肿；脾虚运化失司，清阳不升，水谷精微下泄；肾虚封藏失职，肾不藏精，则精微物质外泄，从而出现尿蛋白。脾虚血失统摄，渗于膀胱而见血尿，肾气不足，封藏不固，血随尿出。

2.病机

外邪侵袭可以导致肺脾肾等脏腑功能失调：肺失通调、脾失传输、肾失开合，继而膀胱气化不利、三焦水道不通、水液集聚于颜面、四肢，甚至全身，日久诸邪越盛，脏腑功能越虚，更易招致外邪侵袭，二者互为因果，导致病情反复，不断加重。其本在肾，其标在肺，其制在脾。病理因素包括瘀血与湿热，两者交阻，每使病情加重。

其中湿热与下列因素有关。

（1）肺脾肾气化不利，水湿潴留，郁久化热，湿与热合为湿热之邪。

（2）感受热毒之邪，热淫水湿蕴结，则湿从热化。

（3）气阴两虚，气虚易留湿，阴虚易蕴热，故成湿热，而湿热之邪又耗气伤阴，使之缠绵难消。

（4）长期使用激素，或过用温补，使阴阳失调，气机不畅，水湿不得宣行，湿与热合亦成湿热之邪。

瘀血形成多与下列因素有关。

（1）因虚致瘀：阳气虚衰，无力推动血液运行，血行瘀阻，或气不摄血，血从下溢，离经之血留而不去；或脾肾阳虚，失于温煦，日久寒凝血滞，均可导致血瘀。

（2）水停致瘀：水停则气阻，气滞则血瘀。

（3）病邪致瘀：外邪入侵，客于经络，使脉络不和，血涩不通，易于成瘀。

（4）激素致瘀：长期应用激素而助火生热，阴虚阳亢，热盛血耗，血液黏稠，流动不畅而致瘀；或阴虚生火，灼伤血络，血溢脉外，停于脏腑之间而成瘀。

（5）病邪致瘀：痰浊、湿热阻滞气机，气血与痰浊、湿热相互搏结，形成痰瘀、湿瘀，壅于肾络，病久则可形成症瘕，最终导致肾小球硬化。

（6）久病入络致瘀：阴阳失调，久病耗气，阳气不足，则寒凝郁滞；阴虚则脉凝涩不能养，加之虚热内生，煎熬津液，血液凝滞而为瘀血。血瘀一旦形成便很难消退，并且与原发因素相互纠缠，久病难愈。

肾病综合征由于不同病理类型其发病机制略有不同，分述于膜性肾病、局灶增生性肾小球肾炎、局灶节段硬化性肾小球肾炎、微小病变、系膜增生性肾小球肾炎等章节。

（二）西医病因病机

根据发病原因，肾病综合征可以分为原发性和继发性两大类。

1.原发性肾病综合征

原发性肾病综合征病因不明，其病因和发病机制大致和以下因素有关。

（1）基因突变：发现50余种基因突变与肾病综合征相关，特别是类固醇激素抵抗类型的肾病综合征。这50余种突变基因几乎均可引起足细胞结构或功能损伤，滤过屏障受损，引起蛋白尿。

（2）免疫机制：自身免疫功能紊乱，可导致免疫复合物在肾内沉积和（或）T淋巴细胞活化，诱发免疫反应，基底膜受损，蛋白漏出，形成蛋白尿。

2.继发性肾病综合征

（1）感染：包括细菌、病毒、寄生虫等感染。链球菌感染后肾炎、细菌性心内膜炎肾炎、梅毒、麻风、结核、慢性肾盂肾炎伴反流性肾病，乙型、丙型肝炎、传染性单核细胞增多症、巨细胞病毒感染后肾炎，疟原虫、血吸虫、弓形虫等感染后肾炎。

（2）药物中毒：汞、有机金、银、锂、青霉胺、丙磺舒、海洛因、华法林等。

（3）过敏：蜂毒、蛇毒、疫苗过敏等。

（4）实体瘤：肺、结肠、胃、乳腺、肾、甲状腺、卵巢、肾上腺、Wilms瘤等肿瘤。

（5）淋巴瘤及白血病。

（6）系统性疾病：系统性红斑狼疮、过敏性紫癜、坏死性血管炎、多动脉炎、冷球蛋白血症、淀粉样变、混合性结缔组织病、重链或轻链沉积病、干燥综合征、类风湿关节炎、溃疡性结肠炎。

（7）代谢性疾病：糖尿病、黏液水肿。

（8）遗传性疾病：Alport综合征、Fabry病、指甲髌骨综合征、脂蛋白肾病、先天性肾病综合征、镰刀状红细胞贫血。

（9）妊娠高血压综合征、肾移植慢性排斥、肾动脉狭窄等。

三、临床表现

（一）一般表现

1.大量蛋白尿

各种原因导致肾小球滤过膜通透性异常，大量蛋白（主要是白蛋白以及和白蛋白大小类似的其他蛋白，也包括其他血浆蛋白成分）通过滤过膜，使原尿中蛋白质含量增多，超过肾小管的回吸收量时，表现为蛋白尿。

2.低蛋白血症

大量蛋白从尿中丢失，同时蛋白分解代谢增加，当肝脏代偿性合成蛋白不足以补充尿中丢失蛋白时，则出现低蛋白血症。但血浆白蛋白的水平与尿蛋白丢失量不完全平衡，这可能与蛋白质的摄入、肝脏功能、肾小管分解代谢及胃肠道蛋白丢失、吸收减少等有关系。

3.水肿

临床最典型的初发表现为眼睑、脚踝水肿，随着水肿加重，可出现四肢、躯干、外阴水肿、胸腔积液、腹腔积液，严重时有气短、腹部膨隆表现。水肿的原因主要与大量蛋白尿、低蛋白血症导致血浆胶体渗透压降低，血管内水分向组织间液移动相关。

4.高脂血症

主要表现为胆固醇、甘油三酯水平明显升高，伴随低密度脂蛋白、极低密度脂蛋白、载脂蛋白升高，高密度脂蛋白正常或异常。

（二）并发症

1.感染

感染是肾病综合征的常见并发症。肾病综合征可并发呼吸道、泌尿道、皮肤等部位的感染，伴大量腹腔积液时可有自发性腹膜炎。发病多隐匿，且表现不典型。并发感染的原因主要有：尿中大量免疫球蛋白丢失、淋巴细胞合成IgG下降；补体活化的相关因子，如B因子、D因子等，因肾小球滤过膜通透性增加而从尿中一并丢失；锌结合蛋白等丢失导致淋巴细胞功能受限；糖皮质激素及免疫抑制剂的应用，使全身抵抗力降低。

2.血栓栓塞

血栓栓塞是肾病综合征最严重的并发症。肾病综合征首先容易并发血栓、栓塞并发症，以肾静脉血栓最为常见（膜性肾病可达50%），其次下肢深静脉、腋静脉、锁骨下静脉等血栓也可发生。动脉血栓也偶有发生，各种动脉均可发生，如冠状动脉、股动脉、脑血栓、肺血栓等。

3.急性肾损伤

肾病综合征患者有效血容量减低、高凝状态、大量利尿药应用、ACEI或ARB应用、呕吐、腹泻等可导致肾前性急性肾损伤；肾间质高度水肿及肾小管上皮细胞变性、坏死、脱落、大量管型形成等导致少尿、无尿；使用抗生素、利尿剂、大量输注蛋白可导致急性肾小管损伤、坏死等。

4.蛋白质代谢紊乱

金属结合蛋白丢失导致铁、锌、铜等微量元素缺乏及其他蛋白丢失引起乏力、营养不良，小儿生长发育迟缓；内分泌素结合蛋白丢失，引起内分泌素紊乱，如低T_3综合征；维生素D缺乏、钙磷代谢障碍；药物结合蛋白缺乏，影响药物疗效并增加药物的毒性；铁蛋白减少引起小细胞低色素性贫血等。

四、诊断与鉴别诊断

（一）诊断要点

1.中医辨证要点

肾病综合征辨证首先要明确本虚标实之主次。病变早期，水肿较甚时，以标实为主，需先辨清外邪、水湿、湿浊、湿热、瘀血之偏盛，再辨本虚不足之脏腑及脏腑本虚不足之表现（气虚、阳虚、阴虚等）；疾病后期水邪退后，尿蛋白持续不消，病变重在本虚，也需辨明本虚之脏腑（主要在脾肾），并注意气虚、阳虚和阴虚之不同。整个辨证过程也需结合西医糖皮质激素等药物的应用时间、剂量，协助辨证之准确，提高中西医结合疗效。

2.西医诊断要点

包括大量蛋白尿（>3.5g/d），低蛋白血症（<3g/L），水肿和高脂血症。其中前两点为诊断所必需，另外，原发性肾病综合征的诊断必须排除继发性因素，才能诊断。在没有禁忌证的情况下，应该积极行肾穿刺活检以明确病理诊断。诊断肾病综合征后，应积极预防和治疗感染、血栓栓塞、急性肾损伤等并发症。

（二）鉴别诊断

原发性肾病综合征之诊断，需要排除继发性肾病综合征，继发性肾病综合征主要病因如下。

1.糖尿病肾病

糖尿病肾病好发于中老年，多有10年以上的糖尿病病史，尿蛋白量逐渐增加，最后可表现为肾病综合征。糖尿病病史、糖尿病的眼底改变等利于鉴别。

2.过敏性紫癜性肾炎

过敏性紫癜肾炎有典型的皮肤紫癜病史，可伴有关节痛、腹痛及黑便，好发于青少年，典型的皮疹利于鉴别，但应注意一般皮疹1~4周后才有血尿和（或）蛋白尿。

3.系统性红斑狼疮性肾炎

好发于青中年女性，有多系统受损的临床表现及自身抗体之异常，鉴别不难。

4.肾淀粉样变性

多有全身多器官（如心、肾、消化道、皮肤、神经等）受累表现，肾活检可进一步鉴别。

5.乙型肝炎病毒相关性肾炎

肾活检肾组织可见乙型肝炎病毒抗原阳性，可鉴别。

6.骨髓瘤性肾病

患者多为中老年，有多发性骨髓瘤的表现，如骨痛、免疫球蛋白增高、蛋白电泳可见M峰及尿本–周蛋白阳性，骨髓象提示浆细胞增生，并伴有质的改变，据上述表现可鉴别。

五、治疗

（一）中医治疗

1.治疗原则

对于肾病综合征的病因病机基本上已经形成了共识，即本虚标实，正虚是本，兼夹邪实是标。在进行治疗时要坚持以脏腑辨证治疗为主，注意辨别气血阴阳及脏腑病位之本虚，以健脾、温肾、补虚为主，兼夹实证或外邪者，宜扶正祛邪、补中有泻，标本兼治。但注意祛邪与扶正关系，本病初期，邪盛正实，主要祛邪外出，避免邪恋正伤，过量温补可能闭门留寇；本病后期，缠绵难愈，正气日衰，扶正同时，兼以祛邪。

2.辨证施治

（1）本虚辨证。

①脾气虚。

临床表现：面色萎黄，少气懒言，倦怠乏力，食少纳呆，腰部酸困，舌淡胖嫩或边有齿痕，苔白腻或白滑，脉沉细无力。

治法：补脾益气。

方药：补中益气汤加减（补中益气汤出自《内外伤辨惑论》）。

参考处方：黄芪18g，炙甘草9g，白术9g，人参6g，当归6g，升麻6g，柴胡6g，陈皮6g。

方中黄芪、人参、白术、炙甘草益气健脾，升麻、柴胡升举阳气，陈皮理气醒脾，当归养血不伤阴。

临床应用：水肿甚者，加肉苁蓉、补骨脂温肾助阳。

②脾肾阳虚。

临床表现：腰以下水肿较甚，面色惨白，形寒肢冷，脘腹胀闷，食少纳呆，大便溏薄，舌淡胖，苔薄白，脉沉细。

治法：温补脾肾，化气行水。

方药：真武汤、实脾饮加减（真武汤出自《伤寒论》，实脾饮出自《济生方》）。

参考处方：茯苓12g，白芍15g，白术10g，厚朴6g，木香6g，草果仁6g，大腹皮6g，附子3g，木瓜6g，甘草3g，干姜3g。

方中茯苓、白术、附子、干姜温补脾肾，厚朴、木香、草果仁芳香化浊，大腹皮利水消肿，白芍、木瓜养阴柔肝。

临床应用：水肿甚者，加黄芪、桂枝益气通阳；小便清长量多者，加菟丝子、补骨脂以温固下元；形寒肢冷者，加肉桂、淫羊藿、巴戟天温补肾阳。

③肝肾阴虚。

临床表现：水肿，腰酸痛，口苦而干，或五心烦热，失眠盗汗，舌质红或有裂纹，脉弦或细数。

治法：滋养肝肾，淡渗利水。

方药：知柏地黄汤合二至丸加减（知柏地黄汤出自《医宗金鉴》，二至丸出自《医便》）。

参考处方：知母24g，黄柏24g，熟地黄黄24g，山茱萸12g，山药12g，茯苓9g，丹皮9g，泽泻9g，女贞子9g，墨旱莲9g。

方中知母、黄柏滋阴降火，熟地黄黄、山茱萸、山药、茯苓、丹皮、泽泻滋补肝肾之阴，女贞子、墨旱莲养血柔肝。

临床应用：肝阳偏亢者，加石决明、夏枯草、地龙干、蝉蜕等。

④气阴两虚。

临床表现：神疲乏力、面浮肢肿、手足心热、咽燥口干，少气懒言、腰酸身重，或自汗、易感冒；心烦少寐、便结、尿短赤，舌嫩或胖，偏红，少苔，脉虚细或偏数。

治法：益气养阴，兼利水湿。

方药：参芪地黄汤加减（出自《杂病源流犀烛》）。

参考处方：黄芪30g，人参6g，熟地黄黄24g，山茱萸12g，山药12g，茯苓9g，丹皮9g，泽泻9g。

方中黄芪、人参健脾益气，熟地黄黄、山茱萸、山药、茯苓、丹皮、泽泻滋补肝肾之阴。

临床应用：见腰膝酸软、神疲乏力者，可合用济生肾气丸以温补脾肾、利水消肿；自汗、易感冒者，可合用玉屏风散；便结、尿短赤者，可合用疏凿饮子。

（2）标实辨证。

①外感风热。

临床表现：恶寒发热，咽喉肿痛，头痛，咳嗽痰多，风热者用银翘散、麻黄连翘赤小豆汤加减。

治法：清热解毒，利水消肿。

方药：银翘散合麻黄连翘赤小豆汤加减（银翘散出自《温病条辨》，麻黄连翘赤小豆汤出自《伤寒论》）。

参考处方：金银花15g，连翘15g，荆芥6g，薄荷6g，牛蒡子6g，桔梗12g，芦根15g，麻黄6g，赤小豆9g，茯苓15g，泽泻12g，车前草15g，甘草3g。

方中金银花、连翘、牛蒡子清热解毒；麻黄、赤小豆宣肺利水；荆芥、薄荷、桔梗祛风宣肺；茯苓、泽泻、车前草利水渗湿。

临床应用：风寒者，加苏叶、桂枝、防风等。

②水湿内蕴。

临床表现：颜面、双下肢或全身水肿，胃脘胀满，舌淡，苔白腻，脉滑。

治法：健脾利水。

方药：五皮饮合五苓散加减（五皮饮出自《中藏经》，五苓散出自《伤寒论》）。

参考处方：生白术12g，茯苓15g，陈皮12g，大腹皮15g，桑白皮12g，生姜6g，浮萍9g，泽泻15g，泽兰12g，车前草15g，大枣3枚，甘草3g。

方中生白术、茯苓、泽泻、大腹皮、泽兰、车前草淡渗利水；桑白皮清热宣肺。

临床应用：脘胀、纳少者，加鸡内金、焦三仙、莱菔子、砂仁消食和胃。

③湿热内壅。

临床表现：周身水肿，胸脘痞闷，恶心纳差，皮肤疥疮，恶热，心烦，口苦口干，小便赤涩，舌质红，苔黄或黄腻，脉弦或滑数。

治法：清热利湿消肿。

方药：五味消毒饮或八正散加减（五味消毒饮出自《医宗金鉴》，八正散出自《太平惠民和剂局方》）。

参考处方：金银花15g，野菊花12g，蒲公英15g，紫花地丁12g，连翘15g，瞿麦9g，萹蓄9g，车前子12g，栀子9g，甘草梢6g，茯苓15g，炒白术15g。

方中金银花、野菊花、蒲公英、紫花地丁、连翘清热解毒，瞿麦、萹蓄、车前子均为清热除湿、利尿通淋药，配栀子清利三焦湿热，甘草梢调和诸药。

临床应用：恶心纳差者，加木香、砂仁、厚朴芳香化浊，和胃降腻。

④瘀血阻络。

临床表现：面色晦暗，口唇黧黑，病情迁延不愈，舌质暗红或瘀点瘀斑，脉细涩。

治法：活血化瘀。

方药：桃红四物汤加减（出自《医宗金鉴》）。

参考处方：桃仁6g，红花6g，川芎8g，当归10g，赤白芍各12g，甘草3g。

方中桃仁、红花活血通络；川芎、当归、赤白芍养血活血。

临床应用：气阴两虚者，加生黄芪、太子参益气养阴。

（二）西医常规治疗

1.一般治疗

（1）休息：肾病综合征患者卧床休息利于增加肾血流量、利尿消肿及避免感染，但应注意床上肢体活动，避免血栓形成。

（2）饮食：优质蛋白饮食[0.8～1.0g/（kg·d）]及低盐（＜3.0g/d）饮食，但要保证热卡（126～147kJ/kg），并注意补充维生素及微量元素，为减轻高脂血症，少进食富含饱和脂肪酸的食物，多进富含多聚不饱和脂肪酸的食物。

2.对症治疗

（1）利尿消肿：有效血容量不足时，应先静脉输注胶体液扩张血容量，如低分子右旋糖酐、羟乙基淀粉等，然后给予利尿剂，否则易导致血容量进一步降低、血液黏稠度进一步增加，导致血栓、栓塞并发症。利尿剂具体用法：可先静脉给予袢利尿剂的负荷剂量（如呋塞米40mg），然后持续泵注（5～10mg/h）；另外，袢利尿剂与氢氯噻嗪、螺内酯等作用于远端肾小管或集合管的利尿剂合用，利尿效果可能更好，也能降低电解质紊乱的发生率。尽管输注血浆或人血清白蛋白后再用利尿剂效果应该会更好，但应注意避免多用、滥用，否则可能加重肾脏负担，漏出蛋白阻塞肾小管及增加肾小球高滤过、肾小管高代谢造成肾小管上皮细胞损伤、促进间质纤维化，严重者可能损害肾功能。

（2）减轻蛋白尿：ACEI或ARB类药物可以通过降低肾小球内压、抑制系膜细胞增殖、控制高血压等减轻蛋白尿。但应注意此类药物可能加重肾脏缺血，特别是应用利尿剂的情况下，可能导致血清肌酐升高，如升高超过30%应停药，或应用利尿剂情况下不服用此类药物，避免肾功能受损。

（3）调脂治疗：明显的高血脂可增加血栓、血管粥样硬化等风险，应服用降脂药物。以血浆胆固醇增高为主者，服用他汀类药物；以甘油三酯升高为主者，可服用贝特类药物治疗。

3.抑制免疫与炎症反应

（1）糖皮质激素：治疗肾病综合征的主要药物，可通过抑制免疫炎症反应、抑制醛固酮和抗利尿激素分泌等作用减低尿蛋白。遵循以下几点。

①起始足量：醋酸泼尼松或醋酸泼尼松龙1mg/（kg·d），最大不超过60mg/d，服用1～2个月（完全缓解病例）至3～4个月（未缓解病例），其后减量。

②缓慢减量：每2～3周减原用量的10%。

③长期维持：减至最小有效剂量10mg/d或20mg/隔日（减少不良反应）再维持半年到

一年。

根据糖皮质激素治疗的效果及时间长短，把激素作用分为以下几个阶段。

①激素敏感：激素足量治疗12周内病情完全缓解。

②激素抵抗：足量激素治疗12周（局灶节段性肾小球硬化症为16周）无效。

③激素依赖：激素治疗有效，但减撤药物过程中2周之内复发。

（2）细胞毒性药物：一般不单独应用，常与糖皮质激素联合应用控制激素抵抗与激素依赖型病例。多用环磷酰胺，其对增殖周期中各期细胞均有杀伤作用，主要阻断G_0期细胞。可通过杀伤淋巴细胞，阻止其繁殖而抑制免疫反应，对细胞免疫及体液免疫均有抑制作用。口服多为2mg/（kg·d），分1~2次；静脉多为隔日0.2g，累积量达到6~12g后停药。主要不良反应为骨髓抑制、性腺抑制、肝损害、胃肠道反应及出血性膀胱炎等。苯丁酸氮芥为最早用于治疗肾病综合征的药物，效果较佳，但因其严重的胃肠道、骨髓抑制等不良反应，现已少用。

（3）钙调神经磷酸酶抑制剂：包括环孢素A及他克莫司。二者均能通过抑制IL-2的生成抑制T细胞活化。他克莫司的免疫抑制作用是环孢素的数十倍到数百倍。环孢素A一般3~4mg/（kg·d），最多不超过5mg/（kg·d），早晚2次空腹服用，监测血药浓度为100~200mg/mL，服用3~6个月后减量，共服用6~12个月。病情需要时，可以减量为1~1.5mg/（kg·d）后，维持服药1~2年。常与糖皮质激素[醋酸泼尼松减量为0.5mg/（kg·d）]联合应用。他克莫司也常与糖皮质激素[醋酸泼尼松减量为0.5mg/（kg·d）]配伍应用，免疫抑制作用是环孢素的100倍，一般0.05~0.1mg/（kg·d），早晚2次空腹服用，持续6个月，维持血药浓度谷值为5~10ng/mL，然后减量至血药浓度谷值为3~6ng/mL，维持6~12个月。

（4）吗替麦考酚酯：一种新型的免疫抑制剂，抑制鸟嘌呤核苷酸的经典合成途径，选择性地抑制T淋巴细胞、B淋巴细胞，通过抑制免疫反应发挥治疗作用。主要用于难治性肾病综合征的治疗，也常与激素配伍。一般起始用量为1.5~2.0g/d，分2次空腹口服，共用3~6个月，维持期常用量为0.5~1.0g/d，维持6~12个月。

（5）其他：雷公藤多苷也常与激素配合应用，10~20mg/次，每日3次；来氟米特、西罗莫司、利妥昔单抗也有报道用于肾病综合征治疗，尚缺乏大样本数据。

（三）中西医协同治疗

中医药对肾病综合征治疗采用辨证分型论治是有效的，并可能一定程度上改善某些病理过程，但在总体缓解率方面不能令人满意。西医治疗肾病综合征，一些病例疗效满意，但也存在药物抵抗、病情反复及不良反应大、严重并发症难以控制等情况。中医药辨证论治与激素、细胞毒性药物或钙调神经磷酸酶抑制剂联合治疗时，不仅能提高疗效，还可明显减少和减轻激素、细胞毒性药物或钙调神经磷酸酶抑制剂的不良反应，而且复发率低，远期疗效巩固。中医药整体辨证论治见上文，下面专对应用激素、细胞毒性药物或钙调神经磷酸酶抑制剂时中医药的辨证论治进行论述。

1.激素应用的初期

水肿明显，表现为风遏水阻，宜疏风宣肺，选用越婢加术汤加减；表现为脾肾阳虚，治以温阳利水，方用真武汤、参苓白术散、五苓散、五皮饮、济生肾气汤等治疗。

2.大剂量激素使用阶段

激素为阳刚之品，服用剂量大、时间长，势必产生阳亢，易助阳耗精，阳亢则伤阴，出现阴虚阳亢，同时本病多见湿浊痰瘀热毒内生，导致气机升降出入失调，脏腑脉络肌腠受阻，表现湿热、热毒、瘀血等标实证候。临床常见的情况有以下几个方面。

（1）可见水肿不甚，但口干、咽喉干痛、头晕目眩、性情急躁、尿赤，尿中有不同程度之蛋白及红细胞，伴有腰酸、盗汗、烦热，舌红，脉细弦数，属阴虚阳亢型。病位主要在肝肾，药用知母、黄柏、生地黄、牡丹皮、茯苓、枸杞子、墨旱莲、女贞子、赤芍等补肝肾清热凉血药物，对抗激素酿湿生热的不良反应。

（2）因湿热之邪侵袭所致，起病多急，遍身水肿，皮色润泽光亮，胸腹痞闷，烦热口渴，大便干结，小便短赤，或皮肤有疮疡疖肿，尿检有大量蛋白及红细胞等，舌红苔黄或腻，脉滑数。此型多见于应用皮质激素后肾病未愈而继发感染及Cushing综合征时。药用商陆、泽泻、赤小豆、川椒目、带皮槟榔、茯苓皮、秦艽、大黄等。

（3）由于水肿日久，由气及血而致气滞血瘀。临床可见面浮肢肿，肌肤甲错，或现瘀点瘀斑，或腰痛尿赤，尿检有蛋白及多形性红细胞，舌淡或红，舌边有瘀点，舌下脉络瘀紫，苔薄黄或腻，脉涩或结代。亦有仅表现为水肿迁延，久治不愈，缺乏其他明显的瘀血征者；药用干地黄、当归、赤芍、川芎、桃仁、红花、淫羊藿、三七粉（冲）等。

3.激素减量治疗阶段

在激素撤减过程中，这时多数患者出现所谓的"皮质激素撤减综合征"，由阴虚向气虚、阳虚转化，加上细胞毒药伤及脾肾，则出现脾肾气虚、脾肾阳虚或阴阳两虚表现，该阶段以肾虚为中心进行辨证治疗，有助于改善激素撤减时的肾上腺皮质功能减退，常用方剂有右归丸、大补元煎等。

4.激素维持治疗阶段

对于已经完全缓解的患者，治疗的重点应该是恢复元气、巩固激素疗效、防止复发。以健脾补肾、益气养阴为基本治则，并注意及时去除诱发因素。部分缓解的患者争取完全缓解，此时宜在健脾补肾、益气养阴的基础上加用清热解毒、活血祛风的药物，如黄芪、山药、太子参、蝉蜕、白花蛇舌草、蒲公英、丹参、地龙、全蝎等，可以减少尿蛋白的漏出。

5.细胞毒性药物或钙调神经磷酸酶抑制剂应用期间

出现骨髓抑制不良反应，表现为气血两亏，宜补气养血，选用八珍汤扶正固本；若有胃肠症状，宜和胃降逆，选用橘皮竹茹汤等。

此外，中医药现也提倡宏观辨证与微观辨证相结合，根据肾脏病理分型及病理特征改变不同，采用不同的中药方剂。

第十三章　继发性肾脏疾病

第一节　糖尿病肾脏疾病

一、概述

糖尿病肾脏疾病（diabetic kidney dise强直性脊柱炎e，DKD）是指糖尿病所致的慢性肾脏病，包括肾小球滤过率低于60mL/（min·1.73m²）和（或）尿白蛋白/肌酐比值高于30mg/g持续超过3个月。DKD系慢性高血糖所致的肾脏损害，病变可累及全肾（包括肾小球、肾小管、肾间质、肾血管等），临床上主要表现为持续性蛋白尿和（或）肾小球滤过率下降。DKD是糖尿病最常见的微血管并发症，也是糖尿病患者致死、致残的主要原因。国外报道，20%～40%的糖尿病患者合并DKD，国内2型糖尿病患者DKD患病率为10%～40%。中医学虽无糖尿病肾脏疾病的名称，但按糖尿病肾脏疾病的临床表现，参考历代中医消渴病文献，可归属消渴病相关之"水肿""肾消""虚劳""尿浊""关格"等病范畴，故亦有中医学者直接称之为"消渴肾病"。

二、病因病机

（一）中医病因病机

糖尿病肾脏疾病继发于糖尿病，其发病除与"糖毒"有关外，与素体禀赋不足、饮食失宜、六淫侵袭、失治误治、情志郁结等也密切相关。

1.病因

（1）素体禀赋不足：《辨证录·消渴门》有云："夫消渴之症，皆脾坏而肾败。脾坏则土不胜水，肾败则水难敌火，二者相合而病成。"DKD作为消渴病的并发症，其发病也与疾病日久、损伤先天之本密切相关。中医体质学也认为，病情从体质而变化，体质决定是否发病及疾病的证型、传变与转归。

（2）饮食失节：嗜食肥甘，肠胃积热，脾胃运化失司，水湿停聚，与热搏结，酿为湿热，湿热内蕴，阻碍气机，或耗气伤阴，发为消渴。而《太平圣惠方·三消论》中更进一步提出饮食内伤导致肾水枯涸，出现"饮水随饮便下，小便味甘而白浊，腰腿消瘦"之"肾消"的临床表现。

（3）毒邪伤肾：中医学认为，"亢则为害，邪盛谓之毒"，现代中医将升高的血糖称为"糖毒"。"糖毒"既是消渴病之因，也是消渴病之果，在整个病程中还易化生"脂毒""热毒""湿毒""瘀毒""痰毒""溺毒"等，诸毒蓄积胶结，内外相合，浸淫肾体，导致肾元衰败，五脏俱伤，三焦阻滞，浊毒内留，变证峰起。

（4）六淫之邪内侵：《灵枢·五变》指出"百疾之始期也，必生于风雨寒暑，循毫毛而入腠理……或为消瘅……"，外邪是消渴病发生、发展的重要因素。消渴病日久正气不足，六淫之邪乘虚而入，犯肺袭胃，日久化燥伤阴；或寒、湿之邪痹着肾络，日久化热，致痰、湿、浊、瘀内阻，肾之气血不畅，伤及肾体，影响水液运化，封藏失职，甚则内外相合，从阳化湿化热，耗散肾阴，灼伤肾络，导致肾病反复加重，迁延不愈。

（5）情志失调：平素情志失调，肝气郁滞，郁久化火，消烁津液，热盛于下，伤及于肾，渐生肾消。《临证指南医案》指出"心境愁郁，内火自燃，乃消证大病"。长期过度精神刺激，过违其度，致肝失疏泄，化火伤阴，下劫肾阴，阴虚于内，阳亢于上，且虚火甚扰动肾关，肾之闭藏失职，则火炎作渴于上、精微走失于下而发病。

（6）劳逸过度：张景岳在《类经·消瘅热中》中引《袖珍方》云："故患消渴者，皆是肾经为病。……遂使肾水枯竭，心火燔盛，三焦猛烈，五脏渴燥，由是渴利生焉。此又言三消皆本于肾也。"年壮之时，唯欲房中寻乐，致肾精亏虚而为消渴，一则阴虚内热，终至肾虚肺燥胃热俱现，积微成损，积损成衰；一则肾元不足，气化失司，闭藏无力，精微下注而为肾消。

（7）失治、误治：患者生病未能接受科学正规防治，或过用温燥之品，或有肾毒性药物，伤阴耗液，脏腑经络失濡；或过用寒药、峻药，损伤正气，均可致病情加重，耗气伤津，阴精亏损，五脏之伤，累及于肾，最终肾脏虚衰，肾体不用，无力蒸化水湿，湿浊内蕴，而为消渴肾病。

2.病机

目前对本病病机特点认识较为统一，大多认为本病属本虚标实，由消渴病迁延日久所致，其基本病机是消渴日久，五脏受损，气化失常，痰湿、瘀血、浊毒积聚，形成"微型癥瘕"，如此循环往复，最终肾元衰败，浊毒泛滥，三焦壅滞，气机逆乱，甚至可以造成关格危候。糖尿病肾病的分期和各期临床表现，按中医病机演变和症状可分为3个阶段：早期以微量白蛋白尿的间断或持续出现为发病初期主要表现，其病机特点以阴虚燥热为主，燥热耗气伤阴，可导致气阴两虚。中期糖尿病肾病进一步发展加重，出现大量蛋白尿及肾病综合征。此期的主要病机是气阴两虚，夹杂水湿、湿热、气滞、瘀血、痰浊等。

晚期糖尿病肾病气血阴阳俱虚，因肾体劳衰，正常体内代谢废物，不能由尿、便、汗等排毒，蓄积体内，日久酿为浊毒；或聚浊生痰，痰湿内蕴，阻遏气机，水病累血，郁而成瘀，肾络瘀阻，肾元衰败不用。

（二）西医病因病机

DKD的发病机制十分复杂，目前西医认为其发病是遗传和环境共同作用的结果。

1.糖代谢紊乱

糖尿病患者长期高血糖可以直接损伤肾脏血管内皮细胞和足细胞，破坏肾脏固有细胞DNA结构；高糖的高渗透作用可以使肾小球滤过率增加，导致肾小球肥大；激活转化生长因子β（TGF-β）等细胞因子，使细胞外基质增加。糖尿病患者AGEs与肾小球系膜细胞特异性受体结合，促使细胞产生和释放ECM成分，导致基底膜增厚、ECM积聚、肾小球硬化。

2.血流动力学和血液流变学的异常

糖尿病患者的高凝状态、血栓形成倾向、纤溶系统失衡、纤溶活性下降都与DKD发病密切相关。肾脏血流动力学改变引起DKD有以下几种机制。

（1）肾小球高滤过可导致局灶性硬化，同时伴有系膜扩张和GBM增厚。

（2）血流动力学改变的机械力和剪切力可引起内皮细胞和上皮细胞的损害，从而破坏正常的滤过屏障。

（3）肾小球毛细血管内压力增高可直接激活蛋白激酶C，引起内皮细胞生长因子合成和释放增加。

3.遗传背景

目前，涉及DKD致病和易感的主要候选基因包括：血管紧张素原基因、血管转换素酶基因、Ang-Ⅱ受体基因、醛糖还原酶基因、载脂蛋白E基因、内皮型一氧化氮合酶（eNOS）基因、RAGE基因、葡萄糖转运蛋白基因，等等。

4.生长因子、细胞因子

TGF-β可通过引起ECM的分泌和聚集增加，促进细胞肥大，诱导肾小管上皮细胞转化为成纤维细胞（TEMT）过程。CTGF可促进肾细胞有丝分裂、增殖、肥大，促使肾小球系膜细胞过度产生ECM成分，上调TIMP-1使ECM降解减少，诱导肾小管上皮细胞的TEMT过程。血管内皮生长因子（VEGF）可刺激蛋白合成，导致ECM基质物质在肾脏沉积，增加内皮型一氧化氮系统的表达，引起滤过屏障的改变。血小板衍生生长因子（PDGF）能刺激细胞增殖及分裂，引起系膜细胞ECM的合成增加，从而促进DKD的发生和进展。

5.氧化应激与炎症反应

糖尿病患者体内活性氧族（reactive oxygen species，ROS）产生过多或清除减少，可影响肾血流动力学、参与足细胞损伤、ECM调节和肾脏炎症反应（如DKD早期肾间质单核/巨噬细胞浸润）而导致肾损伤。

三、临床表现

DKD起病隐匿，疾病初起患者常无明显症状，当病情发展到一定阶段以后，可出现下列临床表现。

（一）蛋白尿

早期多为间歇性或微量白蛋白尿，后期常常是持续性的、大量的蛋白尿。一旦出现临床显性白蛋白尿，说明DKD进入较为严重阶段，往往进行性加重，不可逆转。

（二）高血压

多数糖尿病患者在未出现肾病之前就出现血压升高，以收缩压升高为主；而到DKD的中晚期，血压将会进一步升高，并对治疗的反应不佳。高血压不仅与DKD患者尿蛋白的排泄、肾功能的恶化密切相关，同时是影响DKD患者发生心血管事件的独立危险因素。

（三）水肿

随着蛋白从尿中的排泄持续增加和人血白蛋白的降低，患者可出现不同程度的水肿，多发生于组织较疏松的部位，伴有肾病综合征和心功能不全的患者，可出现全身高度水肿，甚至胸腔积液、腹腔积液，同时合并尿量减少，对利尿剂反应差。

（四）脂代谢异常

DKD患者血脂代谢异常的特点是甘油三酯和LDL-C升高，HDL-C降低。

（五）肾病综合征

部分患者可发展为肾病综合征，合并肾病综合征的患者常在短期内发展为肾衰竭。

（六）肾功能异常

1型糖尿病所致DKD的早期，GFR增高；随着病程的进展，GFR降至正常，然后逐渐下降。与非DKD肾衰竭比较，DKD的肾衰竭具有以下特点。

（1）蛋白尿相对较多。

（2）肾体积缩小不明显。

（3）贫血出现较早。

（4）心血管并发症较多、较重，血压较难控制。

（七）合并其他糖尿病并发症

糖尿病视网膜病变（diabetic retinopathy，DR）发生率在1型糖尿病和2型糖尿病有所不同。在出现肾脏损害时，1型糖尿病患者往往伴有DR，而2型糖尿病患者DR的发生率为40%～69%。DKD患者常常合并心脑血管疾病和缺血性下肢血管疾病，表现为心绞痛、心肌梗死、脑梗死、下肢动脉硬化闭塞症、足背动脉搏动减弱或消失等。可合并周围神经病变，表现为感觉异常和功能异常或胃轻瘫、神经源性膀胱等自主神经病变。

四、诊断与鉴别诊断

（一）诊断要点

1.中医辨证要点

（1）辨明病位：本病病位早期以脾、肝、肾为主，病程迁延，日久阴损及阳，脾肾阳虚，病程后期肾元虚衰，可累及肺、心诸脏，表现为两脏、三脏同病，或五脏俱损，阴阳两虚。

（2）辨明病性：本病病程较久，不同阶段病机有所侧重。早期本虚证可有阴虚、气虚、阳虚，但总以气阴两虚最为多见；标实证有血瘀、气滞、痰湿、热结、湿热、郁热、水湿之分。晚期肾体劳衰，肾用失司，浊毒内停，五脏受损，气血阴阳俱衰；标实证有血瘀、气滞、痰湿、热结、湿热、郁热、水湿、湿浊、水饮、浊毒、虚风内动等。

（3）辨明主症、兼证、变证：消渴病迁延日久，瘀血、痰湿等实邪丛生。而本病晚期，除合并消渴其他并发症外，还可发生"浊毒犯胃""水凌心肺""关格""溺毒入脑"等变证。

（4）辨病势顺逆：主要从中医"精气神"、西医理化指标、病变部位及患者一般情况等方面判别病势顺逆，凡经治之后，患者"精气神"好转，尿蛋白漏出减轻，肾功能基本稳定，患者体力提高，一般情况较好者为顺；反之为逆。中医辨证病位由肝肾到脾肾到五脏、由气血到阴阳为逆；反之为顺。

2.西医诊断要点

根据美国肾脏病基金会KDOQI标准：糖尿病患者出现微量白蛋白尿（UACR30～300mg/g），3～6个月复测，如3次检查中2次阳性，同时排除原发性肾病或继发性肾病即可诊断。在多数糖尿病患者中，出现以下任何一条应考虑其肾脏损伤是由糖尿病引起的。

（1）大量蛋白尿。

（2）糖尿病视网膜病变伴微量蛋白尿。

（3）病程在10年以上1型糖尿病患者中出现微量蛋白尿。

在空腹血糖受损（impaired f强直性脊柱炎ting glycaemia，IFG）或糖耐量异常状态（impaired glucose tolerance，IGT）下，患者肾脏功能已经出现改变，因此，2型糖尿病患者在确诊后应立即开始进行至少每年1次的肾脏病变筛查，包括尿常规、UACR、血清肌酐（计算eGFR）。

（二）鉴别诊断

糖尿病患者可能合并其他肾脏损害，临床诊断需要与原发性肾小球疾病、高血压肾损害、淀粉样肾病、肥胖相关性肾病、尿路感染等疾病相鉴别。

临床出现以下情况需要考虑非糖尿病肾脏疾病（non diabetic renal dise强直性脊柱炎e，NDRD）。

（1）无糖尿病视网膜病变。

（2）短期内GFR迅速下降。

（3）短期内尿蛋白急剧增多或突然出现肾病综合征。

（4）顽固性高血压。

（5）活动性尿沉渣的改变（血尿、蛋白尿伴血尿、管型尿）。

（6）有其他系统性疾病的症状及体征。

如临床诊断不明确，有以下情况建议行肾活检病理检查以明确诊断。

（1）没有从微量白蛋白进展到显性蛋白尿的临床过程，而突然出现蛋白尿或出现尿蛋白显著增加。

（2）缺乏其他微血管病变的证据，如DR。

（3）出现肉眼血尿或活动性尿沉渣改变。

（4）肾功能迅速下降。

（三）诊断分期

根据对DKD的认识角度不同，对DKD有不同的分期标准，现简述如下。

1.Mogensen分期

主要针对1型糖尿病导致的DKD。具体内容为：Ⅰ期，肾小球肥大期；Ⅱ期，肾小球高滤过期；Ⅲ期，微量白蛋白尿期；Ⅳ期，临床蛋白尿期；Ⅴ期，终末期肾衰竭期。

2.希式内科学分期

早期DKD：GFR增加，肾单位肥大，肾脏体积增大，并出现微量白蛋白尿[尿白蛋白排泄率（UAE）在20～200μg/min，或者30～300mg/24h]，患者缺乏肾小球病变的临床症状和体征。

临床期DKD：患者尿白蛋白排泄持续超过200μg/min，或者常规尿蛋白定量超过0.5g/24h。此时患者肾功能进行性下降，并出现高血压。

晚期DKD：患者出现氮质血症、水肿及高血压加重。如不能有效地控制血压和血糖水平，GFR将以平均每月1mL/（min·1.73m²）的速度下降。进入该期的患者GFR水平不断下降，而蛋白尿往往持续存在，使低蛋白血症不断加重。

3.KDIGO分期

肾脏病改善全球预后（KDIGO）指南建议联合慢性肾脏病分期（G1～G5）和白蛋白尿分期（A1期：UACR<30mg/g，A2期：UACR30～300mg/g，A3期：UACR>300mg/g）描述和判定DKD的严重程度（推荐检测血清肌酐，使用MDRD或CDK-EPI公式计算eGFR）。

4.病理分级

根据肾脏组织光镜、电镜及免疫荧光染色的改变对肾小球损害和肾小管/肾血管损伤分别进行分级、分度。肾小球损伤分为4级。Ⅰ级：单纯肾小球基底膜增厚：活检显示无或轻度特异性组织改变。Ⅱa级：轻度系膜增生；Ⅱb级：重度系膜增生。Ⅲ级：结节性硬化：至少存在1个肾小球结节性硬化改变，但总的肾小球硬化不到50%。Ⅳ级：晚期糖尿病肾小球硬化：活检显示总的肾小球硬化超过50%以上，并且有临床或病理证据表明硬化来源于DN。肾小管间质用间质纤维化和肾小管萎缩、间质炎症的程度评分，肾血管损伤按血管透明变性和大血管硬化的程度评分。

五、治疗

（一）中医治疗

1.治疗原则

糖尿病肾病主要病机为本虚标实，治疗时必须以治本为主。早期以益气养阴为主，中期需注重肝脾肾，晚期以温阳滋肾固摄为基本原则，重视治标祛邪，辨证选用理气、清热、利湿、化痰、活血、泄浊等以提高疗效。

2.辨证施治

（1）糖尿病肾病早期：早期以益气养阴为主，兼顾益肾，针对"瘀""痰""湿""郁""热"等兼证，注重应用活血化瘀药物，酌情使用祛湿化痰，或疏肝解郁，辨治灵活加减。

①脾气虚。

临床表现：尿中有微量白蛋白，倦怠乏力，气短懒言，纳呆腹胀，大便溏薄，舌质淡红，舌体胖大，边有齿痕，脉细。

治法：健脾益气，固摄精微。

代表方剂：补中益气汤加减（出自《内外伤辨惑论》）。

参考处方：黄芪15g，人参（另煎兑入）或党参15g，白术10g，炙甘草15g，当归10g，陈皮6g，升麻6g，柴胡12g，生姜9片，大枣6枚。

方中黄芪味甘微温，入脾、肺经，补中益气，升阳固表，故为君药。配伍人参、炙甘草、白术，补气健脾为臣药。当归养血和营，协人参、黄芪补气养血。陈皮理气和胃，使诸药补而不滞。少量升麻、柴胡升阳举陷，协助君药以升提下陷之中气，大枣健脾，共为佐使。炙甘草调和诸药为使药。

临床应用：出现腹胀甚者，加厚朴10g、枳实10g；口渴者，加天花粉10g、麦冬10g、石斛10g。

②气阴亏损。

临床表现：尿中微量白蛋白，乏力、气短、自汗，动则加重，口干舌燥，多饮多尿，五心烦热，小便频数而多，大便秘结，腰膝酸软，舌边尖红苔薄，脉细数无力。

治法：益气滋阴清热。

代表方剂：生脉散合玉女煎加减（生脉散出自《温病条辨》，玉女煎出自《景岳全书》）。

参考处方：人参（另煎兑入）10g，麦门冬10g，五味子10g，石膏（先煎）20g，熟地黄10g，知母10g，牛膝10g。

方中人参甘温，益元气，补肺气，生津液，故为君药。麦门冬甘寒，养阴清热，润肺生津。人参、麦冬合用，则益气养阴之功益彰。五味子酸温，敛肺止汗，生津止渴；石膏清阳明有余之热；熟地黄补少阴不足之阴；知母清胃热；牛膝滋补肾水，引热下行。

临床应用：若出现心悸气短甚者，加山茱萸10g、丹参10g；大便干结者，加火麻仁10g、大黄10g、当归10g。

③肾气不足。

临床表现：微量白蛋白尿，气短乏力，面色无华，四肢不温，腰膝酸软，小便频数，或夜尿清长，甚或遗尿、尿失禁，男子遗精早泄，女子带下清稀，舌淡苔白，脉沉弱。

治法：补肾摄精。

代表方剂：六味地黄丸加减（出自《小儿药证直诀》）。

参考处方：熟地黄黄15g，山茱萸萸12g，山药12g，丹皮10g，泽泻10g，茯苓10g。

方中熟地黄滋肾填精，为主药；辅以山药补脾固精、山茱萸萸养肝涩精，称为三补。又用泽泻清泻肾火，并防熟地黄黄之滋腻；茯苓淡渗脾湿，以助山药之健运；丹皮清泄肝火，并山茱萸萸之温，共为经使药，谓之三泻。六药合用，补中有泻，寓泻于补，相辅相成，补大于泻，共奏滋补肝肾之功效。

临床应用：若出现阳痿早泄者，加金樱子10g、芡实10g；腰膝酸软者，加牛膝10g、杜仲10g。

④兼夹证辨证治疗。

A.肝胃郁热。

临床表现：形体壮实，面色隐红，口干口渴，口苦口臭，多饮多食，急躁易怒，胸胁满闷，小便频多黄赤，大便干结，舌质红，苔黄，脉弦数。

治法：疏肝解郁清热。

代表方剂：大柴胡汤加减（出自《金匮要略》）。

参考处方：柴胡6g，黄芩9g，生大黄（后下）6g，枳实9g，芍药12g，半夏6g，大枣3枚，生姜3g。

方中柴胡配黄芩和解清热，除少阳之邪；生大黄配枳实泻阳明热结，行气消痞；芍药柔肝缓急；半夏配生姜和胃降逆；大枣与生姜，和营卫而行气血，并调和脾胃。

临床应用：胁满甚者，加川楝子10g、延胡索6g；大便干结者，加火麻仁10g、玉竹10g。

B.气滞血瘀。

临床表现：胸脘胀满，纳食不香，情志抑郁，善太息，肢体麻痛，胸痹心痛，唇紫暗，舌暗，舌下青筋显露或舌有瘀斑，苔薄，脉沉弦，或涩。

治法：理气活血。

代表方剂：血府逐瘀汤加减（出自《医林改错》）。

参考处方：桃仁9g，红花6g，赤芍12g，川芎12g，牛膝12g，生地黄12g，当归15g，桔梗6g，枳壳9g，柴胡6g，甘草6g。

本方为桃红四物汤和四逆散加桔梗、牛膝而成。桃红四物汤养血活血化瘀，四逆散行气疏肝，桔梗开肺气载药上行，牛膝通利血脉，引血下行。

临床应用：瘀血轻证者，多用丹皮、赤芍活血活络；中度瘀血证者，可用红花、桃仁活血通络；重度者，给予三棱、莪术、水蛭破血逐瘀。

C.湿热中阻。

临床表现：胸脘痞闷或腹部胀满，纳谷不香，大便溏，面足水肿等，舌胖嫩红，苔黄厚腻，脉滑数。

治法：健脾和胃，清热利湿。

代表方剂：平胃散合茵陈五苓散加减（平胃散出自《太平惠民和剂局方》，茵陈五苓散出自《金匮要略》）。

参考处方：苍术9g，厚朴9g，陈皮6g，茵陈9g，猪苓、茯苓、炒白术各10g，甘草6g。

苍术、厚朴运脾除湿，陈皮理气化滞，茵陈清热利湿，猪苓、茯苓、炒白术利水渗湿，甘草调和诸药。

临床应用：脘闷便溏者，可与四君子或香砂养胃丸合用；腹胀明显者，加枳实9g；纳差食少者，可加炒麦芽30g、莱菔子15g。

D.痰湿不化。

临床表现：背部发冷，时有咯痰，纳食不香，疲乏无力，形体消瘦等。舌胖苔白，脉沉细数。

治法：补中益气，健脾化湿。

代表方剂：补中益气汤合苓桂术甘汤加减（补中益气汤出自《内外伤辨惑论》，苓桂术甘汤出自《金匮要略》）。

参考处方：黄芪30g，人参12g，茯苓15g，白术15g，当归15g，桂枝6g，陈皮9g，升麻3g，柴胡6g，炙甘草6g。

方中黄芪补脾肺之中气，升阳固表；配补气健脾之人参、茯苓、炙甘草、白术；当归养血和营，协参、芪补气养血；桂枝温阳化气；陈皮理气和胃；少许升麻、柴胡升阳举陷；炙甘草调和诸药。

临床应用：痰湿轻者，可用藿香、佩兰、陈皮、半夏芳香化湿或理气燥湿；中度者，可用枳实、砂仁燥湿化痰；重度者，以昆布、牡蛎化痰软坚。

E.脾虚湿困。

临床表现：形体胖而不壮，面色偏白，倦怠乏力，纳呆便溏，口淡无味，食后腹胀，小便短少，舌淡，苔白腻，脉濡缓。

治法：健脾益气，通阳化湿。

代表方剂：升阳益胃汤加减（出自《内外伤辨惑论》）。

参考处方：陈皮6g，半夏6g，党参12g，茯苓15g，炒白术15g，黄芪30g，芍药12g，羌独活（各）12g，防风6g，柴胡6g，泽泻15g，黄连6g，炙甘草6g。

方中取六君子助阳益胃，补脾胃之气；加黄芪以补肺而固；芍药敛阴调荣；羌独活、防风、柴胡除湿升清；茯苓、泽泻泻湿热降浊阴；少佐黄连，以退阴火。

临床应用：腹胀肠鸣者，加广木香6g、乌药9g、生姜6g；畏寒、肢冷者，加仙茅10g、补骨脂15g。

（2）糖尿病肾病中期：中期治疗主要以减少蛋白尿、保护肾功能为原则，并改善症状。病机以脾肾亏虚、封藏收敛失司为主，但又常与气滞、血瘀、湿阻或外邪侵袭有关。补虚毋忘祛邪，而在祛邪之时更应注意正虚。

①脾肾气虚。

临床表现：明显蛋白尿，气短乏力，精神倦怠，面白少华，纳少腹胀，腰膝酸软，小便频数，或夜尿清长，甚或遗尿、尿失禁，男子遗精早泄，女子带下清稀，舌体胖大、边有齿痕，舌质淡、苔白，脉沉弱。

治法：健脾固肾。

方药：补中益气汤合水陆二仙丹加减（补中益气汤出自《内外伤辨惑论》，水陆二仙丹出自《洪氏经验集》）。

参考处方：黄芪15g，党参15g，白术10g，炙甘草15g，当归10g，陈皮6g，升麻6g，柴胡12g，金樱子10g，芡实10g，生姜9片，大枣6枚。

方中黄芪味甘微温，入脾、肺经，补中益气，升阳固表；配伍党参、炙甘草、白术补气健脾；当归养血和营，协党参、黄芪补气养血；陈皮理气和胃，使诸药补而不滞；金樱子、芡实益肾滋阴，收敛固涩；少量升麻、柴胡升阳举陷，协助君药以升提下陷之中气，生姜和大枣温中补气、调和脾胃共为佐使；炙甘草调和诸药为使药。

临床应用：夹瘀血者，加丹参10g、鸡血藤10g、桃仁10g、红花10g、川芎10g；兼水湿者，加牛膝10g、车前子10g、冬瓜皮10g。

②气血两虚。

临床表现：明显蛋白尿，神疲乏力，气短懒言，面色㿠白或萎黄，心悸气短，头目眩晕，失眠健忘，多梦自汗，少气懒言，神疲乏力；或发色不泽，唇甲淡白；或手足麻木，肌肤不仁，舌质淡，苔薄白，脉细弱或缓而无力。

治法：补气养血，滋补肝肾。

方药：当归补血汤合济生肾气丸加减（当归补血汤出自《内外伤辨惑论》，济生肾气丸出自《张氏医通》）。

参考处方：黄芪30g，当归6g。配合济生肾气丸。

方中黄芪大补脾肺之气，以资化源，使气旺血生。配以少量当归养血和营，则浮阳秘敛，阳生阴长，气旺血生。配合济生肾气丸温肾化气。

临床应用：见尿蛋白排出较多者，加芡实10g、金樱子10g；见心悸失眠甚者，加酸枣仁10g、阿胶10g。

③肝肾阴虚。

临床表现：明显蛋白尿，头晕目眩，耳鸣健忘，失眠多梦，腰膝酸软，两目干涩，口燥咽干，五心烦热，颧红盗汗，男子遗精，女子经少，舌红少苔，脉细数。

治法：养阴清热，补益肝肾。

方药：杞菊地黄丸加减（出自《医级宝鉴》）。

参考处方：熟地黄黄9g，山茱萸12g，山药15g，泽泻6g，茯苓30g，丹皮12g，枸杞15g，菊花15g。

方中熟地黄黄滋肾填精，山茱萸滋养肝肾而固肾气，山药健脾益胃助消化，佐以泽泻淡泄肾浊，茯苓渗利脾湿，丹皮凉泄肝火，枸杞平补肝肾，菊花清肝泻火。

临床应用：见眩晕耳鸣明显者，加牛膝10g、钩藤10g；见腰膝酸痛、四肢麻痛者，加牛膝10g、狗脊10g、全蝎3g、蜈蚣5g。

④脾肾阳虚

临床表现：大量蛋白尿，颜面及周身水肿，腰以下尤甚，少尿或无尿，纳差恶心，或伴呕吐，畏寒肢冷，面色㿠白，体倦乏力，腹中冷痛，大便溏，腰冷酸痛，舌体胖润，舌淡苔白，脉沉细或微细无力。

治法：温肾健脾利湿。

方药：真武汤合实脾饮加减（真武汤出自《伤寒论》，实脾饮出自《济生方》）。

参考处方：茯苓10g，芍药10g，制附子10g，白术20g。

方中附子辛甘性热，用之温肾助阳、化气行水、兼暖脾土，以温运水湿；茯苓利水渗湿，使水邪从小便去；白术健脾燥湿；佐以生姜之温散，既助附子温阳散寒，又伍茯苓、白术以散水湿；其用白芍者，乃一药三用，一者利小便以行水气，一者柔肝以止腹痛，一者敛阴舒筋，以止筋惕肉润。诸药配伍，温脾肾，利水湿，共奏温阳利水之效。

临床应用：尿蛋白排泄较多者，加金樱子10g、芡实10g、白果仁10g；肿甚喘满者，加麻黄10g、葶苈子10g；心悸、唇绀、脉虚数或结代者，宜重用附子，再加桂枝10g、炙甘草6g、人参10g、丹参10g。

⑤兼夹证辨证治疗。

A.水湿泛滥。

临床表现：尿少水肿，腰以下肿甚，纳差呕恶，胸闷气短，舌质紫暗或有瘀点瘀斑，舌苔白腻或水滑，脉弦或涩。

治法：补肾利水，活血化瘀。

代表方剂：真武汤合桂枝茯苓丸加减（真武汤出自《伤寒论》，桂枝茯苓丸出自《金匮要略》）。

参考处方：附子6g，茯苓30g，白术15g，丹皮12g，桃仁12g，芍药15g，桂枝6g。

方中附子辛甘性热，温肾助阳，以化气行水、温运水湿；茯苓利水渗湿；白术健脾燥湿；丹皮、桃仁、芍药活血化瘀；桂枝、附子温阳散寒，又合苓、术宣散水湿。

临床应用：小便短少者，加猪苓10g、泽泻10g；瘀血较重者，加丹参30g、水蛭6g。

B.水不涵木、肝阳上亢。

临床表现：可兼见头晕头痛，口苦目眩，脉弦有力。

治法：镇肝熄风。

代表方剂：镇肝熄风汤加减（出自《医学衷中参西录》）。

参考处方：怀牛膝12g，代赭石（先煎）30g，龙骨（先煎）30g，牡蛎（先煎）30g，龟甲（先煎）9g，芍药15g，玄参12g，麦冬12g，茵陈15g，川楝子6g，生麦芽12g，炙甘草6g。

方中怀牛膝归肝肾经，入血分，性善下行，有补益肝肾之功效；代赭石质重沉降，镇肝降逆；龙骨、牡蛎、龟甲、芍药益阴潜阳以息风；玄参、麦冬下走肾经，滋阴清热；茵陈、川楝子、生麦芽清泄肝热；炙甘草调和诸药。

临床应用：头晕明显者，加天麻10g、钩藤10g、石决明15g；便干者，加火麻仁30g。

（3）糖尿病肾病晚期：晚期以维护肾气、保摄阴阳为基本原则，同时应分清标本虚实的主次缓急，扶正祛邪，标本兼治，急则治标，缓则治本，不得滥用克伐之品以损伤肾气。必要时用西医手段积极抢救治疗。

①气血阴虚。

临床表现：神疲乏力，面色㿠白或萎黄，心悸心烦气短，头目眩晕，失眠健忘多梦，潮热盗汗，五心烦热，纳谷不香，便干。舌淡胖，脉弦细数。

治法：益气养血，滋阴降浊。

方药：八珍汤合调味承气汤加减（八珍汤出自《瑞竹堂经验方》，调味承气汤出自《伤寒论》）。

参考处方：人参6g，熟地黄12g，茯苓15g，生白术15g，当归12g，白芍12g，川芎12g，制大黄6g，芒硝12g，炙甘草6g。

方中人参、熟地黄益气养血；茯苓、白术健脾渗湿；当归、白芍养血和营；川芎活血行气；制大黄泄热通便；芒硝软坚润燥；炙甘草益气和中。

临床应用：若见气血亏虚明显者，加黄芪30g、鹿角胶10g、阿胶10g；若见阴虚明显者，加北沙参10g、玄参10g、地骨皮10g。

②气血阳虚。

临床表现：形寒肢冷，面足水肿，面色㿠白，腹中冷痛，少气懒言，神疲乏力，唇爪色淡，小便不利，舌胖暗淡，边有齿痕，舌苔白滑，脉沉细无力。

治法：益气养血，助阳降浊。

方药：当归补血汤、八珍汤合温脾汤加减（当归补血汤出自《内外伤辨惑论》，八珍汤出自《瑞竹堂经验方》，温脾汤出自《备急千金要方》）。

参考处方：黄芪30g，人参6g，熟地黄12g，茯苓15g，生白术15g，当归12g，白芍12g，川芎12g，制大黄6g，附子（先煎）6g，干姜6g，芒硝12g，炙甘草6g。

方中黄芪大补脾肺之气，以资化源，使气旺血生；人参、熟地黄益气养血；茯苓、生白术健脾渗湿；当归、白芍养血和营；川芎活血行气；附子配制大黄泄已成之冷积；干姜温中助阳；芒硝软坚润燥；炙甘草益气和中。

临床应用：若见阳虚明显者，加巴戟天10g、仙茅10g、仙灵脾10g；水肿较甚者，加猪苓10g、泽泻10g、防己10g；恶心呕吐较重者，加旋覆花10g、代赭石10g、苏叶10g、黄连10g，亦可用生大黄10g、附子10g、丹参10g、牡蛎10g，合药水煎，高位保留灌肠，以加强通腑泄浊之力。

③气血阴阳俱虚。

临床表现：精神萎靡不振，畏寒肢冷，嗜睡，面黄晦暗，胸闷纳呆，心悸气喘，面足水肿，爪甲色淡，大便干稀无常。舌淡胖，舌质暗淡，脉象沉细无力。

治法：调补气血阴阳，降浊利水。

方药：鹿茸丸加减（出自《济生方》）。

参考处方：鹿茸3g，附子（先煎）9g，肉桂6g，阳起石3g，巴戟天12g，牛膝15g，菟丝子15g，杜仲12g，山药15g，五味子6g，磁石（先煎）30g，沉香3g，泽泻6g。

方中鹿茸、附子、肉桂、阳起石、巴戟天温补肾阳；牛膝、菟丝子、杜仲、山药补气养阴；五味子补益肝肾、养血收敛；磁石补肾纳气；沉香导火归元；泽泻降浊利水。

临床应用：若见喘闷心悸者，加桂枝10g、丹参10g、葶苈子10g；瘀血重者，加益母草10g、川芎10g、红花10g。

④兼夹证辨证治疗。

A.湿热中阻。

临床表现：胸脘腹胀，纳饮不香，时有恶心，身倦头胀，四肢沉重，大便秘结，舌胖嫩红，苔黄腻，脉弦滑数。

治法：清化通利。

代表方剂：平胃散合茵陈蒿汤化裁（平胃散出自《太平惠民和剂局方》，茵陈蒿汤出自《伤寒论》）。

参考处方：苍术6g，厚朴9g，陈皮6g，茵陈12g，栀子9g，生大黄（后下）6g，甘草6g。

方中苍术入中焦，燥湿健脾；厚朴化湿行气除痞；陈皮理气和胃，燥湿醒脾；茵陈清热利湿；栀子、生大黄泻火解毒；甘草调和诸药。

B.肝郁气滞。

临床表现：情志抑郁，胸胁或少腹胀满窜痛，善太息，或见咽部异物感，或胁下肿块，舌苔薄白，脉弦。

治法：舒肝解郁。

代表方剂：四逆散合加味逍遥散化裁（四逆散出自《伤寒论》，加味逍遥散出自《内科摘要》）。

参考处方：柴胡6g，白芍6g，当归12g，薄荷6g，枳实12g，茯苓15g，白术15g，炙甘草6g。

方中柴胡升发阳气、疏肝解郁；白芍敛阴养血柔肝；当归散肝醒脾；薄荷清肝散郁除热；枳实理气解郁、泄热破结；茯苓、白术、炙甘草健脾和中。

C.外感热毒。

临床表现：咽喉肿痛，发热恶寒，便干尿黄，舌红苔黄，脉浮数。

治法：清热解毒。

代表方剂：银翘散合五味消毒饮加减（银翘散出自《温病条辨》，五味消毒饮出自《医宗金鉴》）。

参考处方：金银花12g，连翘9g，牛蒡子12g，薄荷6g，淡竹叶6g，紫花地丁18g，蒲公英30g，野菊花12g。

方中金银花、连翘、牛蒡子、薄荷疏风清热透表；淡竹叶清热生津；紫花地丁、蒲公英、野菊花清热解毒。

D.浊毒伤血。

临床表现：见鼻衄、龈衄、肌衄等。

治法：解毒活血，凉血止血。

代表方剂：犀角地黄汤送服三七粉（出自《外台秘要》）。

参考处方：水牛角粉（冲）6g，生地黄6g，赤芍12g，丹皮12g，三七粉（冲）6g。

方中水牛角粉代犀角凉血清心解毒；甘苦寒之生地黄凉血滋阴生津；赤芍、丹皮清热凉血、活血散瘀。

E.肝胃结热。

临床表现：胸胁苦满，大便秘结，口苦咽干，苔黄，脉数。

治法：和解肝胃，缓泻结滞。

代表方剂：大柴胡汤加减（出自《金匮要略》）。

参考处方：柴胡6g，黄芩4g，枳实4g，生姜6g，生大黄（后下）6g，芍药12g，半夏6g，大枣4枚。

柴胡配黄芩和解清热，除少阳之邪；大黄配枳实泻阳明热结，行气消痞；芍药柔肝缓急；半夏配生姜和胃降逆；大枣与生姜和营卫而行气血，并调和脾胃。

F.血虚生风。

临床表现：手颤，转筋，四肢酸痛，舌淡，脉弱。

治法：养血活血息风。

代表方剂：当归补血汤合四物汤加减（当归补血汤出自《内外伤辨惑论》，四物汤出自《仙授理伤续断秘方》）。

参考处方：黄芪30g，当归6g，熟地黄9g，芍药12g，川芎15g。

方中黄芪大补脾肺之气，以资化源，使气旺血生；以少量当归养血和营，则浮阳秘敛，阳生阴长，气旺血生；甘温之熟地黄滋阴养血；芍药补血和营；川芎调畅气血。

⑤辨证的中医治疗。

A.浊毒犯胃。

临床表现：呕吐频繁，胃脘灼热疼痛或痞闷，心烦不寐，口干口苦，大便秘结，小便短赤，舌红或暗红，苔黄厚腻，脉滑或滑数。

治法：化浊解毒，和胃止呕。

代表方剂：黄连温胆汤合连朴饮加减（黄连温胆汤出自《六因条辨》，连朴饮出自《霍乱论》）。

参考处方：半夏6g，枳壳9g，厚朴12g，菖蒲15g，陈皮12g，茯苓15g，黄连6g，竹茹12g。

方中半夏降逆和胃、燥湿化痰；枳壳、厚朴行气消痰降浊；菖蒲芳香化湿以悦脾；陈皮理气燥湿；茯苓健脾渗湿；黄连清泄心火；竹茹清热降逆化痰。

临床应用：若见呕恶甚者，加吴茱萸3g；呃逆甚者，加代赭石10g、旋覆花10g。

B.水凌心肺。

临床表现：心悸怔忡，胸闷咳喘，神疲乏力，气喘，咳吐大量泡沫痰涎，面浮足肿，或全身俱肿，不能平卧，目眩，尿少，舌淡，苔白腻或白滑，脉弦滑。

治法：泻肺逐水。

代表方剂：己椒苈黄丸加减（出自《金匮要略》）。

参考处方：汉防己3g，椒目3g，葶苈子6g，制大黄6g。

方中汉防己为君，善走下行而利水；椒目专攻利水消肿；葶苈子泻肺行水，导水从小便而出；制大黄通利大便，逐水从大便而去。

临床应用：见兼气短乏力者，加黄芪、茯苓各30g，白术9g；口唇发绀者，加川芎12g、桃仁9g；四肢厥冷、汗出淋漓者，加附子、人参（单煎）各9g，山茱萸30g。

C.关格。

临床表现：小便不通，短少，色清，面色晦滞，畏寒怕冷，下肢欠温，腹泻或大便稀溏，呕吐清水，苔白滑，脉沉细或濡细。

治法：温补脾肾，启闭降浊。

代表方剂：旋覆代赭汤加减（出自《伤寒论》）。

参考处方：旋覆花9g，代赭石（先煎）6g，半夏9g，人参6g，甘草9g，生姜15g，大枣4枚。

方中旋覆花下气消痰、降逆止嗳为君药；代赭石善镇冲逆；半夏祛痰散结、和胃降逆；生姜宣散水气；人参、甘草、大枣益脾胃、补气虚。

临床应用：见大便不通者，加枳实15g、生大黄6g；呕吐剧烈者，以生姜汁为引，送服玉枢丹。

D.溺毒入脑。

临床表现：神志恍惚，或突然昏迷，不省人事，或突发抽搐，角弓反张，舌质红有齿痕，苔白厚腻或遍布腐苔，脉沉弦滑。

治法：镇惊息风，开窍醒神。

代表方剂：菖蒲郁金汤合镇肝熄风汤加减（菖蒲郁金汤出自《温病全书》，镇肝熄风汤出自《医学衷中参西录》）。

参考处方：怀牛膝12g，代赭石（先煎）30g，龙骨（先煎）30g，牡蛎（先煎）30g，龟甲（先煎）12g，芍药12g，玄参12g，麦冬12g，茵陈15g，川楝子6g，生麦芽15g，甘草12g。

方中怀牛膝归肝、肾经，入血分，性善下行，有补益肝肾之功效；代赭石质重沉降，镇肝降逆；龙骨、牡蛎、龟甲、芍药益阴潜阳以息风；玄参、麦冬下走肾经，滋阴清热；茵陈、川楝子、生麦芽清泄肝热；甘草调和诸药。

临床应用：四肢抽搐者，加全蝎、蜈蚣；喉中痰鸣者，加制南星9g、陈皮15g；胸闷泛恶者，加藿梗、苏叶、苏梗各9g。

（二）西医常规治疗

1.生活方式治疗

改变不良生活方式，如合理控制体重、戒烟、限盐、合理饮食及适当运动等。

（1）维持合理体重：DKD患者应使体重尽可能维持在较理想范围，即BMI=19～23.9kg/m²。超重（BMI≥24kg/m²）或肥胖（BMI≥28kg/m²）患者减重的目标是3～6个月减轻体重的5%～10%。消瘦者应通过合理的营养计划恢复并长期维持理想体重。

（2）饮食控制：DKD患者应在遵守低盐、糖尿病饮食的基础上，合理安排蛋白质的摄入。推荐每日蛋白质摄入量约0.8g/kg。蛋白质来源应以优质动物蛋白为主，必要时可补充复方α-酮酸制剂。

（3）运动：推荐DKD坚持进行有规律的运动。运动前要进行必要的评估，特别是心肺功能和运动功能的医学评估（如运动负荷试验等）。成年糖尿病患者每周至少进行150min（如每周运动5d，每次30min）中等强度的有氧运动。但出现显性蛋白尿的DKD患者，应避免进行高强度的运动。在空腹血糖（FPG）>16.7mmol/L、反复低血糖或血糖波动较大、有糖尿病酮症酸中毒等急性代谢并发症、合并急性感染、增殖性视网膜病、严重肾病、严重心脑血管疾病（不稳定性心绞痛、严重心律失常、一过性脑缺血发作）等情况下禁止剧烈运动。

2.控制血糖

理想降糖策略是在有效降糖的同时，不增加低血糖发生的风险，同时避免诱发乳酸性酸中毒或增加心衰风险。对大多数非妊娠成年2型DKD患者而言，合理的HbA1c控制目标为<7%；对2型糖尿病合并中重度慢性肾脏病患者的HbA1c可适当放宽控制在7.0%～9.0%。DKD口服降糖药的选择原则应基于药物的药代和药效动力学特征以及患者的肾功能水平综合判断。肾功能衰竭患者可优选从肾脏排泄较少的降糖药，并根据肾脏功能调整用药剂量。

近年来，新型降糖药SGLT2抑制剂、GLP-1受体激动剂、DPP-4抑制剂有降糖之外的肾脏保护作用，可改善2型糖尿病患者的肾脏结局。

3.控制血压

合理的降压治疗可延缓DKD的发生和进展，推荐大于18岁的非妊娠糖尿病患者血压控制在140/90mmHg以下。对伴有白蛋白尿的糖尿病患者，众多临床指南推荐血压控制在130/80mmHg以下。

优先选择ACEI或ARB类降压药物，其通过扩张出球小动脉缓解肾小球内部压力，改善高滤过和高灌注，在降压的同时可以起到减少蛋白尿的作用。还可减少心血管事件，延缓肾病进展。有研究显示，双倍剂量ACEI/ARB类药物，可能获益更多。但治疗期间应定期随访UACR、血清肌酐、血钾水平，调整治疗方案。用药两个月内血清肌酐升高幅度＞30%常常提示肾缺血，应停用ACEI/ARB类药物。临床研究显示在血清肌酐≤265μmol/L（3.0mg/dL）的患者应用ACEI/ARB类药物是安全的。血清肌酐＞265μmol/L时应用ACEI/ARB类药物是否有肾脏获益尚存争议。考虑到高钾血症和eGFR迅速下降风险，不推荐联合使用ACEI和ARB类药物。

醛固酮拮抗剂和直接肾素抑制剂均能一定程度降低尿蛋白，且与ACEI或ARB联用，似能降低UACR。噻嗪类利尿剂具有代谢相关不良反应，需慎用于代谢综合征人群；袢利尿剂治疗水肿以及替代或联用噻嗪类利尿剂用于治疗慢性肾脏病4～5期患者高血压有效；保钾利尿剂易致高血钾，应慎用。根据具体情况可选择β受体阻滞剂，但需提防在进展性慢性肾脏病中的药物蓄积相关不良反应，如心动过缓。二氢吡啶类CCB可增加尿微量白蛋白的排泄，而非二氢吡啶类CCB却无此不良反应。α受体阻滞剂可用于ACEI、ARB、利尿剂、CCB、β受体阻滞剂不耐受或者降压不达标的慢性肾脏病患者。

4.调脂治疗

LDL-C水平对DKD患者并发动脉粥样硬化等疾病具有决定性意义，同时可以导致肾间质纤维化的进展及蛋白尿的产生。故DKD患者LDL-C水平应降到2.6mmol/L以下，TG应降至1.5mmol/L以下，而对于并发冠心病的患者LDL-C水平需要降至1.86mmol/L以下。DKD的调脂治疗首选他汀类，他汀类药物起始治疗宜使用中等强度，根据个体调脂疗效和耐受情况，适当调整剂量，若胆固醇水平或甘油三酯不能达标，可与其他调脂药物（如依折麦布、贝特类调脂药）谨慎联合应用。

5.其他治疗

我国2型糖尿病伴白蛋白尿患者维生素D水平较低，补充维生素D或激活维生素D受体可降低尿白蛋白排泄率，但能否延缓DKD进展目前仍有争议。有临床研究显示，在规范西医治疗的基础上加用舒洛地特，可使患者24h尿蛋白排泄率进一步下降。临床研究亦提示在常规治疗的基础上加用雷公藤多苷片等免疫抑制剂可以减少患者尿白蛋白的排泄，但其具体临床疗效及不良反应有待进一步研究验证。荟萃分析，抗氧化剂（包括但不限于：维生素A、维生素C、维生素E、硒、锌、蛋氨酸或泛醌）的单独或联合使用可以显著降低DKD患者尿蛋白的排泄。但这些新疗法的安全性和有效性的证据不足，有待进一步的研究和探索。

6.透析和移植

对eGFR<15mL/（min·1.73m²）的DKD患者，应评估是否应当接受肾脏替代治疗。透析方式包括腹膜透析和血液透析，有条件的患者可行肾移植或胰肾联合移植。

第二节　高血压肾损害

一、概述

高血压肾损害通常指由高血压所导致的肾脏小动脉或肾实质损害，根据肾小动脉病理特征的不同分为良性肾小动脉硬化症和恶性肾小动脉硬化症两类。临床常见的高血压肾损害多为良性肾小动脉硬化症，病理表现为广泛肾小球入球动脉透明样变和小叶间动脉肌内膜增厚。恶性肾小动脉硬化症是指由恶性高血压导致的肾损害，病理表现为小动脉纤维素样坏死。目前我国成年人高血压患病率高达29.6%，高血压肾损害也成为我国慢性肾脏病和终末期肾病的第三位病因。

中医学对于高血压肾病尚无准确统一的命名，根据本病临床表现，多归于"眩晕""腰痛""虚劳""水肿"等范畴。

二、病因病机

（一）中医病因病机

本病患者多因年老体虚、饮食不节、情志失调、房事不节等久病迁延所致。

本病属本虚标实之证，肝脾肾三脏气血不足、阴阳亏虚为本，肝阳上亢、痰湿瘀血阻络为标，相互影响，最终导致本虚标实、虚实夹杂的终末期肾衰竭。肾虚精亏，腰府失养，故腰膝酸软；肾失气化，分清泌浊失职，精微下注，故可见蛋白尿；肝肾阴虚，肝阳上亢，则见眩晕耳鸣、失眠多梦。脾肾亏虚，水湿不化，聚湿成痰，阻滞气机，气血运行不畅，气滞血瘀或瘀血阻络，痰湿瘀血交阻，三焦气化不利，水液代谢失常，故发为水肿。

（二）西医病因病机

高血压肾损害的发病机制复杂，包括高血压血流动力学改变、肾素–血管紧张素系统异常、交感神经系统异常、血管内皮细胞功能障碍等多个学说。

1.高血压血流动力学改变

血压升高程度和持续时间与肾血管损伤密切相关。随着高血压的持续进展，逐步出现肾小动脉的组织形态学改变，表现为小动脉的透明样变和动脉内膜增厚。入球小动脉透明样变导致小动脉顺应性下降和管腔狭窄，对血管扩张剂的舒张反应迟钝或消失；血管内应力增加引起血管中膜平滑肌细胞和细胞基质增生，管壁增厚，血管重塑，引起肾血浆流量下降，当肾血浆流量低于450mL/min时，肾小球滤过率开始降低，最终导致肾小球和肾小管缺血性损害。肾小球损伤在高血压时可以表现为缺血性损伤和高灌注性损伤两种不同类型，但引起肾小球硬化的主要因素还是高灌注引起的肾小球内高压力。肾小球毛细血管的高灌注、高跨膜压和高滤过会影响肾小球固有细胞的增殖，诱导局部细胞因子、血管活性物质增加，足细胞损伤导致肾小球基底膜通透性增加，引起蛋白尿。

2.肾素–血管紧张素–醛固酮系统（RA强直性脊柱炎）

高血压状态下，肾血管对血管紧张素Ⅱ（AngⅡ）敏感性显著增强，少量的AngⅡ就能引起肾小动脉广泛收缩，导致肾血管阻力增加，肾血流量降低。高肾素活性可以引起广泛的肾小血管破坏和纤维化，导致恶性肾小动脉硬化的级联性损伤。足细胞膜上存在丰富的AngⅡ受体，R强直性脊柱炎活性增高时AngⅡ增加必然影响足细胞的结构和功能，导致足细胞裂隙膜损害、滤过膜通透性增加。醛固酮在肾小动脉硬化、血管重塑、胶原形成、调节内皮功能等方面发挥效应，参与肾脏纤维化过程。

3.交感神经系统

高血压患者交感神经系统活性升高，去甲肾上腺素从肾上腺释放，导致外周血管收缩、心率增加，血压变异性显著增加，导致血管的增生和硬化。去甲肾上腺素等介质还能通过与肾脏α–肾上腺素能受体结合，直接收缩肾脏血管，使肾脏血管阻力增加、肾血流量减少、肾单位缺血缺氧、氧化应激增加、促进肾素从肾小球旁器释放，加重肾脏损害。肾脏交感神经系统激活可以直接刺激近端肾小管Na^+的重吸收，导致水钠潴留，循环容量增加。

此外，非血流动力学因素，如氧化应激、炎症反应也参与了高血压肾脏损害过程。年龄、性别、吸烟、嗜酒、盐负荷和基因多态性等均是高血压肾损害的相关因素。

三、临床表现

高血压肾损害常首先出现远端肾小管功能受损表现及轻度蛋白尿，而后肾小球功能受损。

早期：肾小管对缺血敏感，远端肾小管浓缩功能障碍常最早出现，包括夜尿增多、尿比重及尿渗透压降低。

中期：随着时间的推移，肾小球缺血性病变发生后，可出现蛋白尿，多为轻度蛋白尿，部分血压较高的患者可为中度蛋白尿。

后期：出现肾小球功能损害，最初肾小球滤过率降低，而后失代偿血清肌酐升高，肾小球功能进展较慢，可逐渐发展至终末期肾病。

与此同时，高血压的其他靶器官损害（左心室肥厚、心衰、脑卒中）也常同时发生。

四、诊断与鉴别诊断

（一）诊断要点

1.中医辨证要点

首先辨虚实，本病属本虚标实之证，本虚需辨肝、脾、肾之阴阳亏虚，标实证有肝阳上亢、痰湿、瘀血阻络。其次辨病位，本病与肝、脾、肾有关，甚至表现为多脏同病。

2.西医诊断要点

基于患者的临床表现可以确定高血压肾损害的诊断，通常并不一定需要肾穿刺活检病理证实。当高血压患者在疾病进程中出现夜尿次数增多、持续微量白蛋白尿、肾小管间质功能异常或肾功能减退等临床表现时，应考虑高血压肾损害的可能。诊断要点如下。

（1）患者有确切的高血压病史，血压控制不佳者肾损害的发生率越高。

（2）高血压病程多在5年以上。

（3）持续尿微量白蛋白增多，尿 β_2 微球蛋白、α_1 微球蛋白、视黄醇结合蛋白等可能升高。

（4）夜尿增多，尿液检查提示低比重尿，尿渗透压降低。

（5）晚期可出现肾功能减退，肾小球滤过率降低。

（6）伴有高血压其他脏器损害。

（7）肾活检显示肾小动脉硬化为主的病理改变，可伴有不同程度的缺血性肾实质损害和小管间质病变。

（二）鉴别诊断

高血压引起的肾脏损害与原发性肾脏疾病引起的高血压在临床上有时很难鉴别，鉴别诊断思路如下：若先出现高血压，数年后出现微量白蛋白尿等尿检异常，应考虑高血压肾损害；若先出现尿检异常，其后出现高血压，要考虑原发性肾脏疾病；若首次就诊同时发现高血压和尿检异常，需排除原发性肾脏疾病可能。此外，高血压肾损害临床诊断需除外肾动脉粥样硬化、肾小动脉胆固醇栓塞、尿酸性肾病、肾小球肾炎、遗传或先天性肾脏病及其他系统疾病导致的肾损害，必要时需通过肾脏活检病理进行鉴别诊断。

五、治疗

（一）中医治疗

1.治疗原则

中医治疗当以补虚为主，兼以活血化瘀、清热解毒为辅。

2.辨证施治

（1）肝肾阴虚。

临床表现：眩晕耳鸣，失眠多梦，头痛头晕，五心烦热，潮热盗汗，腰膝酸软，咽干颧红，溲黄便干，舌红少苔，脉沉细。

治法：滋补肝肾。

方药：杞菊地黄汤加减（出自《医级宝鉴》）。

参考处方：枸杞子10g，菊花10g，熟地黄黄20g，山茱萸10g，牡丹皮10g，山药15g，茯苓10g，泽泻10g。

方中枸杞子补益肝肾，熟地黄黄滋肾填精，辅以山茱萸滋养肝肾而固肾气，山药健脾益胃助消化，佐以泽泻淡泄肾浊，茯苓渗利脾湿，牡丹皮凉泄肝火。方中诸药以补为主，以泻为次，二者相辅相成。

临床应用：头晕明显者，可加天麻、钩藤、白蒺藜以平肝潜阳；大便干结者，加肉苁蓉、火麻仁、玉竹以润肠通便。

（2）脾肾阳虚。

临床表现：少气乏力，畏寒肢冷，气短懒言，纳少腹胀，水肿，腰膝酸软，腰部发冷，便溏，舌淡有齿痕，脉象沉弱。

治法：温肾健脾，行气利水。

方药：实脾饮加减（出自《济生方》）。

参考处方：白术15g，厚朴10g，木瓜10g，木香10g，草果10g，大腹子5g，茯苓15g，干姜10g，制附子（先煎）10g，炙甘草10g，生姜3片，大枣3枚。

方中干姜振奋脾阳、温化水湿，制附子辛热，温肾助阳，二味同用，温养脾肾、扶阳抑阴；白术、茯苓健脾和中，渗湿利水；木瓜祛湿利水，使木不克土而肝和，配伍厚朴宽肠降逆；木香调理脾胃之滞气；大腹子行气之中兼能利水消肿；草果辛热燥烈之性较强，善治湿郁伏邪，生姜、大枣益脾和中。诸药相伍，共奏温脾暖肾、行气利水之功效。

临床应用：腹胀大、小便短少者，加桂枝、猪苓以通阳化气行水；纳食减少者，加砂仁、陈皮、紫苏梗以运脾利气。

（3）瘀血阻络。

临床表现：小腹胀满疼痛，头痛，肢体麻木疼痛，面色暗，肌肤甲错，舌紫暗，或有瘀点，脉涩。

治法：活血化瘀，通络散结。

方药：代抵挡丸加减（出自《证治准绳·类方》）。

参考处方：穿山甲（先煎）12g，桃仁15g，当归15g，生地黄12g，生大黄（后下）6g，芒硝6g等。

方中穿山甲破血逐瘀，主逐恶血瘀症；桃仁、当归、生地黄活血祛瘀；生大黄、芒硝下瘀泻热。

临床应用：瘀血较重者，可加红花、川牛膝；若病久气血两虚、面色不华者，可加黄芪、丹参。

（4）湿毒蕴结。

临床表现：头重如裹，尿少色赤，可见泡沫，眼睑水肿，皮肤疮疡肿痛，或恶风发热，口干口苦，舌质红，苔薄黄或黄腻，脉滑数。

治法：清热解毒，化湿消肿。

方药：麻黄连翘赤小豆汤合五味消毒饮加减（麻黄连翘赤小豆汤出自《伤寒论》，五味消毒饮出自《医宗金鉴》）。

参考处方：麻黄6g，连翘9g，杏仁9g，赤小豆30g，大枣10g，桑白皮10g，生姜6g，炙甘草6g，金银花15g，野菊花6g，紫背天葵6g。

方中麻黄、杏仁、生姜辛温宣发、解表散邪；金银花、紫背天葵、野菊花清热解毒散结；连翘、桑白皮、赤小豆旨在苦寒清热解毒；炙甘草、大枣甘平和中。全方共奏辛温解表散邪、解热祛湿之功效。

临床应用：脓毒重者，可加蒲公英、紫花地丁；水肿重者，加茯苓皮、猪苓、泽泻；皮肤溃烂者，加苦参、土茯苓；大便不通者，加生大黄、芒硝。

（二）西医常规治疗

降压治疗是避免和减轻高血压肾损害的根本措施。高血压肾损害患者应积极降压并使之达标。对所有收缩压（SBP）持续＞140mmHg或舒张压（DBP）持续＞90mmHg的高血压肾损害患者，无论是否合并糖尿病，都应给予降压治疗以使血压≤140/90mmHg。根据患者年龄、并发心血管疾病和其他并发症、肾功能减退的风险和对于治疗的耐受性，个体化制定血压靶目标值和选择药物。对于老年患者，要在仔细考虑年龄、共病以及同时接受其他治疗的基础上，制订血压治疗方案，缓慢加量，密切观察有无与降压治疗有关的不良事件发生，包括电解质紊乱、肾功能急剧减退、直立性低血压以及药物不良反应等。对于尿白蛋白/肌酐比＞300mg/g的成年人高血压肾损害患者，建议给予ARB或ACEI治疗。对于尿白蛋白/肌酐比为30～300mg/g的高血压肾损害患者优选ARB或ACEI治疗，不建议联合使用ARB和ACEI。除积极治疗原发性高血压外，其他的非药物治疗方式包括减轻体重、适当地规律活动、低盐饮食、戒烟、戒酒。此外，积极治疗胰岛素抵抗、高脂血症和高尿酸血症等对降低高血压肾损害发生、发展以及改善预后均有重要作用。

第十四章　肾功能衰竭

第一节　急性肾损伤

一、概述

急性肾损伤（Acute kidney injury，AKI），原名急性肾衰竭（acute renal failure，ARF），是一种涉及多学科的临床常见危重病证，由多种病因导致。AKI的全球发病率为2100例/100万人群，在住院患者中更为常见。2012年改善全球肾脏病预后组织（KDIGO）AKI临床实践指南提出AKI的定义并进行分期：48h内血清肌酐上升≥0.3mg/dL（26.5μmol/L）或血清肌酐增高至≥基础值的1.5倍，且是已知或经推断发生在7天之内；或持续6h尿量＜0.5mL/（kg·h）。需要注意的是，单独用尿量改变作为诊断与分期标准时，必须考虑到影响尿量的因素，如尿路梗阻、血容量状态、利尿剂使用等。

中医文献中并没有"急性肾损伤"的病名，AKI的主要临床表现为水肿、少尿、无尿等，多归属于中医学"癃闭""关格"等病证范畴。

二、病因病机

（一）中医病因病机

1.病因

本病的形成多与外感六淫邪毒、内伤七情、饮食不节以及损伤津液、中毒虫咬等因素有关。

（1）外邪侵袭脏腑：导致肺、脾、肾之功能异常，肺之治节无权，脾之健运失司，肾之开阖无度，加之膀胱气化功能失常，水湿浊邪不能排出体外，从而发为本病。

（2）内伤七情：引起肝气郁结，疏泄不及，从而影响三焦水液的运行和气化功能，致使水道通调受阻，形成癃闭。

（3）饮食不节：过食辛辣肥腻，酿湿生热，湿热不解，下注膀胱，或湿热素盛，肾热下移膀胱而发病。

（4）劳倦伤脾：饮食不节，或久病体弱，致脾虚清气不能上升，则浊气难以下降，小便因而不通而发病。

（5）老年体弱或久病体虚：肾阳不足，命门火衰，气不化水，而致尿不得出而发病。

（6）津液输布失常：水道通调不利，不能下输膀胱等以致上下焦均为热气闭阻，气化不利而发病。

（7）尿路阻塞：或瘀血败精，或肿块结石，阻塞尿道而发病。

（8）中毒虫咬：火毒入袭，煎熬津液，使营血津液耗伤，尿液无源导致无尿或少尿而发病。

2.病机

综上所述，本病为中医急重症，病位在肾和膀胱，与肺、脾、肝等脏器功能有关，来势凶猛、变化迅速而临床表现复杂。病理性质总属本虚标实。

（二）西医病因病机

根据病变部位和病理类型不同，AKI可分为肾前性、肾性和肾后性三大类。

1.肾前性AKI

肾前性AKI，是指有效循环血量下降所致的功能性肾小球灌注压下降，肾实质的结构并无异常变化，在肾脏血供和肾小球灌注压恢复之后，GFR可迅速恢复正常。但是，如果导致肾脏灌注不足的肾前性因素持续存在，肾前性AKI会发展为肾性AKI。国内相关文献报道，肾前性因素占AKI的比例为13.8%～57.4%。病因多为低血容量、心排血量下降、全身血管扩张或肾动脉收缩等，引起"有效"循环血容量减少时，即可导致肾前性AKI。

慢性肾脏病常用的血管紧张素转换酶抑制剂及血管紧张素Ⅱ受体拮抗剂可导致肾前性急性肾衰竭发生，其机制是通过抑制血管紧张素转换酶使血管紧张素Ⅱ合成减少或抑制血管紧张素Ⅱ与受体结合，并间接抑制去甲肾上腺素，选择性抑制肾小动脉收缩，且对于出球小动脉的抑制作用大于入球小动脉，使部分需依赖血管收缩而维持肾内血流量的患者代偿调节机制失常，导致GFR下降。易感因素包括双侧肾动脉狭窄、弥漫性肾实质病变或缺血性肾脏病、孤立肾、低钠、低血容量、充血性心衰等。

2.肾性AKI

肾性AKI是由各种肾脏疾患所致（或由肾前性因素持续存在而使病情进展所致），占AKI的5%～50%。肾性AKI的病因有肾血管疾病、肾脏微血管和肾小球疾病，急性间质性肾炎（AIN），缺血和中毒性急性肾小管坏死。

（1）肾血管疾病：多为双侧血管受累，原有慢性肾脏病或孤立肾者可为单侧受累。

任何影响肾脏微血管供血的疾病都可导致AKI，如血栓性血小板减少性紫癜、溶血性尿毒症综合征、恶性高血压等。

（2）肾小球疾病伴有肾小球大量新月体形成的急进性肾小球肾炎，如抗肾小球基底膜疾病、抗中性粒细胞胞质抗体（ANCA）相关性血管炎、免疫复合物性肾小球疾病等，和严重塌陷性肾小球疾病Ⅰ，如人类免疫缺陷病毒（HIV）感染等，尤其在肾脏灌注减少时，可出现AKI，也可伴严重肾小管急性损伤。

（3）AIN：由多种感染、药物、过敏、中毒等不同原因引起，以肾脏间质炎症为主。

（4）急性肾小管坏死：由各种病因引起的肾缺血及（或）肾毒性损害所致。缺血性急性肾小管坏死以肾脏低灌注为特征，低灌注程度较重，持续时间长，通常与其他损伤肾脏的因素同时存在，常见于脓毒症、创伤、大手术、严重低血容量及烧伤等。肾毒性急性肾小管坏死多由药物、外源性及内源性毒素引起。近年来，由药物引发的以一些新型抗生素和抗肿瘤药物最为突出。肾毒性急性肾小管坏死的发生机制，主要与肾内血管收缩、直接小管毒性和肾小管梗阻有关，是由于肾脏血流丰富（占心排血量的25%），肾髓质间质（通过逆流倍增机制）和肾小管上皮细胞（通过特殊的转运子）具有浓缩毒素的特点。此外，肾脏也是机体内的代谢场所，许多相对无毒的内源性或外源性物质，都在肾脏被分解成毒性代谢产物；当并发缺血、低灌注、脓毒症、老年人及其他损伤因素时，肾脏对毒素的敏感性显著增加，均有可能造成肾脏损害。

3.肾后性AKI

肾后性AKI主要是由各种原因引发的急性尿路梗阻而导致。肾脏以下尿路梗阻，使梗阻上方的压力升高，甚至出现肾盂积水。因肾实质受压，致使肾脏功能迅速下降，故又称为急性梗阻性肾病。

三、临床表现

（一）尿量减少

发病后数h或数日出现少尿或无尿。无尿通常提示完全尿路梗阻，但也可见严重的肾前性或肾性AKI。但非少尿型患者，尿量可正常甚至偏多。

（二）氮质血症

AKI时，摄入蛋白质的代谢产物不能经肾脏排泄而潴留在体内，可产生中毒症状，即尿毒症。BUN每天上升>8.93mmol/L（25mg/dL）者，称为高分解代谢，少尿型AKI患者通常有高分解代谢。当然，BUN升高并非都是高分解代谢，蛋白质摄入过多、热量供应不足、胃肠道大出血、血肿等积血被吸收后，也会出现氮质血症。

（三）液体平衡紊乱

由于盐和水排出减少致水、钠潴留，常常导致全身水肿、脑水肿、肺水肿及心力衰竭、血压增高和低钠血症。大量输液，特别是输注低张液体，以及未限制入水量，也是出现容量负荷过重、低钠血症的原因。

（四）电解质紊乱

1.高钾血症

是急性肾小管坏死最严重的并发症之一，也是少尿期的首位死因。引起高钾血症的原因如下。

（1）肾脏排出减少。

（2）并发感染、溶血及大量组织破坏，钾离子由细胞内释放入细胞外液。

（3）酸中毒致使氢钾交换增加，钾离子由细胞内转移到细胞外。

（4）摄入富含钾的食物、使用保钾利尿剂或输注库存血，均可加重高钾血症。高钾血症可以出现神经肌肉系统的异常，如感觉异常、反射功能低下和上行性迟缓性呼吸肌麻痹，以及室性心动过缓等心律失常表现，严重时出现心室纤颤或停搏。高钾血症心电图表现：血钾在$5.5 \sim 6.5$ mmol/L时，心电图表现为T波高尖、Q-T间期延长；血钾$6.6 \sim 7.5$ mmol/L时，QRS综合波变宽，且与T波融合，P波振幅降低、P-R间期延长，房室结传导减慢。

2.低钠血症

主要是由摄入水液过多所致的稀释性低钠血症。此外，恶心、呕吐等胃肠道失钠，以及大剂量呋塞米治疗，也可出现失钠性低钠血症。因血渗透压降低，导致水向细胞内渗透，出现细胞水肿，严重者可表现为脑水肿。

3.低钙高磷

转移性磷酸钙盐沉积，可导致低血钙。由于GFR降低，导致磷潴留，骨组织对甲状旁腺激素抵抗和活性维生素D_3水平降低，低钙血症极易发生。患者可出现低钙血症的症状，表现为口周感觉异常、肌肉抽搐、癫痫发作，出现幻觉和昏睡等。在高分解代谢或伴大量细胞坏死者（如横纹肌溶解）高磷血症可能更明显。

（五）酸中毒

正常蛋白质饮食可代谢产生挥发性固定酸$50 \sim 100$ mmol/d（主要是硫酸和磷酸），通过肾脏排泄而保持酸碱平衡。急性肾小管坏死时，肾脏不能排出固定酸，是引起代谢性酸中毒的主要原因。临床表现为深大呼吸，血pH、碳酸氢根（HCO_3^-）和二氧化碳结合力

（CO$_2$-CP）降低。由于硫酸根和磷酸根潴留，常伴阴离子间隙升高。酸中毒对代谢和血流动力学可产生一系列不良影响。例如，严重的酸中毒可抑制心肌收缩力，进一步加重低血压，导致胰岛素抵抗，碳水化合物利用不良，蛋白质分解增加。输注碳酸氢钠不能纠正严重酸中毒，应立即行肾脏替代治疗。

（六）消化系统症状

主要表现为厌食、恶心、呕吐、腹泻、呃逆，约25%的急性肾小管坏死患者并发消化道出血，多由胃黏膜糜烂或应激性溃疡引起。因为肾淀粉酶排出减少，血清淀粉酶升高，一般不超过正常值的2倍。

（七）呼吸系统症状

可有呼吸困难、咳嗽、咳粉红色泡沫痰、胸闷等，与液体潴留、肺水肿、心衰有关。

（八）循环系统症状

可有充血性心衰、心律失常、心包炎和高血压等。容量超负荷、氮质血症、高钾血症、贫血和酸中毒等，是引起心肌抑制、心衰的原因。

（九）神经系统症状

可有昏睡、精神错乱、激动等精神症状，以及肌阵挛、反射亢进、不安腿综合征、癫痫发作等。其发生机制与毒素潴留，水、电解质紊乱及酸碱平衡紊乱有关。

四、诊断与鉴别诊断

（一）诊断要点

1.中医辨证要点

首先要辨别病之虚实。实证当辨湿热、瘀血、肺热、肝郁之偏盛；虚证当辨脾肾虚衰之不同、阴阳亏虚之差别。其次要了解本病病情之急、病势之重。

2.西医诊断要点

2012年KDIGO指南定义的AKI诊断标准：48h内血清肌酐（Scr）增加≥26.5μmol/L；或Scr增高至≥基础值的1.5倍，且明确或经推断其发生在之前7天之内；或持续6h尿量<0.5mL/（kg·h），并分为三期（表14-1）。

表14-1　AKI的诊断标准

分期	血清肌酐（μmol/L）	尿量（mL）
1期	基线值的1.5~1.9倍或增加≥26.5μmol/L	<0.5mL/（kg·h），6~12h
2期	基线值的2.0~2.9倍	<0.5mL/（kg·h），≥12h
3期	基线值的3.0倍或≥353.6μmol/L或开始肾脏替代治疗或<18岁肾小球滤过率下降至<35mL/（min·1.73m²）	<0.3mL/（kg·h），≥24h或无尿≥12h

（二）鉴别诊断

1.急性肾小球肾炎

急性肾小球肾炎多有急性链球菌感染病史，常在感染后1~3周发病，起病急，病情轻重不一。尿常规可见蛋白尿、血尿、管型尿，临床常有水肿、高血压或短暂的氮质血症，超声下肾脏无缩小。大多预后良好，一般在数月至1年自愈。

2.肾静脉血栓形成

肾静脉血栓形成可发生于肾病综合征患者，由于血液凝固造成肾静脉栓塞。临床表现不一，急性症状多剧烈、急骤，突发腰痛、发热、血中白细胞升高，肾功能多有改变，腹部平片见肾影增大。肾血管造影或放射性核素肾血管造影，有助于本病的诊断。

3.肾动脉栓塞

肾动脉栓塞主要依据有二尖瓣狭窄、心房颤动、感染性心内膜炎或心脏动脉粥样硬化、主动脉瘤、因外伤引起的主动脉内栓子、肿瘤栓子等病史，以及腰部剧烈疼痛等体征来判断。若乳酸脱氢酶升高，放射性核素肾血管造影与AKI不同，有助于本病的诊断。

五、治疗

（一）中医治疗

1.治疗原则

本病的治疗，应根据"六腑以通为用"的原则，着眼于通，即通利小便。早期以实证居多，宜清湿热、散瘀结、利气机而通利水道；后期以脏腑亏虚、气血两虚居多，故当根据本病本虚标实的具体情况，灵活立法。攻邪以清热利湿、化瘀利水等法为主；补虚以益气养血、调补脾肾为要。运用攻伐之药不宜过度，以防伤正；调补脏腑气血应把握时机，以防留邪为患。攻补适宜，方可收效。

2.辨证施治

（1）热毒炽盛。

临床表现：尿少或尿闭，尿痛灼热，口渴，高热谵语，狂躁，干呕，腰痛，舌质红，苔黄焦或芒刺，脉洪数。

治法：清热解毒。

方药：连翘白虎汤（经验方）。

参考处方：金银花15g，连翘20g，石膏30g，知母12g，大青叶15g，甘草3g。

方中以石膏为君，辛甘大寒，以清内盛之热；金银花、连翘、大青叶苦寒之品，以清热解毒，并助石膏清内热，为臣；知母苦寒质润，一助石膏清热，一借苦寒润燥以滋阴，为佐药；甘草调和诸药，并防止苦寒伤中，为使药。

临床应用：热毒炽盛者，加黄芩、黄连、栀子；阴津亏耗者，加玄参、生地黄；大便秘结者，加大黄、芒硝；小便极少者，加白茅根、竹叶、滑石。

（2）膀胱湿热。

临床表现：小便点滴不通，或量少而短赤灼热，小腹胀满，口苦口黏，或口渴不欲饮，或大便不畅，苔根黄腻，舌质红，脉数。

治法：清热利湿，通利小便。

方药：八正散加减（出自《太平惠民和剂局方》）。

参考处方：车前子（包）10g，瞿麦10g，萹蓄10g，滑石10g，栀子10g，甘草5g，通草3g，大黄（后下）10g。

方中通草、车前子、萹蓄、瞿麦通闭、利小便，栀子清化三焦之湿热，滑石、甘草清利下焦之湿热，大黄通便泻火、清热解毒。

临床应用：舌苔厚腻者，可加苍术、黄柏，以加强其清化湿热的作用；兼心烦、口舌生疮糜烂者，可合导赤散，以清心火、利湿热；若湿热久恋下焦，又可导致肾阴灼伤而出现口干咽燥、潮热盗汗、手足心热、舌光红者，可改用滋肾通关丸加生地黄、车前子、川牛膝等，以滋肾阴、清湿热而助气化。

（3）血瘀水停。

临床表现：小便短涩，尿血尿痛，鼻衄，咯血，便血，皮肤紫癜，身热夜甚，躁扰发狂，舌暗红，脉涩或细数。

治法：行血散结。

方药：桃红四物汤（出自《医宗金鉴》）。

参考处方：桃仁10g，红花6g，当归10g，赤芍6g，川芎10g，熟地黄15g。

方中当归补血活血、熟地黄补血为主，川芎入血分理血中之气，芍药养血敛阴，桃仁、红花入血分而行血逐瘀。全方尽属血分药物，活血之功效较强，共奏行血散结之功效。

临床应用：出血量多者，加三七、仙鹤草、茜草；少尿甚者，加猪苓、茯苓、车前子；大便秘结者，加大黄、芒硝；血分热盛者，与清营汤合用。

（4）气阴虚竭。

临床表现：尿少滴沥，排出无力，面色晦暗，气息欲绝，精神疲惫，汗出黏冷，肢冷畏寒，舌淡苔白，脉细弱。

治法：益气固脱，敛阴生津。

方药：生脉散（出自《温病条辨》）。

参考处方：人参10g，麦冬10g，五味子6g。

方中人参甘平，大补元气为君；麦冬甘寒，养阴生津、清热除烦为臣；五味子酸收敛肺止汗为佐使。共获益气生津之功效。

临床应用：气虚明显者，加黄芪、黄精、玉竹；阴津匮乏者，加玄参、生地黄、石斛；阳虚明显者，加附子、肉桂、高良姜；尿少欲闭者，加桂枝、茯苓皮、姜皮、泽泻。

（5）脾气不升。

临床表现：时欲小便而不得出，或量少而不爽利，气短，语声低微，小腹坠胀，精神疲乏，食欲不振，舌质淡，脉弱。

治法：益气健脾，升清降浊，化气利尿。

方药：补中益气汤合春泽汤加减（补中益气汤出自《内外伤辨惑论》，春泽汤出自《证治准绳》）。

参考处方：黄芪15g，人参（另煎兑入）（或党参）15g，白术10g，桂枝10g，炙甘草15g，当归10g，陈皮6g，升麻6g，柴胡12g，猪苓10g，泽泻10g，茯苓10g，生姜9片，大枣6枚。

方中人参、黄芪益气；白术健脾运湿；当归养血和营，协同人参、黄芪补气养血；陈皮理气和胃，使诸药补而不滞；桂枝通阳，以助膀胱之气化；升麻、柴胡升清气而降浊阴；猪苓、泽泻、茯苓利尿渗湿。诸药配合，共奏益气健脾、升清降浊、化气利尿之功。

临床应用：若气虚及阴，脾阴不足，清气不升，气阴两虚，症见舌质红者，可改用补阴益气煎；若脾虚及肾，而见肾虚证候者，可合用济生肾气丸，以温补脾肾、化气利尿；小便涩滞者，可合滋肾通关丸。

（6）肾阳衰惫。

临床表现：小便不通或点滴不爽，排出无力，面色㿠白，神气怯弱，畏寒怕冷，腰膝冷而酸软无力，舌淡，苔薄白，脉沉细而弱。

治法：温补肾阳，化气利尿。

方药：济生肾气丸加减（出自《张氏医通》）。

参考处方：熟地黄30g，山茱萸15g，山药15g，泽泻10g，牡丹皮10g，茯苓15g，肉桂10g，制附子（先煎）10g，川牛膝15g，车前子10g，菟丝子10g，枸杞子10g，龟甲胶10g，生晒参（另煎）10g。

方中熟地黄、山茱萸、枸杞子、龟甲胶补益肾阴，肉桂、制附子、菟丝子温补肾阳，生晒参大补元气，山药平补脾肾，川牛膝益肾活血利水，茯苓健脾利湿，泽泻、车前子利水消肿，牡丹皮清热凉血活血。

临床应用：若老人精血俱亏，病及督脉，而见形神委顿、腰脊酸痛，治宜香茸丸，以补养精血、助阳通窍；若因肾阳衰惫，命火式微，致三焦气化无权、浊阴不化，症见小便量少甚至无尿、头晕头痛、恶心呕吐、烦躁、神昏者，治宜千金温脾汤合吴茱萸汤温补脾肾、和胃降逆。

（7）尿道阻塞。

临床表现：小便点滴而下或尿细如线，甚则阻塞不通，小腹胀满疼痛，舌质紫暗或有瘀点，脉细涩。

治法：行瘀散结，通利水道。

方药：代抵当丸加减（出自《证治准绳》）。

参考处方：大黄120g，芒硝30g，桃仁（麸炒黄，去皮、尖，另研如泥）60枚，当归尾30g，生地黄30g，穿山甲（蛤粉炒）30g，肉桂9g。上为极细末，炼蜜丸，如梧桐子大。每次1丸。

方中当归尾、穿山甲、桃仁、大黄、芒硝通瘀散结；生地黄凉血滋阴；肉桂助膀胱气化以通尿闭，用量宜小，以免助热伤阴。

临床应用：若由于尿路结石而致尿道阻塞、小便不通，可加用金钱草、鸡内金、冬葵子、萹蓄、瞿麦以通淋利尿排石。

（二）西医常规治疗

1.去除诱因

如控制感染、纠正容量不足、停用肾毒性药物等。

2.对症支持治疗

（1）营养治疗：不仅要考虑AKI及基础疾病引起的代谢紊乱，还要考虑所应用的治疗模式。

①首选胃肠道营养，全肠外营养可作为胃肠道营养补充或应用于胃肠道无功能的情况。

②各期AKI患者总热量摄入应为83.7～125.6kJ/（kg·d）[20～30kcal/（kg·d）]。

③非高代谢、无须透析的患者摄入蛋白质0.8～1.0g/（kg·d），行肾脏替代（RRT）

治疗患者为1.0～1.5g/（kg·d）；存在高代谢或接受连续性肾脏替代治疗（CRRT）患者，蛋白摄入最多可达1.7g/（kg·d），不应为避免或延迟开始RRT而限制蛋白质的摄入。

④血糖可用胰岛素控制在6.11～8.27mmol/L。

⑤根据需要补充微量元素和水溶性维生素。

（2）药物治疗：尚缺乏有效的药物治疗AKI。

（3）肾脏替代治疗：开始RRT时机，单纯AKI患者达到AKI 3期；重症AKI患者达到AKI 2期。对脓毒症、急性胰腺炎、多器官功能障碍综合征（MODS）、急性呼吸窘迫综合征（ARDS）等危重患者应及早开始RRT治疗。如果导致AKI的基础病改善或者肾功能有恢复的早期迹象可暂缓RRT治疗。

第二节　慢性肾衰竭

一、概述

慢性肾衰竭（Chronic Renal Failure，CRF）是由多种慢性肾脏病或累及肾脏的全身性疾病引起的慢性进行性肾实质损害，致慢性肾功能减退，肾脏不能维持其排泄代谢废物、调节水盐和酸碱电解质平衡、分泌和调节各种激素代谢等基本功能，从而出现氮质血症、代谢紊乱和各系统受累等一系列临床症状的综合征。

中医古籍对类似慢性肾衰竭的论述散见于"关格""溺毒""水肿""肾劳"等篇章中。有水肿表现者多辨为"水肿"；慢性肾衰竭以尿少、尿闭、恶心、呕吐为主要表现者可辨为"癃闭""关格"；慢性肾衰竭尿毒症期，患者有心脑血管并发症出现抽搐、神昏者可辨为"溺毒"。

在现代中医辨证中，本病也可辨证为中医学的"慢性肾衰竭"。

二、病因病机

（一）中医病因病机

1.病因

慢性肾衰竭，是多种肾病殊途同归的结局，其发病与先天禀赋不足、饮食失节、生活调适失宜、情志失调，以及各种药毒、环境毒、邪毒关系密切。

（1）先天禀赋不足：各种慢性肾脏病的发生多与先天禀赋不足有关。肾为先天之本，肾精不足则无以化气生血。发生各类肾病后，部分先天禀赋不足的患者，肾精进而亏虚、祛邪无力，致邪毒壅盛、血脉瘀结、水道不通。

（2）饮食失节：现代人饮食多肥甘厚腻，部分人饮食不节、嗜食辛辣咸香，上述饮食中多包含较高的蛋白、钠盐、钾离子、嘌呤等物质，容易诱发或加重各种肾病。

（3）生活调适失宜：如酒色、情欲、劳欲伤身，致脏腑气虚、祛邪无力。

（4）情志失调：长期喜怒无常、情志失调，可导致肝肾阴虚、肝阳上亢，久则伤肾，加速肾衰竭。

（5）药毒、环境毒、邪毒外侵：药毒是近年来重点关注的致病因素。药毒，如各种西药（非甾体抗炎药、抗生素、质子泵抑制剂、抗肿瘤药等）、中药（主要是含马兜铃酸类的中药及炮制不当或含重金属的中药等）可导致各种慢性小管间质性肾病，久服则导致慢性肾衰竭。环境毒是我们近期针对疾病谱的变化而认识到的新的致病因素。其他邪毒如外感风邪、外感湿邪、鼠携带的疫毒外侵等均可导致各种慢性肾脏病，最终导致慢性肾衰竭。

2.病机

慢性肾衰竭的中医病机特点是正虚邪实。正虚以脾肾阳衰为本，包括心、肺、肝及气血阴阳的虚损；邪实指瘀血、浊毒、湿浊。早期多表现为脾肾阳虚，以正虚为主。后期虚实错杂、肾阳虚衰、浊邪壅盛，以邪实较为突出。病位在肾、脾、肺、心、肝、三焦。慢性肾衰竭中医病机复杂，"虚、湿、瘀、毒"互相交织、互相关联、相互为害，属危重凶险之候。

（1）脾肾阳衰：本病多由各种慢性疾病失治、误治，或过服苦寒，或病后调理不当、久病未及顾护肾气，致肾气内虚；或由风邪外袭，肺失通调，水湿溢于肌肤；水肿日久不愈，困遏阳气，伤及脾肾；或久居湿地、涉水冒雨致水湿内侵，湿滞中焦、湿困脾阳；或因饮食不节、过食咸甘、恣食生冷，咸甘助湿、生冷损阳，致脾虚湿盛；或劳倦过度、酒色无度，致肾阳虚损。以上诸多原因均可使脾肾功能失调、水液代谢紊乱、气机升降失常。水湿内停而见水肿；脾失健运，饮食不能化为水谷精微而为湿为浊；肾虚开阖气化失常、固摄失司，而见尿少、尿闭、尿多、蛋白尿、血尿；浊邪水湿不能排出体外，溺毒内停，肌酐、尿素氮升高。脾肾虚损，可导致五脏的虚损，由于脾虚气血生化不足，致气血亏虚、五脏失养；而脾肾不足导致的浊邪、瘀血等邪浊又可阻滞脏腑气机、耗损正气。肾为元阳之本，肾阳虚损，则五脏失于温煦润养；脾肾阳虚日久，又可阴损及阳，导致阴阳双亏。

（2）血瘀：血瘀既是慢性肾衰竭的病理产物，也是导致脏腑功能失调，病变加重，使病机复杂化的罪魁祸首之一。血瘀对症状的产生及肾衰竭病情的不断进展至关重要，现已越来越受到学者和临床医家的重视。慢性肾衰竭普遍存在血瘀的原因有以下三个方面。

①因虚致瘀：慢性肾衰竭患者脏腑气血虚损，阴阳失调，或因气虚无力推动血运，血滞于脏腑经脉成瘀；或阳气虚，阳虚不能运血；或阳虚阴寒内生，血遇寒，涩于脉络之中；或久病阴虚生内热，热灼阴血而黏滞成瘀。

②因"水病及血"：在生理上血水同源，相互为用，慢性肾衰竭患者久病脏腑功能衰退，水湿内停，水停气阻，血行涩滞而成瘀，即所谓"水不行则病血""孙络有水则经有留血"。

③因湿毒致瘀：慢性肾衰竭患者脏腑虚损，水液代谢异常，湿毒不能循常道排泄于体外，湿毒内壅损伤脉络，血运异常成瘀；或浊毒郁而化热煎熬营血成瘀。在慢性肾衰竭的主要病因——糖尿病肾病中，血瘀更是影响疾病进展的关键因素。

（3）湿浊、湿毒、热毒湿浊、湿毒为慢性肾衰竭邪实的两大因素。"湿浊"即水湿，可由外来湿邪侵扰机体，或由体内津液化生障碍而产生；"湿毒"指慢性肾衰竭中的尿毒，为体内水液代谢障碍产生的内生之毒。慢性肾衰竭患者脾肾衰败，脾不能运化水湿、肾不能化气行水，水湿内停，清者不升而漏泄、浊者不降而内聚，蕴积成毒。水湿、湿毒常相互为患。水湿犯于上焦凌心犯肺，则胸闷气逼、心悸、咳喘；湿滞中焦脾胃则恶心呕吐、纳呆口腻；浊毒停于下焦，则小便不利、尿少或尿闭；水湿溢于肌肤则发为水肿。湿浊内停，三焦气化不利，尿毒不能循其道外泄，积而成毒，除上述症状外，常常上蒙清窍，或肝风内动，或煎灼营血。

（二）西医病因病机

1.病因

各种原发、继发肾脏病发展至终末期都会出现慢性肾衰竭，其中以各种原发性及继发性肾小球肾炎占首位。近年来，慢性肾衰竭的原发病有所变化，肾间质小管损害引起的慢性肾衰竭也逐渐受到人们的重视，糖尿病肾病、自身免疫性与结缔组织疾病肾损害引起的慢性肾衰竭也有上升趋势。根据美国近年的统计，引起慢性肾衰竭的首要疾病为糖尿病、高血压，而肾小球疾病占第3位。我国仍以慢性肾小球肾炎为主，继发因素引起的慢性肾衰竭依次为高血压、糖尿病和狼疮性肾炎。另外，乙型肝炎病毒相关性肾炎导致的慢性肾衰竭也为国内外学者所关注，其他少见的泌尿系统先天畸形（如肾发育不良、先天性多囊肾、膀胱输尿管反流等）、遗传性疾病（如遗传性肾炎、肾髓质囊性病、Fanconi综合征）等共同构成慢性肾衰竭的病因。

慢性肾衰竭在诊疗过程中容易发生急性加重，导致肾功能急剧恶化。临床上促使慢性肾衰竭加重、恶化的因素包括以下内容。

（1）血容量不足：可使GRF下降，加重慢性肾衰竭，常见于有钠水丢失的患者。

（2）感染：常见的是呼吸道感染，败血症伴低血压时对肾衰竭的影响尤大。

（3）尿路梗阻：最常见的是尿路结石。

（4）心力衰竭和严重心律失常。

（5）肾毒性药物：使用氨基糖苷类抗生素、化疗药、含碘对比剂等。

（6）急性应激状态：严重创伤、大手术。

（7）高血压：恶性高血压或高血压的降压过快过剧。

（8）原发病加重。

（9）高钙血症、高磷血症或转移性钙化。

2.发病机制

慢性肾衰竭发病机制复杂，目前尚不完全明了，相关机制的研究学说层出不穷。现简述如下。

（1）健存肾单位学说：各种原因引起的肾实质疾病，导致大部分肾单位破坏，残余的少部分肾单位轻度受损，功能仍属正常，这些残余的、"健存的"肾单位为了代偿，必须加倍工作以维持机体正常的需要，从而导致"健存"肾单位逐渐发生代偿性肥大，肾小球滤过功能和肾小管功能增强，最终导致肾小球硬化而丧失功能。随着"健存"肾单位逐渐减少，肾功能逐渐减退，可能出现肾衰竭的临床表现。肾单位微穿刺研究表明，慢性肾衰竭时"健存"肾单位的入球小动脉阻力下降，而出球小动脉阻力增加，导致肾小球内高压力、高灌注和高滤过。肾小球高压使小动脉壁增厚和毛细血管壁张力增高，引起缺血和内皮细胞损害、系膜细胞和基质增生，促使残余肾小球代偿性肥大、肾小球硬化，使肾功能进一步恶化。

（2）矫枉失衡学说：肾功能不全时机体呈现一系列不平衡的病态现象，为了矫正它，机体自身做出相应调整，特别是引起某些物质增加（"矫枉"，也称平衡适应），这些代偿改变却又导致新的不平衡，即失衡，并由此产生一系列临床症状。典型的例子是血磷的代谢改变。肾小球滤过率下降后，尿磷排出减少、血磷升高、血钙下降，机体为矫正这种不平衡，甲状旁腺分泌甲状旁腺素（PTH）显著增加，促使肾排磷增多和血钙增高，使血磷血钙水平恢复正常，但随着GFR进一步下降，为维持血钙磷水平，势必不断提高PTH水平，导致继发性甲状旁腺功能亢进，引起肾性骨病、周围神经病变、皮肤瘙痒和转移性钙化等一系列失衡症状。

（3）尿毒症毒素学说：目前已知慢性肾衰竭时体内有二百种以上物质水平高于正常人，其中一些物质具有明显的毒性作用。所谓尿毒症毒素，实际上是肾衰竭患者体液中浓度明显升高并与尿毒症代谢紊乱或临床表现密切相关的某些物质。尿毒症毒素的分类方法中，最常用的是根据毒素分子大小来分类。聚积在体内的多种物质，包括PTH、磷、尿素、肌酐、胍类、酚类和吲哚等，这些物质都可以导致尿毒症症状。

（4）肾小管高代谢学说：慢性肾衰竭时残余肾单位的肾小管，尤其是近端肾小管，其代谢亢进、氧自由基产生增多、细胞损害，使肾小管间质病变持续进行，肾单位功能丧失。一般认为高代谢可造成反应性氧代谢产物过多，后者可以氧化细胞膜以及细胞内与生命活动有密切相关的成分，从而造成代谢异常、细胞损害以至死亡，进而炎性细胞浸润、吞噬等，使小管间质病变得以持续进行。

此外，慢性肾衰竭的发生与脂质代谢紊乱、肾组织一氧化氮合成减少、各种多肽生长因子以及各种细胞因子等因素亦有关。

总之，各种病因导致的肾脏病，如果无有效缓解各独立危险因素，如高血压、蛋白尿、感染等，各种肾病将会逐渐加重，直至发生肾衰竭。

三、临床表现

慢性肾衰竭的症状非常复杂，现分列为代谢紊乱和系统症状两大部分分述如下。

（一）各种代谢障碍

1.水代谢障碍症群

慢性肾衰竭患者由于健存肾单位减少，因而每个肾单位平均排出的溶质负荷必然增加，引起溶质性利尿，加之肾的浓缩功能差而致夜尿增多。若有厌食、呕吐或酸中毒使呼吸幅度增大、呼吸道失水增多，易致脱水，患者可出现口渴、乏力、尿量减少。肾功能进一步恶化，浓缩及稀释功能进一步减退，尿比重可固定在1.010～1.020，尿渗透压在280mOsm/（kg·H_2O）与血浆相似，称为等渗尿。晚期肾小球滤过率极度下降，尿量日趋减少，血尿素氮、血清肌酐迅速上升，患者烦渴多饮，易出现严重的水潴留。如此时补液不当或摄盐过多，甚至可致水中毒及急性左心衰竭。

2.电解质紊乱症群

（1）低钠血症：慢性肾衰竭患者对钠的调节功能差。由于肾小管吸收钠的功能减退，加之一些其他因素，如常服利尿剂、腹泻、长期无盐饮食等，易产生低钠血症。由于钠和水的丢失，引起血容量减少。失钠导致肾功能持续损伤，故低钠常可使一个原来病情较稳定的患者出现尿毒症症状。患者常感疲乏无力，头晕，直立性低血压，肌肉抽搐，脉细而速，严重者可发生休克。反之，如钠摄入过多，则会潴留体内，引起水肿、高血压，严重者可发生心衰。

（2）低钙和高磷：由于患者尿磷排出减少，血磷升高。慢性肾衰竭时1，25（OH）$_2D_3$生成减少，加之厌食等原因，肠道吸收钙减少，血钙降低。高血磷、低血钙刺激甲状旁腺素，可致继发性甲状旁腺功能亢进。慢性肾衰竭时，高血磷可抑制肾小管细胞合成有活性的1，25（OH）$_2$D$_3$而导致钙盐沉着障碍，引起肾性骨病。尿毒症期患者虽有明显低钙血症，但很少发生手足搐搦，这是因为pH下降时钙与血浆蛋白结合减少，游离钙增加。一旦酸中毒纠正，则可能出现手足抽搐症。

（3）低钾血症和高钾血症：由于厌食、呕吐、腹泻及利尿剂的使用，可致低钾血症。其临床表现有四肢无力、腹胀、心律失常和腱反射迟钝等。

当尿毒症患者并发感染，酸中毒或长期服保钾利尿剂，输含钾多的库存血，或食用过多含钾高的食物（如橘子、香蕉、瓜子等）、药物，或严重少尿时，均可致高钾血症。其临床表现是心律失常，以及四肢肌肉无力、手足感觉异常，严重者甚至心跳骤停等。因高钾血症可能抑制心肌活动，导致心脏骤停，因此高钾血症往往是慢性肾衰竭患者需要紧急透析的主要原因之一。

3.代谢性酸中毒

酸中毒是慢性肾衰竭患者的常见症状。由于肾小管生成氨、排泌氢离子及重吸收重碳酸盐的能力降低，加之腹泻失碱等因素，几乎所有的尿毒症患者都有轻重不同的代谢性酸中毒。轻度代谢性酸中毒一般无明显症状。当血CO$_2$结合力＜13mmol/L时，才会出现明显症状，如呼吸深大而长、食欲不振、恶心、呕吐、疲乏、头痛、躁动不安，严重者可发生昏迷。严重的酸中毒可导致呼吸中枢和血管运动中枢麻痹。严重的酸中毒是紧急透析指标之一。

（二）各系统损害症群

1.消化系统

消化系统症状是尿毒症患者早期症状，如厌食、上腹部不适、恶心、呕吐、呃逆、腹泻、口腔有臭味、口腔黏膜溃烂、消化道出血等。其发生机制是毒性物质潴留，进而影响中枢神经系统，并促进尿素从消化道排出，引起消化系统功能紊乱和黏膜炎症所致。

2.神经、精神系统

引起神经、精神症状可能与毒素，水、电解质和酸碱平衡紊乱以及高血压等因素有关，其临床表现轻重不一，轻者表现乏力、头痛、注意力不集中、嗜睡、失眠。肾衰竭期，患者甚至会出现性格改变，如记忆力减退、判断错误、反应淡漠、性格孤僻。到尿毒症期则可有惊厥、谵妄和昏迷等中毒性精神病表现。

3.心血管系统

慢性肾衰竭时常并发心血管系统病变，心功能不全及心律失常是慢性肾衰竭的第二位死因。由于水钠潴留、肾素活性增高等原因，血压常升高，久之可使左心室肥厚扩大，进而致心力衰竭，并可引起全身小动脉的硬化。另外，尿毒症毒素可引起心肌损害，发生尿毒症性心包炎。慢性肾脏病患者中，出现慢性心血管病（CVD）的主要临床表现包括水肿、呼吸困难等。

4.血液系统

几乎所有尿毒症患者都有贫血，贫血程度与肾功能损害程度往往一致。这是由于肾衰竭时促红细胞生成素减少，甲基胍、胍基琥珀酸等酸性代谢产物可抑制红细胞的成熟，损害红细胞膜，使红细胞寿命缩短。尿毒症时厌食及慢性失血也是引起贫血的原因之一。慢性肾衰竭时，由于毒素作用，使血小板聚集、黏附，第Ⅲ因子释放异常、数量减少、功能降低，故患者常有鼻衄、牙龈出血、皮肤瘀斑、呕血、便血等出血现象。

5.呼吸系统

由于肺充血和水肿，心腔内压和肺楔压升高，加之肺水肿，常引起咳嗽、呼吸困难。X线胸片可见肺门血管淤血，而周缘肺野相对清晰，呈"蝴蝶翼"状分布，又称尿毒症性肺。

6.其他

由于尿毒症患者体液免疫和细胞免疫功能均较低下，易发生各种感染，以肺部及泌尿系感染常见。有腹腔积液者可并发自发性腹膜炎。由于反应低下，常无明显自觉症状及全身反应，故应特别注意观察发现阳性体征。尿毒症患者多有不同程度的代谢紊乱。由于蛋白质合成减少、尿中丢失增多，多有明显的低蛋白血症和消瘦。患者还可有糖耐量降低、高脂血症等脂类代谢紊乱，患者皮肤失去光泽，干燥脱屑。由于尿素霜、转移性钙化和高磷血症等原因，患者常有皮肤瘙痒。此外，患者还可有性腺功能减退等表现。

四、诊断与鉴别诊断

（一）诊断要点

1.中医辨证要点

中医辨证要点体现为辨别正虚为主或是标实为主。正虚常有脾肾气虚、脾肾气血两虚、肝肾阴虚及脾肾阴阳两虚等证型，临床表现常有倦怠乏力、气短懒言、面色少华、耳鸣目涩、腰膝酸软及畏寒等。标实常有湿浊、水气、血瘀、动风等证型，临床表现常有纳少便溏、脘腹胀满、纳呆、恶心呕吐、肢体水肿、面色晦滞及肌肤瘙痒、手麻，甚则神昏谵语、抽搐等。

2.西医诊断要点

本病的诊断要点是血清肌酐水平升高，在除外急性肾炎一过性血清肌酐升高及慢性肾脏病在并发感染、手术等可逆因素导致的血清肌酐水平升高，结合患者慢性肾脏病病史，临床出现厌食、恶心、呕吐、贫血、夜尿多、腹泻、头痛、意识障碍等症状，结合实验室检查肾功能持续减退3个月以上，双肾超声显示的肾脏结构变化、双肾缩小以及血iPTH等慢性化指标即可明确诊断。

慢性肾衰竭的传统分类方法，按照肾功能损伤程度分为以下四期。

（1）代偿期：当肾单位受损未超过正常的50%（肌酐清除率80～50mL/min），有贮备的肾功能代偿而不出现血尿素氮等代谢产物增高，血清肌酐维持在正常水平（小于133μmol/L），常有夜尿增多外，无任何临床症状。

（2）失代偿期：肾单位受损超过50%（肌酐清除率50～20mL/min），血清肌酐达133～442μmol/L（2～5mg/dL），血尿素氮超过7.1mmol/L（20mg/dL），患者可有无力、纳差、轻度贫血等临床表现。

（3）肾功能衰竭期：血清肌酐升到443～707μmol/L（5～8mg/dL），肌酐清除率降低到20～10mL/min，血尿素氮上升达17.9～28.6mmol/L（50～80mg/dL），患者出现贫血、水电解质酸碱平衡紊乱等各系统的多种临床表现。

（4）尿毒症期：血清肌酐达707μmol/L（8mg/dL）以上，肌酐清除率降到10mL/min以下，血尿素氮超过28.6mmol/L（80mg/dL），患者有明显的酸中毒、贫血及严重的全身各系统症状。

国际上根据eGFR水平将慢性肾脏病分为五期，根据最新的国际共识，又将慢性肾脏病3期细分为慢性肾脏病3a期和慢性肾脏病3b期。一般认为慢性肾脏病3a期之后为慢性肾衰竭（表14-2）。

表14-2　慢性肾脏病的肾功能分期

分期	特征	GEB（mL/min）
1	肾脏损害，GFR正常或升高	≥90
2	肾脏损害，GFR轻度降低	60～89
3a	GFR轻中度降低	45～59
3b	GFR中重度降低	30～44
4	GFR重度降低	15～29
5	肾衰竭	<15

（二）鉴别诊断

本病主要注意与AKI进行鉴别，鉴别要点主要是发病和持续的时间，此外肾脏体积、贫血严重程度、血磷和iPTH等变化可资鉴别。

五、治疗

（一）中医治疗

1.治疗原则

慢性肾衰竭是一组临床综合征，慢性肾衰竭的不同时期，其证候变化也较大，因此中医主张"结合原发病，标本兼治，分期而论，辨证施治"。

2.辨证施治

（1）本证（以正虚为主）。

①脾肾气虚。

临床表现：倦怠乏力，气短懒言，纳呆腹胀，腰膝酸软，大便溏薄或不实，夜尿清长，脉细，舌质淡红。

治法：补益脾肾。

方药：参苓白术散合右归丸（参苓白术散出自《太平惠民和剂局方》，右归丸出自《景岳全书》）。

参考处方：人参（另煎兑入）、熟地黄黄、山茱萸各15g，薏苡仁15～30g，白术、茯苓、山药、枸杞子、杜仲、当归、菟丝子各10g。

本证表现为脾肾气虚诸证，故治疗以补益脾气之参苓白术散与补益肾气之右归丸相合而成。方中人参大补元阳，熟地黄黄、山茱萸、枸杞子、杜仲、菟丝子补肾气，山药、茯苓、白术、薏苡仁补益脾气，当归活血补血。

临床应用：脾阳不足、大便稀频者，加炮姜10g，补骨脂10g；肾阳虚弱、畏寒肢冷者，加杜仲10g；元气大亏者，加人参（另煎，兑入）10g、紫河车粉10g。

②脾肾气血两虚。

临床表现：面色少华，气短乏力，腰膝酸软，大便不实或干结，夜尿清长，脉细，舌质淡。

治法：益气养血，培补脾肾。

方药：大补元煎合参芪地黄汤加减（大补元煎出自《景岳全书》，参芪地黄汤出自《杂病源流犀烛》）。

参考处方：山茱萸、熟地黄、炒山药各15g，炙黄芪15～20g，杜仲、枸杞子、人参、当归、白芍、川芎各10g，熟地黄15g，炙甘草5g。

方中用人参大补元阳，黄芪合当归补血生血，山茱萸、熟地黄、杜仲、枸杞子补肾，山药健脾，白芍、熟地黄养阴，川芎、当归活血以免补益之品过于滋腻，甘草调和诸药。

临床应用：恶心呕吐者，加半夏10g，茯苓10g，佩兰10g；便溏者，加炮姜10g、补骨脂10g、五味子10g。

③肝肾阴虚。

临床表现：头晕头痛，耳鸣目涩，腰膝酸软，脉弦细，舌质偏红，苔少。

治法：滋阴平肝，益肾和络。

方药：杞菊地黄汤或建瓴汤加减（杞菊地黄汤出自《医级宝鉴》，建瓴汤出自《医学衷中参西录》）。

参考处方：干地黄、山药、怀牛膝各10g，代赭石（先煎）、生龙骨（先煎）、生牡蛎（先煎）各30g，枸杞子、杭菊花、白芍、赤芍各10g。

方中干地黄、山药、怀牛膝、枸杞子补益肝肾为主药，杭菊花、白芍柔肝平肝，代赭石、生龙骨、生牡蛎潜阳，赤芍清血活络。共奏滋阴平肝、益肾和络之功效。

临床应用：头晕明显者，可加天麻10g、钩藤10g、白蒺藜10g；便干者，加肉苁蓉10g、火麻仁10g、玉竹10g。

④脾肾阴阳两虚。

临床表现：精神萎靡，极度乏力，头晕眼花，指甲苍白，腰酸肢冷，畏寒，舌质淡而胖，或见灰黑苔，脉沉细或弦细。

治法：温扶元阳，补益真阴。

方药：济生肾气汤加减（出自《济生方》）。

参考处方：熟地黄30g，炒山药15g，人参、山茱萸、菟丝子、枸杞子、川牛膝、鹿角胶、龟甲胶、肉桂、车前子、冬虫夏草各10g，附子（先煎）5g。

方中熟地黄黄、枸杞子、山茱萸、菟丝子、鹿角胶、龟甲胶补益肾阴，肉桂、附子温补肾阳，人参、冬虫草大补元气，炒山药健脾，车前子健脾利水，川牛膝利水活血益肾，以达温扶元阳、补益真阴之目的。

临床应用：肤糙失润、腰膝酸痛明显者，可加补骨脂12g、骨碎补12g；畏寒肢冷甚者，附子可加至10g。

治疗慢性肾衰竭早期，要慎用温燥。有学者认为即使患者有畏寒肢冷、小便清长、舌淡苔白等较明显的阳虚症状，也应慎用，一经大补肾阳之治，虽可使阳虚症状在短期内得到改善，但继之却是血压升高，氮质血症加重，肾功能减退。故在临床上本型多在滋阴壮水的同时，兼顾肾阳，慎用肉桂、附子、人参等温燥之品，代之以山茱萸、淫羊藿等温润之品，以期阴中求阳、阴平阳秘。

（2）标证。

①湿浊。

湿邪缠绵、流注，表现形式多种多样，临床常见的有脾虚湿困、湿浊上逆、湿郁化热、湿泄皮肤、湿浊上蒙清窍等诸证。

临床表现：纳少便溏，脘腹胀满，或纳呆，恶心呕吐，腹胀畏寒；或伴口苦，恶心呕吐，舌苔黄腻；或伴肌肤瘙痒，面色晦滞，舌苔白腻。甚者可见嗜睡。

治法：健脾利湿泄浊。

参考处方：脾虚湿困者，用参苓白术散合香砂六君子汤以健脾化湿；湿浊上逆者，用温脾汤温中降逆化湿；湿郁化热者，用香苏饮合左金丸；湿泄皮肤者，于主方中加入地肤子、白鲜皮、土茯苓等化湿泄浊之品；湿浊上蒙清窍者，方用牛黄承气汤，以通腑泄浊（参苓白术散、香砂六君子汤、香苏饮出自《太平惠民和剂局方》，温脾汤出自《备急千金要方》，左金丸出自《丹溪心法》，牛黄承气汤出自《温病条辨》）。

临床应用：湿浊是慢性肾衰竭患者常见的兼症，大多数患者有恶心呕吐、腹胀纳呆、身重困倦、苔厚腻等症状。脾肾衰败是慢性肾衰竭的病机根本，脾虚失于运化传输之功，肾虚失于气化排泌之职，水谷精微不从正化，"水反为湿，谷反为滞"致湿浊内蕴；湿浊之邪上可阻遏心肺，中可遏制脾胃升降，下注于肾则致肾气血不和，而致肾之排泌越差；肾之排泄无权，而湿浊内阻越甚。故治疗重在和胃化浊，则全身气机通畅，肾功能亦随之改善，可以制苍术、白术、藿香、半夏、竹茹、茯苓、生薏苡仁、陈皮、制大黄、砂仁组成验方。方中制苍术燥湿化浊，藿香芳香化湿浊，陈皮、薏苡仁、茯苓健脾而化湿，更佐砂仁行气化湿，半夏、竹茹清热止呕，方中大黄为点睛之笔，可荡涤毒浊。

有学者总结，利湿应以清利二便为要，一方面以藿香、佩兰、砂仁、白豆蔻、石菖蒲等芳香化湿，土茯苓、泽泻、生薏苡仁、车前草、石韦、六月雪、积雪草、败酱草、萹蓄、瞿麦等清热利湿，使湿热浊毒从小便而出；另一方面以大黄解毒化瘀、通腑泄浊，使浊毒从大便而解。临床用药经验是，大黄先从小剂量开始，逐渐加至15g，若大便不超过每日2次则改为生大黄，以大便稀烂不成形、每日2次为度。

②水气。

临床表现：肢体水肿，形寒畏冷，神疲乏力；或胸闷气急，咳逆倚息，不得平卧，咳吐粉红色泡沫痰。舌淡苔白腻，脉滑。

治法：温阳健脾，利水泄浊。

参考处方：水湿逗留用防己黄芪汤；水气凌心用己椒苈黄汤、真武汤加减（防己黄芪汤、己椒苈黄汤出自《金匮要略》，真武汤出自《伤寒论》）。

③血瘀。

临床表现：面色晦滞，舌质紫暗，可伴见鼻衄、齿衄。

治法：活血化瘀，凉血止血。

参考处方：慢性肾衰竭患者早中期均可有夹瘀之症，于主方中加入桃仁、红花、丹参、益母草、川芎、泽兰等活血化瘀之品，或给予丹参注射液、川芎注射液静脉滴注。见到鼻衄、齿衄等动血之症者，可于主方中加入三七、血余炭、大小蓟、茜草根、土大黄等活血化瘀止血之品。

血瘀是慢性肾衰竭患者最常见的并发症，多数学者认为血瘀贯穿慢性肾衰竭的整个病程，故大多数学者在治疗慢性肾衰竭时多在辨证的基础上加活血化瘀之品，经临床验证，确可提高疗效。

④动风。

临床表现：肌肤瘙痒，手麻，甚则神昏谵语，抽搐；或头晕头痛，甚则肢麻、抽搐、偏瘫。脉弦，舌红。

治法：柔肝祛风，滋阴潜阳。

参考处方：血虚生风者，方用四物汤或芍药甘草汤；肾虚动风者，方用安宫牛黄丸，或与羚羊角、附子、人参合用配合通腑降浊之剂；肝风内动者，方用羚角钩藤汤合大定风珠，以平肝潜阳、滋阴息风（四物汤出自《仙授理伤续断秘方》，芍药甘草汤出自《伤寒论》，安宫牛黄丸、大定风珠出自《温病条辨》，羚角钩藤汤出自《通俗伤寒论》）。

临床在以上辨证的基础上进行加减，如：在血清肌酐高时，加用大黄、六月雪、土茯苓；低蛋白血症者，加用生黄芪、当归、党参、鳖甲等；高脂血症者，加用绞股蓝、生山楂；高黏血症者，加用丹参、赤芍、益母草、桃仁；蛋白尿量多者，加用柿叶、芡实、蝉蜕；血尿者，加小蓟、生槐花、马鞭草；尿中有白细胞者，加紫花地丁、忍冬藤。中西合参，取长补短，明显提高了疗效。

（二）西医常规治疗

包括控制血压、治疗原发病、治疗并发症、饮食疗法、纠正可逆因素等。患者并发肾性高血压、肾性贫血、肾性骨病、代谢性酸中毒时均可给予降压、促红细胞生成素、活性维生素D、碳酸氢钠等治疗。凡属晚期尿毒症，并出现明显的消化道症状、尿毒症性心包炎、尿毒症性脑病、尿毒症性肺炎、高血容量性心力衰竭、难以纠正的高血钾或代谢性酸中毒及重度贫血者，均应进行血液透析或腹膜透析等肾脏替代治疗。

1.一般治疗

依据病情安排休息，严重者应卧床休息。注意避免受凉、受湿与过劳，防止感染，不用对肾功能有损害的药物。

2.对症治疗

（1）控制血压：慢性肾衰竭患者常合并有肾性高血压，需使用降压药，尿蛋白＞1g/24h者，血压应降至125/75mmHg；尿蛋白≤1g/24h者，血压应控制在130/80mmHg。

（2）纠正水、电解质紊乱和酸碱平衡失调：对有明显失水者，若无严重高血压和心力衰竭，可补液，其量视病情而定，但不宜过多过快。补液后尿量偏少者，若容量负荷超过正常，可使用呋塞米增加排尿以促进氮质排出。水过多、严重高血压、心衰和少尿、无尿者应严格限制入水量，以每日排水量加非显性失水量之和为度，并应限制钠盐入量。严重水过多患者可用祥利尿剂，如呋塞米、托拉塞米，当呋塞米剂量超过300mg/d而无效者一般不必再加量，可换用托拉塞米，或尽早进行透析治疗。轻度酸中毒无须特殊处理，或酌予碳酸氢钠，纠正至20mmol/L，即可停止。治疗过程中要防治低钾和低钙。警惕发生高钠血症和诱发心衰。高磷血症应严格限制磷摄入和使用磷结合剂。血钙过低可口服或静脉注射葡萄糖酸钙或碳酸钙。

（3）控制感染：合并感染时应及时使用适合的抗生素，禁用或慎用肾毒性药物，必须使用时则按肾功能情况决定投药剂量及给药间期。注意抗生素中含钠量或含钾量。

（4）改善消化道症状：出现恶心呕吐时除限制蛋白质摄入和纠正酸中毒外，可应用甲氧氯普胺肌内注射或口服，每日2～3次。保持大便通畅亦有助于减轻胃肠道症状。

（5）防治心衰及心律失常：慢性肾衰竭患者是慢性心血管病（CVD）的高危人群，易出现心衰和心律失常。心衰处理原则与非尿毒症引起的心衰相似，如使用洋地黄宜选快速短效的制剂，以减少蓄积中毒，利尿剂不能奏效的高血容量性心衰应尽早透析治疗。心律失常多为电解质代谢和酸碱平衡紊乱诱发或加重，故应在纠正电解质代谢和酸碱平衡紊乱的基础上使用抗心律失常药物或起搏除颤治疗。

（6）肾性贫血：肾性贫血是慢性肾衰竭患者促红细胞生长素分泌不足所致。轻度贫血不需要特殊治疗，但应尽可能避免使用加重贫血的药物，应视病情酌补铁剂或叶酸，以预防其加重。血红蛋白低于100g/L时，可开始使用促红细胞生成素，每次3000～10000μ，视血红蛋白情况每月或每2周或每周1～3次皮下注射。血红蛋白低于60g/L且具有贫血症状者，宜少量输血（以新鲜血为好）或红细胞悬液。

（7）尿毒症性脑病：纠正水盐代谢和酸碱平衡紊乱可使大部分患者症状减轻。抽搐时可使用安定10mg静脉注射或肌内注射，或用苯妥英钠或苯巴比妥等。严重烦躁不安可静脉滴注冬眠合剂，但应保持气道通畅及血压稳定。伴甲状腺功能亢进者可行甲状腺次全切除术。有周围病变神经时应尽早充分透析，并可使用大剂量B族维生素。

（8）肾性骨病：又称慢性肾脏病骨矿物质代谢异常（CKD-MBD），初期表现高磷血症。早期治疗，可延缓病情进展。

①尽量纠正原发病因。如梗阻性肾病引起的肾衰竭，经解除梗阻，骨病亦可有好转。

②控制血磷在1.29～1.78mmol/L（4.0～5.5mg/dL）。包括限制磷摄入，每日0.7～10g以下，同时可使用磷结合剂，如碳酸镧、盐酸司维拉姆、钙剂等。

③补充钙盐。应于血磷控制在1.78mmol/L（5.5mg/dL）以下时给予钙盐，每日1.0g或更多，当血钙达2.75mmol/L（11mg/dL）时应减量或停用。

④使用活性维生素D_3制剂。使用指征为：血磷已控制仍有低钙血症、继发性甲状旁腺功能亢进明显（血中甲状旁腺激素水平和碱性磷酸酶活力增高，有骨质破坏）伴血钙低于2.75mmol/L（11mg/dL）。可选用维生素D_2或维生素$D_3$1000～20000IU/d，或双氢速固醇0.25～1.0mg/d，或25–（OH）$D_3$0.25～1.0μg/d，或1，25–（OH）$_2D_3$0.25～1.0μg/d。

⑤甲状腺次全切除。指征为经X线和（或）骨活检证实为纤维性骨炎，伴甲状旁腺激素水平增高，除外铝中毒骨病并有下列情况之一者：血钙持续超过2.88～3.0mmol/L（11.5～12.0mg/dL）；进行性或症状性转移性钙化，血钙磷乘积大于75；对其他治疗无反应的难忍瘙痒；伴皮肤缺血性溃疡或组织坏死者；肾移植后仍持续有高钙血症。

3.替代治疗

目前，肾脏替代疗法主要包括维持性血液透析、腹膜透析及肾移植。透析治疗可延长患者生命，帮助有可逆因素的慢性肾衰竭急性加重患者渡过危险期，也是肾移植前准备及肾移植后发生急、慢性排斥反应，治疗失败后的保证措施。

（1）血液透析：我国肾脏替代疗法中应用最广泛的治疗方法之一，成为晚期尿毒症患者维持生命的有效手段。其原理是将患者的血液与透析液同时引入透析器膜的两侧，利用透膜两侧的血液和透析液质的浓度梯度，通过渗透、对流、吸附、扩散和超滤，净化患者的血液，清除血液中的代谢产物，纠正电解质和酸碱失衡，并清除体内多余的水分，同时补充人体需要的某些物质。血透疗法在一定程度上代替了肾脏的功能，延长了患者的生命，甚至可以恢复患者的生活自理能力和工作能力。

（2）腹膜透析：应用人体自身的腹膜作为透析膜进行的一种肾脏替代治疗方法。血液中的毒素、药素和多余的水分通过腹膜进入腹腔中的透析液，然后排出体外，每天定时或每晚持续更换腹腔中的透析液，达到净化血液、替代部分肾脏功能的目的。腹膜透析不需要建立血管通路，适合血管条件差的患者；腹膜透析可避免反复血管穿刺给儿童带来的疼痛、恐惧心理，婴幼儿和儿童可优先考虑腹膜透析；腹膜透析对心血管功能影响小，有心、脑血管疾病史或心血管状态不稳定的可优先考虑腹膜透析；血管条件不佳或反复动静脉造瘘失败的可考虑腹膜透析；凝血功能障碍伴明显出血或出血倾向的可优先考虑腹膜透析；尚存较好的残余肾功能的优先考虑腹膜透析；偏好居家治疗，或需要白天工作、上学者可优先选择腹膜透析；交通不便的农村偏远地区患者可优先考虑腹膜透析。

（3）肾移植：将他人的肾脏通过手术植入尿毒症患者体内，使其发挥功能，植入的肾脏可以完全恢复正常的肾功能，是目前公认的最好的尿毒症治疗手段。

（三）中西医协同治疗

对于本病的治疗，中西医结合治疗明显优于单纯中医治疗或西医治疗，这一点已得到了专家的一致认可，广大临床医务工作者对此达成了共识，并总结出了丰富的临床经验。

1.辨病与辨证结合

辨病与辨证结合在本病的治疗中已是比较成熟和得到大多数学者认可的一个治疗方案，已积累了丰富的实践经验。辨病治疗可以对本病的分期预后及实验室检查有全部的认识，辨证治疗则可把握患者中医证型指导中药治疗。慢性肾衰竭各期均可辨证使用中医药疗法，但提倡早期治疗，在慢性肾衰竭的代偿期、失代偿期、肾衰竭期，辨证使用中医药疗法效果明显，此时患者多表现为正虚为主，中医药治疗以扶正为主，佐以祛邪。当患者进入尿毒症期，中医药疗效较早中期下降，此时患者浊毒明显，中医药治疗重在祛邪为主，佐以扶正。在口服中药治疗此期患者时，需注意患者的血钾情况，避免出现高钾血症，必要时停服中药。

2.中药与西药合用

可根据不同的治疗目标、患者不同的情况，充分发挥中西药各自的优势，减轻或避免局限及不良反应，中西药有机合用。实践证明，中西药合用治疗慢性肾衰竭特别是在保护患者肾功能、改善症状方面优于单用西药或中药。可供选择的方案有辨证使用中药、中成药口服或保留灌肠并配合必需的氨基酸、ACEI、ARB护肾消蛋白，延缓慢性肾衰竭进程。

3.中西医多途径给药治疗

中西医结合多途径给药治疗，可发挥中西医治疗各自的优势，取得最好疗效，如腹膜透析、血液透析与口服中药结合，口服西药与中药灌肠、中药药浴结合等，中西医多种治疗方法、多途径给药方法的合用对提高疗效、改善症状、提高生活质量有优势。

第十五章　儿童感染性疾病

第一节　麻疹

麻疹是麻疹病毒引起的一种急性出疹性呼吸道传染病。临床上以发热、上呼吸道炎（咳嗽、流涕）、结膜炎、口腔麻疹黏膜斑（又称柯氏斑Koplik spots）及全身斑丘疹为主要表现。本病传染性强，易并发肺炎。病后免疫力持久，大多终身免疫。随着麻疹减毒活疫苗的普遍接种，麻疹的流行已得到控制，目前我国的总发病率低于0.1‰。

麻疹病毒是一种副黏液病毒，仅有一个血清型，抗原性稳定。病毒不耐热，对日光和消毒剂均敏感，但在低温下能长期存活。

麻疹病毒侵入易感儿后出现两次病毒血症。麻疹病毒侵入呼吸道上皮细胞及眼结合膜，在局部繁殖，同时有少量病毒释放入血形成第1次病毒血症；此后病毒在全身单核巨噬细胞系统内大量复制、繁殖，大量病毒再次侵入血流，造成第2次病毒血症，引起全身广泛性损害而出现一系列临床表现如高热和出疹，此时传染性最强。

一、临床表现

未接种过麻疹疫苗或接种失败、未用过免疫球蛋白的小儿，感染麻疹病毒后常为典型表现。典型临床表现分为四期。

（一）潜伏期

一般为6～18d，平均10d左右。可有低热、全身不适。

（二）前驱期

一般为3～4d。主要表现为轻度到中度的发热、上呼吸道感染和麻疹黏膜斑。发热的同时出现咳嗽、流涕、打喷嚏、咽充血等卡他症状，眼结膜充血、流泪、畏光是本病的特点。在出疹前24～48h，在第三磨牙对应的颊黏膜上出现麻疹黏膜斑，为本病的早期诊断依据。同时伴有精神萎靡、全身不适、食欲减退等。婴儿尚有呕吐、腹痛及腹泻等消化系统症状。

（三）出疹期

多在发热后3~4d按一定顺序出现红色皮疹：耳后、发际、面部、颈部、躯干、四肢，最后达手掌、足底。皮疹初为红色斑丘疹，充血，疹间有正常皮肤，不伴痒感，以后部分融合成片，色加深为暗红。此时全身中毒症状加重。

（四）恢复期

一般3~5d，皮疹出齐后按出疹顺序消退，疹退后，皮肤有糠麸样脱屑及褐色色素沉着。体温下降，全身情况好转。

二、辅助检查

（一）血常规

外周血中性粒细胞和白细胞总数减少，淋巴细胞相对增多。淋巴细胞严重减少提示预后不好。

（二）病原学检查

在感染早期进行，在鼻咽部分泌物中分离出麻疹病毒或检查到麻疹病毒抗原具有早期诊断价值。

（三）血清学检查

ELISA测定血清特异性IgM和IgG抗体，敏感性和特异性均好。用免疫荧光法检测鼻咽部脱落细胞内的麻疹病毒抗原是一种早期快速的诊断方法。

三、治疗原则

加强护理，对症治疗，预防感染。

（一）一般治疗

注意补充维生素，尤其是维生素A和维生素D。保持水、电解质及酸碱平衡，必要时静脉补液。

（二）对症治疗

体温超过40℃者酌情给予小量（常用量的1/3~1/2）退热药，伴有烦躁不安或惊厥者给予镇静药，咳嗽重者可服止咳药并行超声雾化吸入。

（三）中药治疗

前驱期以辛凉透表为主，出疹期以清热解毒、透疹为主，恢复期则以养阴、清余热、调理脾胃为主。

（四）并发症治疗

有并发症者给予相应治疗。

四、护理诊断

（一）体温过高

与病毒血症、继发感染有关。

（二）皮肤完整性受损

与皮疹有关。

（三）营养失调：低于机体需要量

与消化吸收功能下降、高热消耗增多有关。

（四）有感染的危险

与免疫功能下降有关。

（五）潜在并发症

1.肺炎
与免疫抑制、继发细菌感染有关。
2.喉、气管、支气管炎
与麻疹病毒感染和继发细菌感染有关。
3.麻疹脑炎
与麻疹病毒感染波及脑组织有关。

五、护理措施

（一）一般护理

（1）卧床休息，保持室内空气流通，保持室内空气新鲜、阳光充足，避免对流风，室温维持在18～22℃，湿度为50%～60%。

（2）给予容易消化的食物，少食多餐，避免生冷、坚硬食物，多喝水。

（二）控制体温

前驱期、出疹期体温不超过40℃者一般不退热，注意水分和营养的摄取，不易用药物或物理方法强行降温，尤其禁用酒精擦浴、冷敷。若体温＞40℃伴有惊厥或有高热惊厥史者可适当使用少量的退热剂降温，烦躁可适当给予镇静剂。

（三）保持皮肤黏膜的完整

保持皮肤清洁、干燥，每天应用温水擦浴并更衣一次，勤换床单，勤剪指甲，出汗较多时及时用干净、柔软的毛巾擦干。观察皮疹变化，脱屑时避免抓挠，以防皮肤破损后引发细菌感染。眼部分泌物多者，每天用生理盐水清洗眼部2次，并滴入抗生素眼液。鼻腔分泌物多者，可轻柔清除。加强口腔护理，多喝水。

（四）密切观察病情

观察体温，每4h测一次体温。观察皮疹的出疹、消退情况。观察有无高热不退、呼吸困难、发绀、气促等肺炎的表现；观察有无心脏扩大、心律失常、心音低钝等心肌炎的表现；观察有无声音嘶哑、吸气性呼吸困难、"三凹征"等急性喉炎的表现；观察有无头痛、呕吐、嗜睡、昏迷等脑炎的表现。

（五）预防感染的传播

（1）管理传染源：患儿隔离至出疹后5d，合并肺炎者应延至出疹后10d，接触的易感患儿隔离观察3周，并给予被动免疫制剂。

（2）切断传播途径：病室、居室每天用紫外线消毒，衣被及玩具在太阳下暴晒。

（3）保护易感人群：对于8个月以上未患过麻疹的小儿应接种麻疹疫苗，7岁时复种。易感儿接触麻疹后5d内注射免疫球蛋白。

六、健康教育

由于麻疹传染性强，为控制疾病的流行，应向家长介绍麻疹的流行特点、隔离时间、早期症状等，使其有充分的心理准备，积极配合治疗。无并发症的患儿可在家中治疗护理。指导家长做好消毒隔离、皮肤护理及病情观察等，防止继发感染。

第二节　水痘

水痘是由水痘-带状疱疹病毒引起的急性呼吸道传染病，传染性极强，易感儿接触水痘患儿后几乎均可患病，感染后可获得持久的免疫力，但以后可发生带状疱疹。临床上以皮肤黏膜分批出现的斑疹、丘疹、疱疹、结痂共同存在为特征。

水痘-带状疱疹病毒即人类疱疹病毒3型，仅一个血清型。在小儿时期，该病毒原发感染为水痘，恢复后病毒可长期潜伏在脊髓后根神经节或脑神经的感觉神经节内，少数人在青春期或成年后，病毒可以被激活，再次发病，表现为带状疱疹。

病毒经口、鼻进入人体，在呼吸道黏膜细胞内繁殖，2～3d进入血液，产生病毒血症，可在单核巨噬细胞系统内再次增生后入血，引起第二次病毒血症而发病。病变主要损害皮肤，由于病毒侵入血液往往是间歇性的，故临床表现为皮疹分批出现。病变表浅，一般不留瘢痕。黏膜病变与皮疹类似。

一、临床表现

（一）典型水痘

潜伏期多为2周。表现为低热、不适、厌食、流涕、咳嗽等。常在起病当天或次日出现皮疹。其特点为：

（1）皮疹分批出现，开始为红色斑疹或斑丘疹，迅速发展为清亮、椭圆形小水疱，周围伴有红晕。疱液先透明而后浑浊，且疱疹出现脐凹现象，易破溃，常伴瘙痒，2～3天开始干枯结痂。由于皮疹演变过程快慢不一，故同一时间内可见上述3种形态皮疹同时存在，这是水痘皮疹的重要特征。皮疹脱痂后一般不留瘢痕。

（2）皮疹呈向心性分布，躯干多，四肢少，这是水痘疱疹的又一特征。

（3）黏膜疱疹可出现在口腔、咽、眼结膜、生殖器等处，易破溃形成溃疡，疼痛明显。水痘多为自限性疾病，10d左右自愈。

（二）重型水痘

发生于肿瘤或免疫功能低下的患儿，患儿全身中毒症状较重，高热，皮疹分布广泛，可融合形成大疱型疱疹或出血性皮疹，可继发感染甚至引起败血症，病死率高。

（三）先天性水痘

孕妇患水痘时可累及胎儿。妊娠早期感染，可致新生儿患先天性水痘综合征，导致多发性先天性畸形和自主神经系统受累，患儿常在1岁内死亡，存活者留有严重神经系统伤残。接近产期感染水痘，新生儿病情多严重，死亡率高。

（四）并发症

常见为皮肤继发性细菌感染。少数病例可发生心肌炎、肝炎等。水痘肺炎小儿少见，临床症状迅速恢复，X线肺部病变可持续6～12周。

二、辅助检查

（一）血常规

白细胞总数大多正常，继发细菌感染时可增高。

（二）痕疱刮片检查

用瑞氏染色可见多核巨细胞，用苏木素-伊红染色查见核内包涵体，可供快速诊断。直接荧光抗体染色查病毒抗原也简捷有效。

（三）血清学检查

补体结合抗体高滴度或双份血清抗体滴度4倍以上升高可明确病原。

三、治疗原则

抗病毒药物阿昔洛韦最常用，一般在出疹后24h内开始使用，泛昔洛韦口服吸收更有效。继发细菌感染时酌情应用抗生素。皮质激素对水痘病程有不利影响，并可导致水痘播散，不宜使用。并发脑炎者给予对症处理，包括给氧、降低颅内压、保护脑细胞、止惊等措施。

四、护理诊断

（一）皮肤完整性受损

与水痘病毒感染出现皮疹和（或）继发细菌感染有关。

（二）舒适的改变

与水痘致皮肤瘙痒有关。

（三）有传播感染的危险

与水痘传染性强有关。

（四）潜在并发症

肺炎、脑炎。

五、护理措施

（一）维持皮肤完整

保持床单位清洁干燥，每天用温水擦浴1次（不用肥皂）。皮肤疱疹可涂阿昔洛韦软膏。勤剪指甲，防止抓伤或挠伤皮肤而导致继发感染。继发感染时涂抗生素药膏。做好口腔护理，有黏膜疱疹者可用生理盐水漱口。

（二）预防感染

水痘患儿要隔离到疱疹全部结痂为止或出疹后7天。易感者避免接触水痘患儿，若已接触，要密切观察3周，72h内肌内射注带状疱疹免疫球蛋白能预防或减轻症状。

（三）密切观察病情变化

水痘预后良好，偶有播散性水痘，并发肺炎和脑炎。观察患儿神志、体温、呼吸、皮疹情况，有异常情况及时报告医师并采取相应措施。

（四）用药护理

发热者忌用阿司匹林，避免使用肾上腺皮质激素类药物。

六、健康教育

水痘是自限性疾病，预后良好，一般10d左右自愈。无并发症者即可在家进行隔离护理，消除家长和患儿的思想顾虑。指导患儿家长有关水痘的隔离、护理知识。叮嘱家长如果患儿神志、体温、呼吸、皮疹情况出现异常改变时，立即就诊。

第三节　猩红热

猩红热是由A组β溶血性链球菌所致急性传染病。以发热、咽炎、草莓舌、全身弥漫性鲜红色皮疹、疹退后皮肤脱屑为特征。少数患儿病后2~3周可发生急性肾小球肾炎或风湿热。

病原菌为A组β型溶血性链球菌，对热及干燥的抵抗力较弱。细菌侵入局部组织如咽峡、腭扁桃体、皮肤伤口等发生急性炎症和脓性渗出物。细菌所产生的透明质酸酶等可溶解纤维蛋白和组织，使感染向四周扩散，也可经血源播散。溶血性链球菌产生的红疹毒素可引起皮肤的炎症病变，真皮质毛细血管充血、水肿、白细胞浸润和上皮细胞增生，形成典型丘状棘皮疹，最后表皮死亡而脱落，形成特征性脱皮。肝、脾、心肌、肾、淋巴结、关节滑膜等组织有不同程度充血、浑浊、肿胀等炎症变化。

一、临床表现

（一）潜伏期

1~12d，一般为2~5d。

（二）前驱期

起病急、畏寒、高热，多为持续性，常伴有头痛、恶心、呕吐、全身不适、咽部红肿、扁桃体化脓等。

（三）出疹期

1.皮疹

多在发热后第2d出现，始于耳后、颈部及上胸部，24h左右迅速波及全身。皮疹的特点为全身弥漫性充血的皮肤上出现分布均匀的针尖大小的丘疹，压之褪色，触之有砂纸感，疹间无正常皮肤，伴有痒感。皮疹约48h达高峰，然后体温下降，皮疹按出疹顺序在2~4d消失。

2.特殊体征

腋窝、肘窝、腹股沟处可见皮疹密集并伴出血点，呈线状，称为帕氏线。面部潮红，有少量皮疹，口鼻周围无皮疹，略显苍白，称为口周苍白圈。杨梅舌是指病初舌被覆白苔，3~4d后白苔脱落，舌乳头红肿突起。

（四）脱屑期

多数患儿于病后1周末按出疹顺序开始脱屑，躯干为糠皮样脱屑，手掌、足底可见大片状脱皮，呈"手套""袜套"状。脱皮持续1~2周。无色素沉着。

（五）并发症

为变态反应性疾病，多发生于病程的2~3周，主要有急性肾小球肾炎、风湿病、关节炎等。

二、辅助检查

（一）血常规

白细胞总数增高，中性粒细胞数增高。

（二）细菌培养

进行咽拭子或其他病灶分泌物培养，可有溶血性链球菌生长。

（三）免疫荧光检查

可用免疫荧光法检测咽拭子涂片，进行快速诊断。

三、治疗原则

治疗首选青霉素，3万~5万U/（kg·d），分2次肌内注射，重症者青霉素加大到10万~20万U/（kg·d），静脉滴注。疗程7~10天。对青霉素过敏或耐药者，可用红霉素或头孢菌素治疗。

四、护理诊断

（一）体温过高

与链球菌感染、毒血症有关。

（二）有皮肤完整性受损的危险

与皮疹、脱皮有关。

（三）有传播感染的危险

与病原体排出有关。

（四）潜在并发症

风湿热、急性肾小球肾炎、化脓性感染等。

五、护理措施

（一）发热护理

（1）急性期患者绝对卧床休息2～3周以减少并发症。高热时给予适当物理降温，但忌用冷水或酒精擦浴。

（2）急性期应给予营养丰富的含大量维生素且易消化的流质、半流质饮食，恢复期给予软食，鼓励并帮助患者进食。提供充足的水分，以利散热及排泄毒素。

（3）遵医嘱及早使用青霉素G，并给予溶菌酶含片或用生理盐水、稀释2～5倍的朵贝尔溶液漱口，每天4～6次。

（二）皮肤护理

观察皮疹及脱皮情况，保持皮肤清洁，可用温水清洗皮肤（禁用肥皂水），剪短患儿指甲，避免抓破皮肤。脱皮时勿用手撕扯，可用消毒剪刀修剪，以防感染。

（三）预防并发症

注意观察血压变化，有无眼睑水肿、尿量减少及血尿等。每周送尿常规检查2次。

（四）预防感染的传播

1.隔离患儿

呼吸道隔离至症状消失后1周，连续咽拭子培养3次阴性后即解除隔离。有化脓性并发症者应隔离到治愈为止。

2.切断传播途径

室内通风换气或用紫外线照射进行消毒，患者鼻咽部分分泌物必须以2%～3%氯胺或漂白粉澄清液消毒，被患者分泌物污染的物品，如食具、玩具、书籍、被褥等，可用消毒液浸泡、擦拭、蒸煮或暴晒等。

3.保护易感人群

对密切接触者需医学观察7d，并可口服磺胺类药物或红霉素3～5d以预防疾病发生。

六、健康教育

对患儿家长进行有效的健康教育，指导家长正确处理高热和皮疹，流行期间，儿童应避免到公共场所，住房应注意通风。对可疑猩红热和带菌者，都应给予隔离治疗。严禁其他儿童与患者及其用品接触；病愈后的护理和卫生是比较重要的，特别是有可能接触的用品（包括家长接触的）应该进行彻底消毒。平时应该加强身体锻炼，增强体质，以减少此病的发生。培养良好的卫生习惯，提高家长认知程度，使家长掌握基本的防治知识和方法。

第四节　流行性腮腺炎

流行性腮腺炎是由腮腺炎病毒引起的小儿时期常见的急性呼吸道传染病。以腮腺肿大、疼痛为特征，各种涎液腺及其他器官均可受累，系非化脓性炎症。

腮腺炎病毒为RNA病毒，属副黏液病毒，仅一个血清型，存在于患者唾液、血液、尿液及脑脊液中。此病毒对理化因素抵抗力不强，加热至56℃ 20min或甲醛、紫外线等很容易使其灭活，但在低温条件下可存活较久。人是病毒的唯一宿主。

腮腺炎病毒经口、鼻侵入人体，在局部黏膜上皮细胞中增生，引起局部炎症反应，然后进入血液产生病毒血症。病毒经血液至全身各器官，首先使腮腺、颌下腺、舌下腺、胰腺、性腺等发生炎变，也可侵犯神经系统。在这些器官中病毒再度繁殖，散布至第一次未曾侵入的其他器官，引起炎症，临床上呈现不同器官相继出现病变的症状。

一、临床表现

潜伏期2~4周，平均16~18d。

前驱期1~2d，症状较轻，表现为中度发热、全身不适、乏力、食欲减退等。之后腮腺肿大，通常一侧先肿大，2~3d后另一侧也肿大，也有仅局限于一侧肿大者。腮腺肿大的特点：以耳垂为中心，向前、后、下发展，边缘不清，表面发热但不红，有疼痛及触痛，张口和咀嚼时疼痛加剧；肿痛3~5d达高峰，1周左右消退；腮腺管口红肿，压之无脓。颌下腺、舌下腺、颈淋巴结可同时受累。

腮腺炎常见的并发症是脑膜脑炎、睾丸炎或卵巢炎，偶见多发性神经根炎、耳聋、胰腺炎、心肌炎等。

二、辅助检查

（一）实验室检查

外周血白细胞数正常或偏低，淋巴细胞相对升高。血清抗腮腺炎病毒S抗体阳性，或抗腮腺炎病毒IgM阳性，或血、尿、唾液中病毒分离阳性。血与尿液淀粉酶升高，并发胰腺炎时显著升高，脂肪酶也随之升高。并发脑膜脑炎者脑脊液检查细胞数明显升高，以淋巴细胞为主，蛋白正常或稍高，糖与氯化物正常。并发肾小球肾炎时有蛋白尿与血尿。

（二）特殊检查

并发脑膜脑炎时可有脑电图异常。并发心肌炎时心电图检查有ST段下降或心律失常。并发感音性耳聋时听力检查示感音性耳聋。

（三）诊断要点

根据患儿的临床表现，结合辅助检查结果可以诊断。

三、治疗原则

主要是对症和支持治疗。急性期忌酸性食物，多饮水，保持口腔卫生，高热者给予退热剂或物理降温，发病早期使用干扰素等抗病毒药物，也可用中药内服或外用。出现并发症时给予相应对症处理。

四、护理诊断

（一）疼痛

与腮腺非化脓性炎症有关。

（二）体温过高

与病毒感染有关。

（三）潜在并发症

（1）脑膜脑炎与病毒侵犯脑组织有关。

（2）睾丸炎与病毒侵犯睾丸有关。

五、护理措施

（一）减轻疼痛

保持口腔清洁，口腔内残留食物易致细菌繁殖，用温盐水漱口或多饮水，以预防继发感染。做好饮食护理，患儿常因张口及咀嚼食物使局部疼痛加重，影响进食，应给予富有营养、易消化的半流质或软食。忌酸、辣、硬而干燥的食物，以免引起唾液分泌增多、肿痛加剧。减轻腮腺肿痛，采用局部冷敷收缩血管，减轻炎症充血程度及疼痛。用如意金黄散调食醋敷于患处，保持药物湿润，以发挥药效并防止干裂引起疼痛。或采用氦氖激光局部照射减轻局部症状。

（二）降温

监测体温，保证休息，防止过劳，减少并发症的发生。发热伴有并发症者应卧床休息至热退，鼓励患儿多饮水以利汗液蒸发散热。控制体温，采用头部冷敷、温水擦浴进行物理降温或服用适量退热剂。可遵医嘱于发热早期给予干扰素或板蓝根抗病毒治疗。

（三）病情观察

注意有无脑膜炎、睾丸炎、急性胰腺炎等临床征象，并给予相应治疗及护理。发生睾丸炎时可用丁字带托起阴囊，局部间歇冷敷以减轻疼痛。

（四）预防感染的传播

发现腮腺炎患儿后立即采取呼吸道隔离措施，直至腮腺肿大消退后3天。有接触史的易感儿应观察3周。流行期间应加强托幼机构的晨检。居室应空气对流，对患儿口、鼻分泌物及污染物应立即消毒。易感儿可接种减毒腮腺炎活疫苗。

六、健康教育

无并发症的患儿一般在家中隔离治疗，指导家长做好隔离、饮食、用药等护理，学会观察病情，若有并发症表现，应及时送医院就诊。做好患儿及其家长的心理护理，介绍减轻疼痛的方法，使患儿配合治疗。

第五节　中毒型细菌性痢疾

细菌性痢疾是由志贺菌属引起的肠道传染病，中毒型细菌性痢疾是急性细菌性痢疾的危重型，起病急骤，临床以突发高热、嗜睡、反复惊厥、迅速发生休克和昏迷为特征，病死率高。

中毒型细菌性痢疾由痢疾杆菌引起，该菌属志贺菌属，革兰染色阴性。按其抗原性不同可分为4群39个血清型，各群、型之间无交叉免疫。痢疾杆菌对外界环境抵抗力较强，在水果、蔬菜及10℃水中能生存1～2周，但对各种化学消毒剂敏感。中毒型细菌性痢疾大多是由患儿进食不洁的食物所致。痢疾杆菌经口进入结肠，侵入肠黏膜上皮细胞和黏膜固有层，在局部迅速繁殖并裂解，产生大量内毒素和少量外毒素，导致全身微血管痉挛，引起周身和（或）脑的急性微循环障碍，产生休克、DIC、脑水肿及颅内压增高。

一、临床表现

本病潜伏期多为1～2d，短则数h。起病急、发展快、高热（体温可高于40℃），常在肠道症状出现前发生惊厥，短期内可出现中毒症状。肠道症状多不明显甚至无腹痛、腹泻，也有在发热、血便后2～3d发展为中毒型。根据临床特点可分为以下几种类型。

（一）休克型

主要表现为感染性休克。早期为微循环障碍，可出现精神萎靡、面色苍白、四肢厥冷、脉搏细速、呼吸急促，血压正常或偏低，脉压小；后期微循环瘀血、缺氧，口唇及甲床发绀、皮肤发花，血压下降或测不出，可伴有心、肺、血液、肾脏等多器官功能障碍。

（二）脑型

以颅内压增高、脑水肿、脑疝和呼吸衰竭为主。早期有嗜睡、呕吐、头痛、血压偏高等表现，心率相对缓慢。随着病情的进展很快进入昏迷、频繁或持续惊厥。双侧瞳孔大小不等、对光反射消失，呼吸深浅不一、节律不整甚至呼吸停止。此型较严重，病死率高。

（三）肺型

又称呼吸窘迫综合征，以肺的微循环障碍为主，常在脑型或休克型的基础上发展而来，病情危重，病死率高。

（四）混合型

上述两型或三型同时或先后出现，是最为凶险的情况，病死率很高。

二、辅助检查

（一）大便常规

大便黏液脓血样，镜检有成堆的脓细胞、红细胞和吞噬细胞。

（二）血常规

白细胞总数多增高至（10~20）×10⁹/L及以上，以中性粒细胞为主。当有DIC时，血小板明显减少。

（三）大便培养

可分离出志贺菌属痢疾杆菌。

（四）免疫学检测

可采用免疫荧光抗体等方法检测粪便的细菌抗原，有助于早期诊断。

三、诊断要点

大便培养出痢疾杆菌、检测粪便的细菌抗原后可以确诊。

四、治疗原则

（一）降温止惊

迅速降温止惊是防止病情进一步发展的重要措施，经药物及物理降温无效或躁动不安、反复惊厥者，可给予亚冬眠疗法，尽快将体温降至37℃左右；反复惊厥者可用地西泮、水合氯醛止惊。

（二）病原治疗

选用对痢疾杆菌敏感的抗生素静脉用药，如头孢噻肟钠等第三代头孢类。病情好转后改口服，疗程不短于5~7d，以减少恢复期带菌。

（三）防治脑水肿

及早应用血管扩张剂，以改善脑血管痉挛，可采用亚冬眠疗法和山莨菪碱。

（四）防治呼吸衰竭

尽早吸痰、吸氧，保持呼吸道通畅，如出现呼吸衰竭则使用呼吸兴奋剂或辅以机械通气等。

（五）防治循环衰竭

扩充血容量，维持水、电解质平衡，可用2∶1等张含钠液或5%低分子右旋糖酐扩容和疏通微循环，病情好转后继续滴注葡萄糖盐水，全日补液量根据病情和尿量来定；用5%碳酸氢钠溶液纠正酸中毒；用莨菪碱类药物或多巴胺解除微循环痉挛；根据心功能情况使用毛花苷C。

五、护理诊断

（一）体温过高

与痢疾杆菌毒素作用有关。

（二）组织灌注量的改变

与机体的高敏状态和毒血症致微循环障碍有关。

（三）有传播感染的可能

与病原体排出有关。

（四）潜在并发症

脑水肿、呼吸衰竭等。

六、护理措施

（一）高热的护理

卧床休息，监测体温，综合使用物理降温、药物降温等方法，必要时给予亚冬眠疗法，将体温在短时间内降至37℃左右，防止高热惊厥致脑缺氧、脑水肿加重。

（二）休克的护理

患儿取仰卧中凹位，注意保暖，严密监测患儿生命体征，密切监测病情。建立有效的静脉通路，调节好输液速度，观察尿量并严格记录出入液量。

（三）腹泻的护理

记录大便次数、性状及量。供给易消化流质饮食，多饮水，不能进食者静脉补充营养。勤换尿布，便后及时清洗，防止臀红发生。及时采集大便标本送检，必要时用取便器或肛门拭子采取标本。

（四）预防感染的传播

对饮食行业及托幼机构的工作人员应定期做大便培养，及早发现带菌者并积极治疗。对患儿采取肠道隔离到临床症状消失后1周或3次大便培养阴性为止。加强饮水、饮食、粪便的管理及灭蝇。养成良好的卫生习惯，如饭前便后洗手、不喝生水、不吃变质不洁食物等。在细菌性痢疾流行期间，易感者口服多效价痢疾减毒活疫苗，保护可达85%~100%，免疫期维持6~12个月。

七、健康教育

指导家长与患儿注意饮食卫生，不吃生冷、不洁食物，养成饭前便后洗手的良好卫生习惯。向患儿及其家长讲解菌痢的传播方式和预防知识。

参考文献

[1] 中华中医药学会. 中医糖尿病临床诊疗指南[M]. 北京：中国中医药出版社，2020.

[2] 左尚宝. 现代中医基础与临床诊疗[M]. 青岛：中国海洋大学出版社，2020.

[3] 袁鹏，张璐，李冬义，等. 常见心血管内科疾病的诊断与防治[M]. 开封：河南大学出版社，2021.

[4] 贾如意，冯晓敬，姚建明. 中西医结合心力衰竭诊疗学[M]. 北京：科学技术文献出版社，2022.

[5] 徐丹苹. 中西医结合心血管病临床实践精要[M]. 广州：广东科技出版社，2021.

[6] 刘凯. 临床中西医常见疾病诊疗精要[M]. 北京：中国纺织出版社，2021.

[7] 李海霞，姚乃礼，刘绍能. 中医心血管科医师处方手册[M]. 郑州：河南科学技术出版社，2021.

[8] 周素贞. 现代疾病中医特色诊疗学[M]. 开封：河南大学出版社，2021.

[9] 王志刚，马小军. 新编糖尿病中医药防治手册[M]. 兰州：兰州大学出版社，2020.

[10] 倪青，徐逸庭. 糖尿病中医治疗学[M]. 北京：中国科学技术出版社，2019.

[11] 滕卫平，单忠艳. 甲状腺学[M]. 沈阳：辽宁科学技术出版社，2020.

[12] 刘志民，冯晓云，邹俊杰. 甲状腺功能亢进症第3版[M]. 北京：中国医药科技出版社，2021.

[13] 吴艺捷. 甲状腺疾病临床处理[M]. 上海：上海科学技术出版社，2019.

[14] 仝小林，朴春丽. 实用中医内分泌代谢病学[M]. 北京：中国中医药出版社，2023.

[15] 高天舒，白华. 实用中医内分泌病学[M]. 沈阳：辽宁科学技术出版社，2018.

[16] 张志民. 常见风湿免疫病中西医结合诊治[M]. 赤峰：内蒙古科学技术出版社，2021.

[17] 孙宝贵. 实用心力衰竭诊疗[M]. 上海：上海科学技术出版社，2022.

[18] 冯晓丹，谢翠华，龚妮容. 糖尿病诊治和健康管理[M]. 广州：广东科学技术出版社，2021.

[19] 肖新华. 糖尿病自我管理[M]. 北京：中国轻工业出版社，2021.

[20] 胡仁明. 糖尿病血管病变[M]. 北京：人民卫生出版社，2021.

[21] 肖新华. 实用糖尿病治疗学[M]. 北京：科学出版社，2021.

[22] 曹剑. 高血压国内外新诊断治疗学[M]. 郑州：河南科学技术出版社，2020.

[23] 吴斌，李惠玲. 心血管病及并发症鉴别诊断与治疗[M]. 郑州：河南科学技术出版社，2019.

[24] 李忠. 急性ST段抬高型心肌梗死诊断与治疗研究[M]. 长春：吉林大学出版社，2018.

[25] 季坚卫. 当代儿科诊疗研究[M]. 南昌：江西科学技术出版社，2018.

[26] 陈慧. 现代儿科疾病预防与诊治[M]. 北京：科学技术文献出版社，2018.

[27] 王禹. 现代儿科疾病诊疗与临床实践[M]. 北京：科学技术文献出版社，2018.

[28] 周鑫. 儿科急症与常见病临床救治[M]. 北京：科学技术文献出版社，2018.

[29] 万峰静，王小燕. 儿科护理[M]. 长沙：中南大学出版社，2018.

[30] 骆丽华. 实用儿科学与儿童保健[M]. 上海：上海交通大学出版社，2019.

[31] 蔡威. 儿科临床营养支持[M]. 上海：上海交通大学出版社，2019.

[32] 丁淑贞，倪雪莲. 儿科护理学[M]. 北京：中国协和医科大学出版社，2019.

[33] 耿蓉娜，付海燕，温婵，等. 实用儿科疾病临床诊断与护理[M]. 北京：中国科学技术出版社，2017.

[34] 孙钰玮，赵小菲. 儿科学[M]. 北京：中国医药科技出版社，2017.

[35] 黎海芪. 实用儿童保健学[M]. 北京：人民卫生出版社，2016.

[36] 龚四堂. 小儿内科疾病诊疗流程[M]. 北京：人民军医出版社，2013.